高等中医药院校
质量文化追求与培育

主编 郭宏伟

中国中医药出版社
·北 京·

图书在版编目（CIP）数据

高等中医药院校质量文化追求与培育 / 郭宏伟主编 . —北京：
中国中医药出版社，2020.11
ISBN 978-7-5132-6416-7

Ⅰ.①高...　Ⅱ.①郭...　Ⅲ.①中医学院－人才培养－
研究－中国　Ⅳ.①R2-4

中国版本图书馆 CIP 数据核字（2020）第 174709 号

中国中医药出版社出版

北京经济技术开发区科创十三街 31 号院二区 8 号楼
邮政编码　100176
传真　010-64405750
三河市同力彩印有限公司印刷
各地新华书店经销

开本 710×1000　1/16　印张 16.5　字数 249 千字
2020 年 10 月第 1 版　2020 年 11 月第 1 次印刷
书号　ISBN 978-7-5132-6416-7

定价　69.00 元
网址　www.cptcm.com

社 长 热 线　010-64405720
购 书 热 线　010-89535836
维 权 打 假　010-64405753

微信服务号　zgzyycbs
微商城网址　https://kdt.im/LIdUGr
官 方 微 博　http://e.weibo.com/cptcm
天猫旗舰店网址　https://zgzyycbs.tmall.com

如有印装质量问题请与本社出版部联系（010-64405510）

高等中医药院校质量文化追求与培育

编 委 会

前　言

　　中医药高等教育是承载我国历史、文化、国情的教育，是中国特色社会主义高等教育最具特色的重要组成部分。所谓最具特色就是因为它有独特的文化基因和独特的质量文化约定。高等中医药院校是中华民族优秀传统文化传承的重要平台，中医药文化的发展、中医药质量建设、中医药高质量人才的培养等，都取决于中医药质量文化价值观的确立，正确的质量文化引导对发展中医药高等教育事业将产生重大影响。因为中华民族优秀传统文化中的中医药文化正是中医药质量文化的血脉，它具有悠久的历史，更具时代特征。当前教育部倡导高等学校质量文化建设，建立自觉、自省、自律、自查、自纠的大学质量文化，对坚持"文化自信""高质量发展"的高等学校具有重要意义。

　　当今，人们把质量文化归为企业文化的延展，属质量哲学范畴，表现为人们共同对质量的认识、态度、行为、价值观和信仰。大学质量文化是指高校以质量为核心的价值观念、意识信念、思维方式、道德规范、规章制度及行为方式的总和。著名国际远程教育学者、英联邦学习共同体总裁约翰·丹尼尔提出"质量文化"概念，自此欧洲很多高校讨论"内部质量文化"，20世纪八九十年代实施"大学质量文化工程"，成为欧洲高校完善内部质量保障的核心战略。大学本身就是一个文化现象，大学的发展在特定社会、政治、经济、科学文化及民族历史的制约下，构筑了独特的文化体系与文化价值观，形成了各自的大学文化、大学精神、大学章程和质量文化样态及质量文化规制。如果说大学的质量文化是企业文化或企业质量文化的延伸，那么大学文化的丰厚底蕴更是质量文化应用、创新和实践的根基。

　　教育部强调"要建立持续改进的大学质量文化"，提出"质量文化是高校提高质量最持久、最深沉的力量，要将质量要求内化为高校师生的共同价值追求和自觉行为，成为高校提升质量的内驱力"。这一论断深刻反思了高等学校质量保障体系建设的目标追求和质量建设的精神信仰。高等中医药院校发展建设已走过了60余年的历史，在这一历史过程中我们有辉煌的成就，也有为了保证中医药人才培养质量的论争与实践检验。尽管我们制定了国家教学质量标准，采用中医思维培养中医药人才，实施医教协同改革等举措，但怎样树立正确的中医药质量文化价值观，高等中医药院校质量文化追求与培育怎样开展，中医药人才培养质量保障体系建设与质量建设的特殊文化要求等，还需要我们从理论到实践等方面进行深入探索。近些年，全国高等中医药院校从学院向大学的提升过程中，完善大学章程，依法治校，开展学术自由、学术自治，教授治学，不断加强校园文化建设、中医药博物馆及校史馆建设；推进各类中医药文化体验基地和名医名家雕塑建设及大型文化宣传影视作品出版等，为高等中医药院校质量文化建设奠定了丰厚的基础，彰显了鲜明的办学特色。特别是在高等中医药院校走内涵式发展的道路上，通过一流专业、一流课程、一流教师队伍建设促进大学高质量发展中，各校校长发出了大学质量文化建设的最强音：发扬中华民族优秀传统文化，坚持文化自信，培养新时代中医药学子。要培养学生"大爱大德、大情怀""培养科学精神，坚守道德底线""胸怀大我，追求无我""心存志远，胸怀国家""饮食有节，起居有常""明天地之理，读各家书籍""立志而圣则圣，立志而贤则贤""厚德怀仁的大爱之心，登高望远的博大胸襟，不甘平庸的自我期许，做好简单事的从容心态""树立中医药学的世界观、人生观和方法论""医关人命，阔天三尺；不为良相，则为良医；医者仁心，大爱无疆""知恩感恩，恪守孝心""志存高远，大医精诚，行胜于言""立鸿鹄远志，修医者仁心以求善；继往圣绝学，秉科学精神做有担当之人"等，高度重视中医药高等教育质量文化建设。

　　本书在总结我国高等教育质量保障和高等中医药院校质量建设的基础上开展了质量文化的溯源与大学质量文化、中西方文化比较、中医药质量文化观、大学质量文化的内涵与层级结构、高水平大学质量文化样态、高等中医药院校质量文化追求、高等中医药院校质量文化培育、高等中医药院校质量文化建设、高等中医药院校质量文化经营、高等中医药院校质量文化规制等研究。成书统稿中杨天仁教授提出了宝贵的意见与建议，在此表示衷心感谢。

编者

2020 年 4 月

目　录

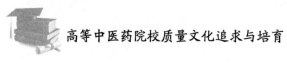

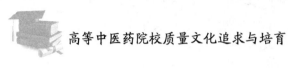

第一章

质量文化溯源与大学质量文化

质量文化源于工业文明的发展，是企业文化的延展、丰富和升华，它吸纳了人们共同认识、态度、行为、价值观和信仰，并转变为另一种质量模式，是一种全面的、整体的和发展的观念，属质量哲学范畴。

质量文化于 20 世纪 80 年代在美国兴起后，在企业界得到了良性、有序的发展，同时，高等教育领域迅速迁移和接纳了这一思想，大学质量文化逐渐成为一个独具特色的办学理念，迅速在大学质量提升和大学文化建设中得到应用和发展。

第一节　质量文化的溯源

一、质量文化的提出

"质量文化"专属概念的形成是从企业质量管理理论中借鉴、延伸而来的，是随着世界范围内的质量管理活动向文化领域发展而产生的，并在实践中不断地丰富、发展和完善。

20 世纪是《管理学》理论与实践大发展的时代，随着"管理革命"的孕育与强力推进，其生产要素得到合理运用，人的潜力得到积极释放，新理论、新思想的产生推动了生产力大幅提升，使世界经济得到快速发展。20 世纪 20 年代，世界发展中心逐渐由欧洲转向北美。美国在借鉴英国管理经验基础上，首创了划时代的"泰勒科学管理论"，使传统管理迈向现代科学，并推动了手工业转向大机器生产。20 世纪 40 年代，以乔治·埃尔顿·梅奥（George Elton Mayo）为代表的一批管理学家又提出了"人际关系理论"和"动机激励理论"等，从单纯强调"物"的管理，开始关注"人"的管理和劳动者的内心世界，使管理成为行为科学。20 世纪 60 年代，阿曼德·费根堡姆（Armand Vallin Feigenbaum）又提出了"全面质量管理"（total quality management，TQM）概念，提出管理要从全要素出发，突出全面性、全员性、预防性、服务性和科学性，强调要以产品质量为核心，建立科学严密高效的质量管理体系，满足用户的全面需要，被称为"第二次管理革命"。质量科学伴随着世界经济和科学技术的飞速发展，逐步形成了完整的学科体系。企业质量管理大体经历了质量检验、统计质量控制和全面质量管理等阶段。全面质量管理模式与思想的提出，明确要求要具备一定的文化环境和文化氛围，"全面质量管理"才能真正实施和发展。为了提供和塑造一种适宜的文化环境，使全面质量管理得到健康发展，随之出现了"质量文化"这一新概念和企业文化操作模式。

　　20 世纪 80 年代后，企业家们认为只有把管理制度、管理方法与本国的文化相适应才能获得成功，从而把管理推向文化管理等新的发展阶段。强调企业发展的核心和动力除了技术革新和创造外，更深沉的内驱力是文化背景和对质量文化的理解和践行。在学术理论研究上，相继出版了斯坦雷·M·戴维斯（Stanley M. Davis）的《公司文化管理》，米勒的《美国的企业精神》等质量文化专著。倡导以企业文化或企业精神为核心思想，强调通过文化建设，推动质量提升和产品创新，提出创造和接受新的价值观、新的精神观和新的企业人文思想，进而提出了符合质量文化新时代要求的经营理念，即目标、共识、卓越、一体、成就、实证、亲密和正直等，提出了企业领导者既是决策生成者、策略思想家，又应该成为企业文化的培育者、践行者和坚定的执行者，倡导策略与文化并重，才能保持理念卓越，才能推动企业现代创新发展。

　　美国著名管理思想家、品质大师、世界质量先生菲利浦·克劳士比（Philip Crosby）正式提出了"质量文化"这个质量管理哲学，并广泛应用于企业质量管理和质量服务中。随着企业质量文化与经营绩效之间的相关性日益受到关注和重视，质量文化日益成为企业界、学术界共同关注和研究的前沿性焦点问题。当前，对"质量文化"概念较为系统阐述是现代质量管理的领军人物，美国学者约瑟夫·M·朱兰（Joseph M. Juran）在 20 世纪 50 年代出版的《朱兰质量手册》（Juran's Quality Handbook）中得到了详细论述，并得到了共识。朱兰第一次将质量列入管理范畴，提出了著名的结构性概念——"全公司的质量管理"（CWQM），提出质量管理涉及组织运营的方方面面，是核心和全部，强调质量管理是以人为主体的管理，人的因素在产品质量形成过程中起着决定作用。朱兰认为，"质量文化"是人们与质量有关的习惯、信念和行为模式，是一种思维的背景。同时，他还指出，由于现代的概念、方法和工具在质量控制中的不断采用，而使质量控制的有效性呈现出不断提高的趋势，对质量控制的系统性计划活动包括伴随着运作人员的广泛参与、明确责任等。

关于质量文化结构要素，西方做了相关研究，总结了相关研究成果。美国质量学会（ASQ）围绕质量文化成熟度评价框架提出了质量文化的维度和层级说。其中，4 个级别分别是检验、保证、预防和完美等，代表质量文化由低到高的成熟度；4 个层次分别是物质层级、行为层级、制度层级和道德层级等，其中，道德层级代表着质量文化的核心内容和最高境界，也是质量文化建设的终极目标。此外，ASQ 还提出了质量文化指数（quality culture index，QCI）概念，并将其作为对质量文化进行定量评价的指标，提高其操作性和实践性，从而使质量文化指数可以用科学实证方式来检测相对抽象的"文化"成为可能，这不仅是企业管理研究范式的革新和发展，也为教育等其他行业引进质量文化的定量研究提供了可资借鉴的经验和操作范式。

二、质量文化内涵的拓展

质量文化诞生于 20 世纪企业文化由生产效率为主向质量为主的大发展时代，是企业优化管理、追求质量、深化内涵、丰富文化、提升效益的产物。它与当时的社会背景和生产力及生产关系变革紧密相连，在全球化背景下在世界各地广泛展开，充分体现了民族性、地域性和发展性。

它以质量为核心，强调文化对质量的作用和保障，突出人们对质量的认识、态度、行为、价值观和信仰，强调文化对产品和质量的影响和内在价值。由此可见，质量文化的提出不仅成了现代企业文化的核心，同时也成了企业精神在质量哲学层面的最高体现，是企业人从物质到精神深层次、持久和本质的追求。

随着研究和实践的不断深入，人们对质量文化内涵的理解和实践方式不断深化，特别是质量文化引入中国以来，结合中国国情和中国特色社会主义现代化发展道路，在极具特色的中华优秀传统文化引领下，质量文化在我国企业界和教育界等领域不断发展，内涵逐渐丰富，操作日臻完善，目前已成为企业界和教育界广泛关注的一个新业态。

有学者认为，质量文化是企业主体和社会群体以及政府力量在长期相互作用下的一种比较稳定的关于产品好坏和产品服务的普遍认知、态度、行为准则和价值取向的总成。从企业主体看，主要表现为在抽象层面的质量意识、质量精神、思维模式和质量价值及在企业生产经营活动过程中，体现在具体层面的质量行为、规章制度和质量形象和质量规格等，它强调质量文化组成要素在抽象和具体等层面的表现方式及要素的延展。

有学者认为，从对象视角，质量文化可以有广义和狭义之分。广义指社会群体在生产、消费等质量实践中形成的较为稳定的，为社会大多数成员认可的质量观念、质量意识、质量制度、质量行为等因素总和；狭义指企业、学校等特定组织群体在长期的质量实践过程中逐渐形成的质量观念、质量精神、质量规范、质量形象、质量行为方式及物化形态等要素总和等。它强调质量文化要素在社会群体中的认知态度，突出在文化背景下，不同群体的质量追求。

还有学者认为，质量文化是一种全面和整体的观念，它吸纳现有人们的共识、态度、行为、价值观和信仰，并将之转变为另外一种崇高的质量模式。它强调了质量与文化的关系，突出了文化背景和文化作用在企业管理和产品质量提升中的作用和价值，是质量文化的一种本源理解和认识。

总之，关于质量文化的内涵随着理论与实践的不断深入，在不断丰富、拓展和完善。目前，有代表性的观点有：一是把质量文化看成是价值观和质量信仰及精神追求等精神层面的文化形态，如美国学者道格拉斯提出，质量文化是指企业在满足用户需求过程中所体现的整体性信念、价值观等基本特征；二是将质量文化理解为由观念、意识、行为等因素构成的文化形态，是现实具象追求。如有学者指出质量文化是特定群体在质量活动中逐渐形成的，比较稳固和普遍认知、理念、态度与行为准则等；三是将质量文化等同于企业文化，企业社会质量文化和组织文化等，认为质量文化是企业文化的组成部分，没有必要与企业文化并列。认为它只是企业在追求质量、效益和目标时，渗透文化元素，是提升文化对企业管理的软实力的一种质量管理方式。

三、我国质量文化建设的推进

自 20 世纪 90 年代起，西方主要发达国家在企业和教育界积极推进质量文化研究和建设，连续出台了相关行动计划，发表了一系列研究成果，旨在以质量文化引领企业升级换代和持续建设高水平大学。此项行动也引起了我国学者的关注和重视。借鉴国外研究成果和相关经验，结合中国实际和文化传统，在企业和教育界相继开展了相关研究和实践，并取得了积极进展和效果。

在企业界，结合现代企业建设，梳理、完善和进一步明确了中国式质量文化概念及在实践中的典型表现。认为，中国特色的质量文化是企业长期在中华优秀传统文化浸染下，在生产经营过程中逐步形成的质量观念、质量意识、质量规范、质量精神、质量形象和质量行为方式等软因子及企业向社会提供的产品和服务等硬因子的总和，其核心是建立一套质量价值体系和精神追求，使企业内部形成统一的质量观念。它不仅直接显现为产品质量、服务质量、管理质量、工作质量，而且还延伸为消费质量、生活质量、环境质量和文化氛围等，是企业全方位的精神体现。从实践看，质量文化表现为物质态、规范态和核心态 3 个层次。物质态包括企业的厂容、厂貌、生产设备及产品和服务等；规范态包括企业从原料投入到产品输出直至到消费者手中等全过程所制定的系列质量检测标准、法规等，它反映了企业质量管理和组织特色；核心态包括质量观念、质量意识和质量精神等，是质量文化的精髓及核心所在。

在高等教育界，结合欧洲大学的"质量文化工程"所取得的成果，我国学者基于国情、高等教育国家发展战略和我国高等学校发展需要，借鉴国外经验，提出了 5 项行动策略：一是要在高等教育全过程中树立质量文化新理念，为学生提供良好的教学环境，坚持文化自信，建立自觉、自省、自律的大学质量文化；二是建设高等教育质量文化样态应突出服务对象，时时处处贯彻以生为本的指导思想，坚持以学生为中心的理念，为了学生的一切，一切为了学生；三是均衡高等教育职能定位，把传授知识、科学研究、服务社会和文化传承创新协调统一，协同推进；四是推动通识教育改革发展，加强学术环境的管理和指导，宽基础，厚能力，专兼结合，突出文化引领和核心作用；五是加强完善评估评审机制建设，构建提高教育质量的内部管理机制，充分发挥导向和指挥棒作用，坚持以指标和数据表达质量的同时渗透文化思想、理念和灵魂。

近年来，教育部在积极推进高等教育内涵式发展，建设高等教育强国战略中，做了大量和富有成效的工作，出台了系列政策和保障措施，推动教育战略目标的稳步实现。

教育部在直属高校工作咨询委员会第二十七次全体会议上，提出"要建立持续改进的大学质量文化"，指出"质量文化是高校提高质量最持久、最深沉的力量，要将质量要求内化为高校师生的共同价值追求和自觉行为，成为高校提升质量的内驱力"。另外，在教育部印发的《关于加快建设高水平本科教育　全面提高人才培养能力的意见》（"新时代高教40条"）中明确提出，要"加强大学质量文化建设"，并提出"完善质量评价保障体系""强化高校质量保障主体意识""强化质量督导评估""发挥专家组织和社会机构质量评价中的作用"等质量文化建设的具体措施和内容。

学术界普遍认为，大学质量文化是大学文化的重要组成部分，意在持续改进、提升教育教学质量，办人民满意的高等教育，它反映了一所高校的质量观和对人才培养的价值追求，解决的是"培养什么样的人、怎样培养人和为谁培养人"这一重大和根本性的问题。高校质量文化不仅是一种宝贵的无形资产，也是顺利实现和回答培养什么样的人、怎么培养人和为谁培养人这一问题的前提和关键。

中医药高等教育承载着我国独特历史、独特文化和独特国情，是中医药文化传承、发展、创新的重要载体。高等中医药院校是培养中医药人才，传承中医药理论与临床技术，弘扬优秀中华传统文化的重要阵地和宣传平台。中医药教育经过几千年的探索、积淀、总结和发展，已经形成了独具特色的中医药质量文化，它规制和指导着历代中医人成长、成才，指引着中医药发展方向。当前，中医药教育正经历着从传统向现代转型，形成符合现代化建设国情，符合中医药人才培养规律，符合中医药传承发展的现代教育体系，挖掘、整理、传承和弘扬中医药质量文化，提炼中医药质量文化观，梳理中医药质量文化价值体系，建构中医药质量文化理论，对提高中医药高等教育质量，实现"努力办好人民满意的中医教育，推动高等中医教育内涵式发展"具有重要的历史意义和现实意义。

第二节　质量文化的运用

自质量文化提出以来，迅速得到教育界的响应，在高等教育和高等职业教育等各教育领域影响逐步扩大，伴随着新时代我国高等教育质量逐步提升和高等教育快速发展，教育质量文化建构和实践跃迁不断深入，目前已成为我国高等教育中用文化提升质量的热点问题。

一、质量文化在教育领域的应用

提高教育质量，办人民满意的教育，是广大教育工作者永恒的话题和共同的目标追求。改革开放 40 多年来，伴随着经济和社会等各项事业发展，我国各级各类教育取得了长足进步，呈现了跨越式的提升，建设教育强国，培养国家建设所需的各级各类人才，实现中华民族伟大复兴，是广大教育工作者面临的新任务。教育的大发展和国家新时代新需求，迫切需要各级教育要进行深化改革，寻找教育体制机制变革的突破口，培养出更多的社会主义建设者和接班人，以适应社会主义现代化建设和实现中华民族伟大复兴和中国梦的需要。

2005 年，著名国际远程教育学者、英联邦学习共同体总裁约翰·丹尼尔（John Daniel），在印度新德里举行的"第二届世界巨型开放大学校长峰会"上，在阐述教学质量评估标准时，提出了"质量文化（a quality culture）"的概念。质量文化概念、思想及应用操作等开始正式进入高等教育界，并日益受到高教专家学者的关注和广泛研究。近年来，欧洲很多知名大学都在积极推动教职员工和学生参与到关于教育质量的讨论之中，探讨解决提升质量的办法和途径。"内部质量文化"建设是其关注的重点领域之一。

早在 20 世纪八九十年代，欧洲高等教育从关注精英和数量，到探索质量和大众，进入高等教育的"质量时代"。各国普遍开始建立高等教育质量管理机构和教育评估制度，实施"大学质量文化工程"，开展质量提升研究和应用实践，纷纷将质量文化作为超越制度建设等技术手段之外的一种新型管理形式，纳入大学质量评估机构指标体系之中，把质量当成一种管理形式，充实完善内部质量保障内涵，突出文化质量的核心作用，建设新型的高等教育评价评估体系。

欧洲大学联合会（EUA）于 2002—2006 年实施了"质量文化项目"，该项目认为，"质量"是一套共享价值，质量文化包含文化心理因素和结构管理要素等，是集体责任。项目目的一是建立质量文化检测体系，二是强化对质量文化和质量管理必要性的认识。该项目从高校战略、组织结构、评价程序与反馈路径等方面，对 40 个国家近 300 所高校进行了三轮调研。对教育质量与学校质量文化的关系进行了深入讨论，界定了"高校质量文化"内涵。研究结果一致认为，高校质量文化是大学在教育教学过程中以质量为目标的价值认同和履行质量承诺的行为表征的有机统一；是大学保障教育质量的技术层面的可操作和文化层面的可认知的和谐一致；是大学内外部利益相关者一致认同情境下，大学组织的物质层、制度层、行为层和道德层等要素组成的质量文化模式。

2009 年 10 月，欧洲大学联合会再次发起"质量文化检查项目"，本次调查选取了欧洲 36 个国家的 222 所高校，通过质量文化调查，考察高校内部质量保障情况及质量保障制度与质量文化关系等。调查提出，高校是质量保障的责任主体，高校内部质量保障体系是全过程管理，是利益相关方全员参与的闭环系统。调查认为，质量价值认同、文化认知、内外部利益相关者参与等是高校质量文化重要内容。

总之，欧洲大学的"质量文化工程"经历了由产生质量观到过程质量观的转变，对质量文化的理解逐步达成共识。欧洲高校质量文化的生成要素包括结构要素、过程要素和行动要素，其生成机制包括战略规划与管理机制、内部评估与反馈机制、利益相关者参与机制、信息数据建设机制等，工作运行时要坚持大学自治、制定绩效指标、强调上下互动等。

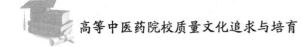

高校质量管理走过了与企业质量文化相似的发展道路。高校质量文化理论是从企业质量文化中移植和迁移过来的，其实质是企业质量文化建设在高等教育系统的应用、拓展、创新和实践。伴随着相关质量管理技术的细微化、精确化和规范化，在高等教育中质量文化建设日益引起高教工作者的广泛重视。

二、质量文化建设促进大学内涵式发展

当前，我国大学建设回应经济、社会和文化快速发展已经到了一个新的发展阶段，正处在转型发展的关键时期，质量提升是当前高等教育发展的瓶颈，如何摆脱高等教育质量难以提高的困境是当下亟待解决的理论问题和现实问题。改革开放40多年的实践经验启示我们，提升我国高等教育质量，不能盲目照搬西方的大学质量管理模式和办学方式，必须与中国国情相结合，从厚重的中华优秀传统文化出发，寻找质量与文化的内在逻辑，探索文化促进质量的内生动力，不能按西方的标准办大学，必须走建设中国特色的大学发展之路，中国的高等教育质量文化建设要以道德质量文化为引导，以制度质量文化为支撑，以行为质量文化为体现，以实物质量文化为基础，建立主线明确、结构完整、立体协同的转型发展体系，唯此，中国的大学才能保持特色和优势，才能与世界为邻，才能走向世界。

（一）服务对象的转变

教育的目标是培养社会主义的建设者和接班人，要解决培养什么样的人和为谁培养人的问题。长期以来我国教育受苏联和西方教育学的影响，一直对教育的主体、对象摇摆不定，对教师与学生的关系一直存在片面认识，导致教育改革和课程改革不尽如人意。随着新时代教育改革的不断深入，特别是我们对世界和中国、古代和现代教育发展认识理解把握更趋客观、理性和深入，我们对教育的本质和教育的目标更加明确和坚定。新时代下，要实现教育内涵式发展，建设教育强国，就必须坚定以学生为中心的教育理念，从满足教师需求转向服务学生，没有这个转型与超越就没有高等教育质量文化建设的前提，就没有提升高等教育水平和质量的基础，就没有实现高等教育治理体系和治理能力的跨越。

（二）过程与方法的超越

高等教育质量文化建设离不开文化建设和质量提升工程的过程和方法。过程是质量文化建设的阶段，方法是质量文化建设的手段。高等教育质量文化发端于企业质量文化，是企业质量文化的延伸。在企业质量文化中最核心要素是技术创新与运用，因此，高等教育质量文化建设也要在过程和技术上下功夫，建立共同认识、态度、行为、价值观和信仰的教育质量模式。在培养人才的教育过程中，不断渗透文化元素，发挥文化引领作用，使教育过程和教育环节在完成必要的程序和技术指标和学业标准外，要体现人文关怀、人文特色和人文精神，使文化发挥深层次的、本源的内驱作用，使教育过程、方法手段持续改进，促使教育效果最优化。

（三）以道德建设为引领

在高校组织结构中人的因素是决定因素。一切规章制度的制定和实施、一切教育行为的产生、一切教育效果的生成都需要广大高校工作者去践行和检验。要把握好组织成员中的协作和互动关系，处理好"有我"与"无我"的关系，成为一个有伦理规范约束的人。"有我"就是在一个组织中从我做起，肩负起"螺丝钉"责任，把质量扛在肩上，树立质量意识和质量责任，找准定位，明确角色，通力协作，自觉承担起分内工作；"无我"就是在团体利益与个人利益发生冲突和处理个人与组织、团体关系时，要把工作原则和工作伦理作为办事的依据和原则，突出集体、组织和团体的力量和作用，无我而不忘我，不能有意忽视自己的存在和在集体中的价值，要发挥应有作用，这是无我的最高境界。当前，我国高等教育质量文化建设刚刚起步，在质量文化建设中涉及的伦理理念、伦理规范及伦理运行机制等有待探索、明确和研究。

（四）以制度建设为支撑

高等教育各项规章制度的制定和落实，是保障学校教育目标得以顺利实施的前提和根本，学校的各项制度在约束广大教职工行为的同时，又有力保障着他们的合法权益。

完善高等教育评价体系是提高高等教育质量的重要制度保障。探索自我评估、院校评估、专业认证评估、国际评估和教学状态常态评估的中国文化机制，要在实现培养目标、适应社会需求、教师和条件支持、有效的质量保障操作、学生和用户满意等质量标准方面狠下功夫。要坚持以学生发展为标准，学生和客户满意度为理念，加强质量保障体系，实现"国际实质对等"，保障高水平大学建设有序推进。

当前，我国高等教育质量控制不是技术过重，而是技术应用不到位、不精准，不能发挥应有之义，我们要不断运用科学精神、技术创新意识，改革评价体系，持续提高高等教育治理体系和治理能力的现代化。

（五）以行为导向为体现

提高高等教育质量是大学生存发展的活力所在和生命源泉。大学办学导向不仅是大学理念的体现，更是大学人思想、意志和行动的表达，也是大学人共同认识、态度、价值观和信仰的集中体现。

改革开放以来，我国高等教育经历了从数量扩张，到质量提升发展时期，数量增加是满足人们日益增长的受教育需要，质量提升是解决办学效益，提升国际影响力，满足培养高质量人才为国家经济社会发展实践所需要，二者在不同时期发挥着不同作用，共同推动我国高等教育发展。当前，大力提高高等教育质量已经成为包括高教界在内的全社会的共识。但质量的提升从哪里抓起，如何处理好教学、科研与社会服务和文化传承创新发展的关系，是摆在高等教育工作者面前的紧迫任务。自国家实施高等教育质量工程和教学评估以来，高等学校质量意识在外在要求和指标提升上取得了不少成绩，但与把质量持续提升作为大学文化内涵建设，以质量文化样态加强高等学校质量建设，提高内生活力，尚有不少距离。高等教育质量文化建设当务之急就是要把质量的提升变为高等学校全体教职工的一种生活态度与行为方式，这要经过几代人的不懈努力，持之以恒才能实现。

（六）以物质建设为基础

实现高等教育质量文化建设的持续提升，物质和物质文化建设是前提和基础保障。

高等学校在物质建设方面主要体现于校舍建筑、实验室建设、实习基地建设、校园环境建设、课程与教材建设等。校园物质建设不仅要体现在实用性等质量上，要经受住百年洗礼，同时还要体现学校办学特色、人文特色、历史特色和发展趋势，要彰显历史传承、文化接续和人文底蕴。大学教育不仅体现于课堂，大学教育者不仅是教授，还有有形的建筑、实物和浩如烟海的书籍，他们都是"老师"，无声无息、无时无刻不在教育、影响和规制着大学里的师生和与之发生关系的每个人。大学的魅力就是有形与无形地影响着身边的每个人，使他们心灵净化，成为高尚的人和纯粹的人。

三、质量文化研究多元化

近年来，随着国家对质量文化建设日益重视，质量文化在我国高等教育界迅速兴起，加强大学质量文化建设，提升质量的内驱力，提高教育质量，办人民满意的教育已成为共识。目前，全国各高等院校结合学校发展实际，借鉴国外成功经验，加大具有中国特色的高等教育质量文化学术理论研究，开展了丰富且有活力的实践活动，研究与实践呈现多元探索、多点突破和多项发展的良好势头。

（一）本体论研究

对高等教育质量文化的内涵、特点、功能和结构等基本问题展开学术研究和理论探讨。从内涵与外延出发认为，大学质量文化是大学长期积淀而成的理念、意识、规范、价值取向、思维方式、行动准则等的总和。它以质量为中心，在物质文化基础上，全体师生员工的精神活动、行为及物化产品的集合，是一种隐性管理文化、实践文化和群体性文化；从结构与特征出发认为，大学质量文化主要包括质量的物质文化、制度文化、行为文化和精神文化。具有形式的文化性、内容的综合性、基础的一致性、功能的整合性、形成的自觉性和研究目的实践性等特征；从功能与价值出发认为，大学质量文化具有凝聚导向功能和促进反馈功能。在"质量问责和质量提升"两大取向下，质量文化对高等教育质量保障发挥着导向、激励、凝聚、调控和辐射等作用。

（二）发展演变研究

任何文化的发展和演变都有着特殊的发生、发展和演变过程，体现一般性、共性和内在规律，各种因素及条件都会从不同层次、不同角度和不同环节，影响其文化的发生、形成和变化的过程。质量文化形成、发展也充分体

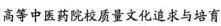

现了这一历史发展规律。该研究充分体现了质量文化的缘起，从企业管理、企业文化和企业质量管理出发，剖析、挖掘、整理质量文化产生的历史背景、企业发展渊源、探索质量提升路径和文化价值，明晰质量文化的内涵、价值和发展趋势，精准把握质量文化的核心和应用方法精髓，才能有效运用这一新思想、新模式、新方法，进行高等教育有效迁移，为提升高等教育质量服务。该类型研究从分析高等教育质量文化内涵出发，探讨影响高等教育质量文化产生、发展、演变和趋势等因素，探索高等教育质量文化演变规律、变迁模式及应用路径和时代价值，这些研究有助于我们正确把握高等教育质量文化发展规律和变迁轨迹，对全面提升高等教育质量品质有科学的促进作用。

（三）横向比较研究

大学质量文化的横向比较研究多集中在欧洲大学联合会（EUA）发起的"大学质量文化工程"和"质量文化项目"等研究上，通过梳理、总结和归纳其研究成果和实践经验，引进西方先进的大学质量文化成果，提出对我国大学可资借鉴的思想、方法和操作策略，为提高我国大学尽快建立现代大学制度提供帮助。当前，我国现代大学质量文化建设刚刚起步，还处在理论探索、消化吸收外来经验、与中国传统文化结合构建中国特色高等教育质量文化阶段。因此，借鉴吸收是主流，构建中国特色的高等教育质量文化工作正在起步。但教育部已经明确提出了大力"加强高等教育质量文化建设"要求，大学质量文化建设工作已经摆在了高校建设的重要位置。

当前，我国高等院校文化建设日益呈现宽视野和多样化等特征，开展高等教育质量文化跨文化比较研究。一是对不同时期、不同社会形式的高等教育质量文化进行纵向比较，揭示它们的发展轨迹和变化规律，提出借鉴意见，为我国高等学校开展质量文化建设提供参考；二是对不同国家、不同类型、不同层次的高等教育质量文化进行横向比较，揭示它们之间的共性与个性，借鉴吸收他国成果经验，保留我们的优良传统，丰富发展我国的大学质量文化。

（四）建设实践研究

随着教育部多次提出要"加强高等教育质量文化建设"要求以后，全国各高校迅速行动起来，结合各校实际、文化背景、办学目标要求和对质量文化的理解，各有侧重地开展了形式多样、内容丰富的实践工作，收到较好的效果。

在质量文化建设方向与原则方面，开展了本体性与修饰性的区别与关系研究，结合学校特点和原有工作开展了以质量提升为根本的文化渗透工作，文化与质量结合，用文化力量推动质量建设；开展了明确主体责任、合理区分个体指向和组织指向、工具理性和价值理性等建设误区研究，凸显了质量在学校管理中的地位、作用和价值，通过文化驱动，生发学校质量提升的原动力，回归质量文化建设的理论与实践价值；在建设模式上，开展了"控制"与"自主"关系的研究等，对质量文化建设元素进行了建构和实践。

在质量文化建设问题与困境方面，针对当前高校普遍存在质量文化建设刚刚起步，理论匮乏，缺少经验借鉴，部分实践工作者有畏难情绪，还没有找到合理突破口和操作方法等实际，开展了外控与内控、技术与文化、科层管理与人本管理等基础研究。启动了自上而下建设主体、顶层设计和战略规划和实施方案等具体工作，开展了对教育质量和质量文化认识与关系等研究。

在质量文化建设培育与策略方面，开展了大学自反性功能开发与应用、质量制度建设与运行和质量行为监督与保障等合力研究；开展了质量文化核心价值观、营造质量文化氛围、保障质量文化建设的制度设计、质量文化行为激励机制等研究。

第三节　大学质量文化的构成

一、大学质量文化的中国认知

质量文化源于西方企业文化，大学质量文化首先也是由西方学者提出。但自从大学质量文化引入中国以来，我国学者对其进行了中国化认知和改造，体现了中国特色和中国风格，并逐渐形成了中国特色的理论认知。

一般认为，中国的大学质量文化是以人才培养为核心，以提高教育教学质量为主旨，以全体师生员工为主体，以教育教学过程为主线的全体师生自觉遵循的价值观念、思维方式、运行机制、行为准则和管理模式，具有中国特色的意识形态、行为模式及相应的物质特征。它通过潜移默化的方式，以文化手段引导学校全体成员的思想、行为，从而产生对质量的目标、观念、标准和行为的认同感和使命感，从而推动人才培养质量持续提高。

当前，我国学者对大学质量文化大体有三种认识：一是把大学质量文化看成一种精神文化。认为是高校在长期质量管理过程中形成的具有本校特色的管理思想、精神理念和价值认同；二是把大学质量文化看成一种团队意识。认为是高校全体员工为实现学校的质量发展目标和愿景而自觉遵循和潜意识追求的共同的价值观和信念；三是把大学质量文化看成质量的系统，认为是高校物质和精神两种文化结合的产物，是高校文化中物质和精神的有机结合体，是一系列文明的系统集成。还有一些专家学者从质量意识、质量管理理念、质量形象、质量制度和质量环境等方面架构了高等学校质量文化体系基本样态，从质量文化的要素观、结构观、功能观、形态观和人才观等方面，探讨高校质量文化的要义和内涵，规制了质量文化的发展方向。

总之，中国特色的大学质量文化建设既体现了高校的一种质量管理活动过程，又是调节高校质量管理，提升管理质量的一种方式；既是高校质量管理职能的具体体现，又是高校质量管理成果的文化表达和精神呈现；既是高校发展的新时代新内容，又是高校发展的人文形式。由此可以看出，高校质量文化是一种观念，是一种物化形态，是有形和无形的结合，是现实与过去和将来的衔接，它的价值导向决定着大学人会做什么，应该做什么，以及如何去做。它制约着大学人的思想和行为，是大学人无形的文化资产。大学质量文化不仅直接显现为教学质量、科研质量、服务质量、管理质量，而且延伸表现为学生质量、教育质量、社会质量和工作质量，集中体现了一所大学的整体水平和发展潜力。

二、大学质量文化的构成要素

大学质量文化是一种以价值观为核心对组织内全体成员进行质量意识教育的文化体系，由质量价值观、质量管理哲学、质量伦理道德、民主参与机制、学校风尚、质量规章制度等质量思想和文化单元等元素构成，是大学文化建设的核心。

（一）质量价值观

对质量文化共同的理解、认识、判断和共同的理想追求及行动准则所构成的质量价值认识和价值观念，是质量文化的基本组成和核心要素，是大学全体教职员工对质量的共同追求和一致认识，是大学兴衰的根本。大学质量价值观深层次的基础元素，通过质量管理哲学和校风、学风及全体教职员工和广大新青年学生的精神面貌体现出来，是一所大学优劣的判别依据。大学质量文化价值观是一所大学经过若干代人的不懈努力，艰苦奋斗、不断追求、逐渐积累，共同形成并印刻在每个大学人心灵深处，影响并规制着他们的言行、思想和准则，通过教育、引导和传承在学校中不断延续，凝结为大学精神，成为大学发展的精神动力。学校凭借这种独特的价值观，逐渐把全体员工潜移默化地引导到崇高的境界，产生巨大的内生动力和行动意志，成为师生共同的价值追求和行动自觉。

（二）质量管理哲学

但凡世界上一流的大学都有一种根深蒂固的质量管理哲学作为学校发展支撑和基础，厚重的底蕴、辉煌的人文和出色的学术，无不彰显其大学精神和大学文化，而其中的核心就是对质量的苛刻追求和对学校文化的质朴之爱。一般来说，质量管理哲学是一所学校在人才培养实践活动中表现出来的独特的世界观和方法论的理论体系，是认识的精神思考，它是质量精神升华的反映，是质量创新、质量改进和质量提升的精神支柱。质量管理哲学是一所大学一系列的共同思想、观念、规范、价值追求、思维方式和行动准则的总和集中体现。独特的质量哲学往往通过正式和非正式形式内化于每个大学人的精神和行为之中，融入血液成为其生活的一部分。

（三）质量伦理道德

大学质量伦理是高校调整与外界关系和内部教职员工间的行为规范的总和，是高校质量规章制度的必要补充和精神完善和道德支持，它影响和决定着大学质量建设的效果和大学群体范式的形成，是高校质量文化建设的内在约定和精神保障。实施高校质量伦理道德建设是大学质量文化建设的重要组成部分，是质量文化中软规制的基础，是规章制度硬要求的保障。通过具有中国特色的大学质量伦理道德建设，可以有效地推动大学规章制度建设、规

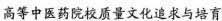

范和完善，促进大学精神内化实施和大学文化自觉践行，使大学人在人才培养中的质量意识和质量行为内省践行与自觉遵守，促进大学质量文化落地生根。

（四）民主参与机制

现代大学的标志之一就是广大师生民主参与学校的管理和各项活动。民主参与主要包括民主参与意识、民主权利义务和民主服务等。良好的民主参与，可以调动全体教职员工主人翁责任感、主动意识、融入意识和荣辱意识，使全体教职员工有精神支柱、群体意识，充分认识质量与教职员工个人利益的统一性和关联性。民主参与大学管理是现代大学质量管理制度的基本形式，是大学师生的共同权利，同时也是大学科学化、规范化管理的基本保障。大学民主参与机制建立是大学质量文化建设的前提和基础，大学质量观念、质量规范、价值追求、思维方式和质量行动准则等通过民主参与形式得以贯彻和实现。建立大学民主参与机制可以有效落实大学人才培养目标，使每个大学人有自主意识、归属意识、团队意识和服务意识，产生质量遵守约定和质量归属感。

（五）学校风尚

大学风尚是高校教职员工间的相互关系、工作态度和人文情怀所表现、折射和反映出的思想作风、行为规范、行动规律和精神风范，体现一所大学教师和学生的思想、愿望、兴趣、情感、传统、习惯和行为风格等，是构成大学质量形象的主要因素和直接表现，是大学质量文化的外显和折射。是一所大学校风、教风、学风的集合体现。事实上，大学的质量管理思想、质量层级规范、质量典章要求、质量精神追求等无不直接或间接通过学校风尚反映和体现出来，它是学校质量文化建设的窗口和重要宣传教育阵地。因此，大力加强学校风尚建设，狠抓校风、教风和学风工作，既是学校管理和提升办学质量的日常工作，同时也是建设文化校园，推进校园文化建设，修炼学校质量文化内功的有力行动。

（六）质量规章制度

学校各项规章制度的制定和实施是顺利推进学校正常办学和实现人才培养目标的基础和保障。大学质量规章制度是大学质量文化建设强制执行和规范化要求的集中体现，是大学在人才培养过程中所形成的带有强制性的义务和责任，是实现大学质量目标的有利措施和保障手段，它既是大学价值观、管理哲学、伦理道德等要求的集中反映，又是大学质量管理科学化、民主化和发展水平的现实要求和执行力体现。大学质量规章制度，一方面对大学人行为提出明确要求和行为规范，规制着人们的行为，另一方面在制度制定和执行时又体现人性关怀、文化理念和精神追求，是大学质量文化的内化表现。

三、大学质量文化建设的实践价值

质量是高等教育发展的源泉和生命，大学质量文化是高等教育满足既定质量标准并持续不断改进质量的精神内核和内生推动力。我国高等教育已经进入大众化发展阶段，高等教育转型发展，呼唤高等教育内涵式发展，呼唤质量提升，以跻身世界高等教育强国之林，因此，提高大学教育质量必须使大学质量文化从幕后走到台前，成为一种显性文化和硬实力。

（一）追求卓越是大学质量文化的集中体现

质量是文化的产物，文化是质量的终极目标。在卓越质量管理过程中，欲促进质量的持续提升，其质量意识、行为、制度、责任感以及价值观等，必然要综合、协调，形成合力，进而凝结为一种质量文化。德国教育家雅思贝尔斯曾指出："教育只能根据人的天分和可能性来促使人的发展，教育不能改变人生而具有的本质。但是，没有一个人能认识到自己在天分中沉睡的可能性，因此，需要教育来唤醒人所未能意识到的一切。"大学是培养人的专门机构，具有保存、继承、传递、培育和创新文化的功能，大学质量文化的生成应由大学内部自然产生，是学校培养人才，质量持续改进的动力。

大学作为一种文化组织，具有追求卓越、崇尚一流、优化发展的文化传统和精神需求。大学在办学过程中积淀和生成的精神产品是大学得以发展的生命源泉，在既有的大学组织文化中原本就有某些独特的质量文化因子，它们散落在大学厚重的大学文化和大学精神中，发挥着质量标准和文化引领作用。开展大学质量文化建设，就是要在质量文化思想、理念架构下，丰富完善已有的质量文化元素，激活那些可能因话语转型而暂时休克的大学组织文化中与质量相关的基因，使之成为新时代下中国特色大学质量文化建设的有机部分。

追求卓越，不仅是大学人的现实需求，也是大学人的理想和目标，心中有追求，行动有方向，工作有干劲。大学质量文化建设的终极目标就是不断促进质量的提升，向着卓越迈进，在新的话语体系中发挥其应有作用和价值，使大学在质量时代不断地从优秀走向卓越。

（二）高教大众化使质量文化价值凸显

我国高等教育进入大众化发展阶段以来，无论是数量还是质量与21世纪前相比，都有巨大变化和显著跃升。但我们看到成绩的同时，也要清醒认识挑战和不足。我国高等教育大众化是在扩招政策推进和刺激下快速实现的，其负面效应就是优质教育资源短缺，学生素质下降，教育质量滑坡。其中最大的问题就是人才质量不高。

近年来，国家加大了提高高等教育质量的力度，连续出台多项政策，采取切实可行的措施，多维并举，持续推进高等教育质量提高。连续出台了《关于实施"高等学校本科教学质量与教学改革工程"的意见》《国家中长期教育改革和发展规划纲要（2010—2020）》《全面提高高等教育质量的若干意见》《关于加快建设高水平本科教育 全面提高人才培养能力的意见》《中国教育现代化2035》等系列文件。相关文件的出台都紧紧抓住质量这个关键要素不放，紧紧把提高高等教育质量作为未来一段时间高等教育的重中之重，完善和落实高校内部质量保障体系，着力促进高等教育内涵式发展，加强高等学校质量文化建设，建立自觉、自省、自律、自查、自纠的大学质量文化。倡导坚持以质量为核心的价值观念、意识信念、思维方式、道德规范、规章制度，坚持"文化自信"和"高质量发展"。

（三）以学生为核心的现实诉求

教育不仅使受教育者获得学识增长、潜能开发和综合素质提升，而且要使其在受教育过程中充分体验和感受所在学校的办学理念、教育风格、文化精神和质量追求。

学生是教育的主体，是教育服务的核心，教育的根本任务是培养高质量的各级各类人才，能够胜任建设者和接班人的重任。提高大学教育质量，归根结底就是要提高学生的综合素质和增强社会服务能力。中国特色的社会主义大学要超越历史，满足现实，立足未来，为社会主义现代化建设提供源源不断的各级各类合格人才，是大学主要的、核心的和根本的任务。为贯彻以学生为核心的教育理念，学校的教育教学、科研管理、社会服务和文化传承创新等工作都要指向学生，要建立突出教育对象、满足学生发展的教育质量保障体系，通过内外部评价、评估机制，确保把以学生为中心的理念落实到高校各项工作中。建设高校质量文化的根本目的是实现学生的全面发展，是更好实现人才培养的需要，只有突出学生为本的理念，高校质量文化建设才能找到正确的发展道路。

（四）让尊重质量成为大学人的生活方式

生活方式是人们在特定文化和传统影响下，在衣食住行等日常生活中形成的劳动生活、消费生活和精神生活等活动方式。当前，质量意识、质量行为和质量规范等质量内涵基本组成要素还没有深入每个大学人的心灵深处，变成行为自觉。究其原因，就是高校在质量文化建设中还处于理论建构、模式构建、实践探索等初级阶段，广大教师员工及大学质量文化的设计者和实施者还存在脱节现象，还处在两张皮状态。大学质量文化还处于建设初期，教职员工全员参与意识还没建立起来。客观讲，目前高校质量管理与质量监控还侧重于程序与技术、体系与制度等行政管理范畴，还没有触及高等教育质量的核心，即将全面质量管理与大学和大学人（教师、管理者与学生）紧密结合，成为共同利益相关者。

教育是一种影响人的生命周期的全域的有目的、有计划的主动影响活动。质量文化的形成需要大学内部全体成员对质量的共识、信仰和长期不懈的自觉坚守，只有这样才能形成共识的质量意识、质量观念和质量思维，并将要求落实到行动中，内化于潜意识里，逐渐形成行为动力定型，成为自觉。对于大学而言，建设高效和有生命力的高等教育质量保障体系必须从质量文化变革抓起，技术、标准、制度只有在好的质量文化中才可能最佳和有效，只有把全面质量作为一种生活方式的文化，质量管理才能真正帮助一所大学成为卓越的大学。

（五）不断完善大学内部质量保障体系

高校质量文化建设需要制度匹配、环境保障和文化基础。缺乏良好的制度环境，质量文化建设就会成为空谈和不切实际的理论。制度环境包括国家政策和大学内部各项规章制度。过去几年里，我国高等教育领域所进行的教育教学评估，强调了硬指标价值，忽视了人本文化因素，导致大楼、实验室等硬件突出，文化、精神等软件畸形，忽视了高校多年积累的人文资源传承弘扬，导致一些高校软资源浪费。对高校而言，其内部良好的制度环境和质量保障体系是推动大学良性运作，促进大学文化和谐发展的重要技术支撑。弘扬大学精神，推动大学文化建设，最终要落实到制度等操作层面，让大学里每个人都明晰做事的方式和行为准则，从而对每个大学人的行为和工作环境产生积极影响，彰显大学理念、大学精神深层的文化蕴意。

（六）形成回归民主、自由的学术氛围

大学质量文化建设需要每个大学人全身心投入和积极献计献策。大学质量文化的形成是一所大学多年积累和不断沉淀的结果，这其中科学民主的校风和学术自由、海纳百川的学风，无不起到关键作用。大学是知识的殿堂，同时也是培养人、感染人、感化人和熏陶人的圣地。讨论知识必须广开言路，集思广益，允许不同意见、不同思想相互碰撞，交流与争论，所以，民主的风气、自由的学风是一所高水平大学建设的前提和发展的基础。质量意识与质量观念在自由民主氛围中逐渐约定形成，逐渐成为大学人的自觉行动，成为一种文化留存于每个大学人的内心，因此，回归教学，回归学生，回归教育的本源，形成教学质量文化是促进高等教育质量提升的最直接的办法。早在20世纪初，蔡元培先生就提出了"兼容并包"的治校理念，西方高水平大学也一直坚持民主、自由的优良学风，可见，大学平等、民主的学术氛围，共同信仰和对理想人格的忘我追求，是大学发展的根本，也是大学质量文化建设的内生动力。

第二章

中西方文化比较

受地理环境、人种基因、思维特点和发展道路等影响，中西方文化在其各自形成和发展过程中，逐渐培育了独具特色的文化风格，体现着各自民族的精神内涵和文明道路及质量文化观。尊重民族文明，尊重文化差异，充分理解中西方文化差异，在中西方优秀文化比较中吸收西方文化的优秀元素和积极成分，丰富中华文化的内涵，创造具有民族特色和时代精神的新文化。

第一节 中西方文化的差异

中西方文化的差异源于中西方文化的不同源起和发展道路。近现代以来，西方文化成为影响世界的主流文化，但随着中华文化再次崛起，古老东方文明再现辉煌。

一、中西方文化差异的表现

中国文化起源于农耕经济结构，从秦到清是封建制度从强盛到衰落的过程，文化也相应经历了一个由盛而衰的演变。西方文化源于古希腊和古罗马文化及基督教文化，是以海洋探索和物物交换为目标的海洋文明和海洋文化。

中国文化与西方文化是两种品格的文化。中方主"静"，西方主"动"。西方的思想底格是理性主义，中国的思想底格是天地良心。"底格"不同，因而形成了重"自然"与重"道德"的不同文化形态。

（一）语言表达不同

语言是思维的载体，是文化的积淀和文化心态的形象表达，是不同文化的产物。不同的地区、不同的民族、不同的自然环境，产生和形成了不同的语言环境、语体环境，形成了不同的语境文化和语体文化。在东西方不同生活条件、生活环境下，海洋与陆地等地理环境与气候特点不同，农耕生产与物物交换等生存方式迥异，形成了在不同社会活动中，针对不同对象、不同环境，使用不同语言进行交际，形成了常用词汇、句式结构、修辞手段和表达方式等一系列语言特点。

以中国为代表的东方文化是典型的强语境文化，人们在交谈中更注重意会，对语言环境和前后表达非常敏感。它不但注重语言内容，还注重表达语言时的语音、语调、表情及语言氛围，是语言和表演结合的语境文化。以美国为代表的西方文化是典型的弱语境文化，不重视语言环境，只重视"言传"，即语言表达的具体思想和语义，没有华夏语言复杂的表达方式和丰富的内涵。

由于中西方文化在各自的发展过程中，形成了迥异的语言体系。不同的文化心理对词义和语义内涵及外延有不同的理解，使表面意义相同的词语在现实生活释义上却具有截然不同的实际意义。如汉语"龙"是中华文化的精神图腾，是皇权象征和敬畏的神兽。而在英语中"dragon"却是凶猛严厉的人，象征专制、邪恶，两者理解差异源于不同的文化源头、文化背景和文化解读。

（二）思维方式不同

在地理和生活的环境影响下，中西方文化发展形成了不同的发展道路。人们为了生存发展，产生了不同的生产生活方式，形成了不同的思考问题和处理问题的办法。中华文明产生于广袤的华夏大地，地势平坦，适合农耕，物产丰富，生活富庶，西方文明产生于地中海周边，海洋、岛屿、山脉是其基本的生存环境，为了生存必须探索自然、索取食物，同时必须加强人与人的交往，以换取维持生存的物质。久而久之，中西方在认识事物、思考问题等思维方式上表现出了不同和差异。

西方人注重主观与客观及人与环境的关系和影响，重视推理和思维过程，注重观察、分析、探索客观世界，热衷于研究和发现自然规律，追求客观性、有效性、论证严密和可重复性，偏向逻辑思维。西方人注重思辨，理性分析，实证剖析，喜欢归纳推理和演绎推导。逻辑思维和实证分析成为西方人的思维方式和方法。

华夏子民长期生活在农耕文明的社会里，农耕细作，居住稳定，传承有序，繁衍生活了几千年，形成了厚重的历史和灿烂的文化和历史文明。因此，中国人思考问题喜欢把问题放在历史的长河中去思考，在历史与现实结合中寻找恰当的、最佳的答案。思维更加关注历史、今天和将来的发展，做到有备无患。思维的方式常常体现整体性、辩证性、圆周性、变通性和发展性。体现出整体思维、感性思维和螺旋式思维，强调对事物全面认识、辩证认识和不同方面的整体认识。

（三）价值观不同

由于历史和文化的不同，中西方人在思维感官上的认知、理解、判断和抉择等方面表现出差异，在认定事物、辨别是非的思维和取向等方面表现出不同的认识观和判别标准。价值观推动和指引着人们采取判断和行动，具有稳定、持久和选择、主观等特点，是较为稳定的心理倾向体系。

西方人认为，个人是人类社会的基点，是社会的重要组成部分，有个人才有社会组织，因此，个人高于群体，高于社会。每个人的生活方式、生存质量、个性自由和人性释放，都取决于自己的能力和个性的充分发挥，只有每个人充分释放自己的个性，充分自我表现、充分个性自由，才能体现人生的意义和生存的价值。所以，西方价值观以个人主义为基石，自由、民主是其世界观和价值观的基本体现。主张以自我为中心，注重个人能力和价值，注重自然探索改造自然，崇拜征服者，崇尚竞争，主张靠竞争来取得自己的利益，实现自己的价值。

中国人注重群体和社会和谐，尊重、敬仰领袖、师长和权威，有强烈的服从观念和顺从心理，强调群体和社会意识，个人利益应服从社会整体利益。主张个人只有在社会中才能得到发展，个人利益才能得以实现。以人伦、人道为中心，注重个人修养，强调人与人的关系的互补、忠诚、献身精神，提倡相互尊重、相互谅解，强调个人与组织协调、统一的伦理观和"天人合一"的自然观。

中西方文化中的价值观虽然不同，但都有值得称道的方面。无论是中国的群体价值观，还是西方的个体主义价值观，都为其不同的民族性格塑造起着决定性的作用。

（四）宇宙认识不同

对自然、社会和人的认识，一方面折射了地理环境、历史演变和人文发展的认知，反映了世界观的形成与不同，另一方面也体现了文化的差异。中西方文化发展的不同道路，其世界观、方法论及对自然的认识必然打上文化的烙印。

中国文化认为人与自然、精神与物质、主体与客体、凡人与神灵是互相依存、和谐统一的。崇拜祖先，把祖先当作神来供奉，是中国人的人神基本思想。中国文化主张阴阳依存，阴阳共生，统一为道，笃信物极必反，否极泰来，倡导天地与我并生，万物与我唯一，人与天地、万物融为一体，认为人是自然的有机组成和自然部分，这是中国文化对宇宙的基本认知和应对态度。中国人认为，人是自然界的产物，是自然所生，人与自然界中许多动植物等生物都是同源和同时存在，应该尊重自然、保护自然。"天人合一"思想是中国人认识宇宙和自然的基本思想。

西方文化认为人与自然、精神与物质、主体与客体、凡人与神灵是界限分明、并存与对立的。人不能成为神，神是至高无上的，只能敬仰、崇拜和忏悔。因此，西方文化重视人对自然界和宇宙的征服、改造和利用。总有强烈的探索、发现和利用的欲望。西方人总把自然、宇宙作为自己的对立面和毫不相干的现象存在，试图研究和发现其中的奥秘。为此，西方的学者不断地做着试验，证实客观存在，探索现象背后的真相和原理，寻求征服自然之道，另一方面，当科学研究不能解释一切自然现象及原理时，对自然和宇宙又充满畏惧和敬畏，认为自然法则不可抗拒，自然规律不可违背。

（五）时间观念不同

中西方形成的不同文明，孕育了不同的文化样态，东方的农耕文明强调日复一日，循环往复，相同的事件反复发生。西方的海洋文化强调面向大海，勇往直前，在看不见的远方有无尽的生存宝藏。中西方长此的生存与发展状况，形成了各自对时空的认识和理解，比如中国人的圆圈观念和西方人的直线认知。

中国文化认为昼夜更迭、季节交替，周而复始，是一种循环状态。认为事物是圆周运动的，失去的总会有拾回的机会，时间充裕，主张做事慢慢来。中国人做事常常向后看，立足于历史和祖制，并从过去中寻找解决问题的方法。在时间维度上，更关注时间的长度，相对忽视时间的宽度，即当下生命质量和生活品质。认为生命是轮回的，相信"善恶有报"，主张积德行善，不修今世修来世。

西方文化认为时间按照其自身运动轨迹单向匀速飞逝着，而且一去不复返，永不回头，永不再现，认为时间吞噬着一切事物，在时间长河中，一切事物都被无情耗费和消灭，随着时间流逝消失在历史的长河里。西方人认为时间是一条持续运动的直线。线性时间观使西方人有着强烈的时间紧缺意识。这种时间观念使西方人凡事向前看，一切着眼于未来，在他们的意识中未来是美好的令人向往的，过去的不再追忆，也没有借鉴价值。因此，西方人的时间观念则更多关注当下和未来，在文化中体现"今朝有酒今朝醉"。

（六）行为规范不同

行为规范就是指被当下社会普遍接受和认同的道德标准和行为准则和规范，简单地说，就是告诉人们该做什么和不该做什么，社会褒扬什么，反对什么。中西方不同的文化背景、生活习惯、道德标准和人文倾向，使其行为规范和行为习惯有差异甚至不同。如果简单套用一种文明习惯来判定另一种文化背景的行为模式与风格，就会出现误解、偏见、歧视甚至敌视和憎恶。如中国人进餐时喜欢共餐制，西方人喜欢分餐制；中国人见面握手，西方人喜欢拥抱；中国人喜欢了解他人生活，喜欢帮助别人，西方人讨厌他人干涉自己的个人生活，喜欢独立；中国人崇尚权威，讲求尊卑，西方人遵从自由，向往平等；中国人喜欢储蓄，以应对未来，西方人主张行乐，满足当下。因此，尊重民族差异，尊敬民族文化，遵从不同行为，是文明进步的标志，也是中西方人民和平共处的基石。

二、中西方文化差异的成因

文化的形成受到多种因素的影响，因此，文化的形态也就受到多种因素制约。从总体来看，地理、历史和宗教是影响文化形态的 3 个主要因素。

（一）地理因素影响

人是自然的产物，反过来自然又影响着人类的生存和发展。人类生存的地理环境，包括地形、地貌、山川河流、气候特点及周边海洋等，一方面养育着这片土地的人，同时由于地理环境的限制又制约和规制着人的生产生活，影响着人们的生活方式和生活习惯，甚至思维方式、价值观等，进而形成独具地域特色和民族风格的地域文化和民族文化。

中华文化孕育于长江和黄河流域，以两大母亲河为中心，经过千百年来的不断发展，形成了辉煌灿烂的中华古代文明，成就了世界唯一沿用至今，从未间断的中华文明。钱穆先生在《中国文化史导论》中指出，中国文化是以长江流域和黄河流域两大母亲河为中心的大陆文化。在地势上，中国三面陆地，一面环海，北面多沙漠，西北、西南均为难以跨越的高原，在气候上，地处北温带，地势西高东低，河网纵横，水量较丰富，适合农业生产。几千年来的农耕生产，使中华儿女深沉地热爱着这片提供衣食的土地，年复一年，周而复始的农耕生活，造就了中国人勤劳、勇敢、智慧、善良的民族本性和集体主义精神及崇尚祖先的民族文化，这种文化影响着一代代中国人，塑造自强不息、刚健有为、勤劳智慧的品格，为世界发展做出了中国贡献。

西方文化发端于古希腊文明，产生于欧洲的希腊半岛、爱琴海周围及域内岛屿等。古希腊文明产生于海洋、岛屿之上，是典型的海洋文明和海洋文化。如果说，广袤的土地能带给人以某种安全、踏实和地域中心的感觉，而汹涌澎湃、阴晴不定的茫茫大海和身在其中的孤零岛屿往往给人孤立无援的危机感，探索自然和自由抗争的自然体验。对于大陆居民来说，世界是相互联系的、整体和连续的。而对于岛屿居民来说，世界却是分裂的，是一个个独立的存在。因此，建立在古希腊海洋岛屿文化传统之上的西方文化，具有强烈的空间意识、个人意识、探索和征服自然意识，因而，形成了西方文化中占主导地位的自由和个人主义等核心理念和价值观，这些思想和意识随地理环境产生，并源远流长。

（二）历史因素影响

历史是时间的纵轴，是实物呈现和过去事件的记录和沉淀。中国历史悠久，文化灿烂，有文字记载的已有数千年之久。在浩瀚的历史长河中，中华文明在经济、文化、社会、哲学、医术、文学、艺术等各领域都创造了无与伦比的成就，得到世界公认和敬仰。而且中华文明从未因朝代更迭和外族入侵而中断和泯灭，以其自强不息，兼容并包的姿态和民族性格，不断发展创新，直至今天仍发挥着无比的魅力，引导着中华民族走向复兴，从辉煌走向辉煌。中华文化的特点集中体现在统一国家和统一文化，几千年来朝代虽有变迁，但中华民族的主体没变，中华文化的传承没有改变。

西方文明发生时间远远晚于中华文明，且处于零散自发状态，随着国家解体、社会变迁及欧洲国家分裂，其文化也发生了变异和撕裂。没有形成完整体系和清晰的传承路线。特别是文化传承不是以国家为线索呈现的，而是与共同的理念、信仰和行为准则呈现于西方各国之中。欧洲文明自文艺复兴以来，一直占据世界主导地位，严谨的科学体系和逻辑思维被世人推崇，但随着中华文化伟大复兴，中华文明再次引起世界人民关注，特别是2020年年初在世界范围内发生的新冠肺炎疫情，人们更加看清了中华文明的伟大。

（三）宗教因素影响

宗教是人们的精神家园，它寄托着人们的向往、信念和希望，是精神的慰藉和灵魂的驿站。

由于历史、文化和社会发展等原因，东西方文化在宗教和宗教信仰等方面存在着较大的差异。佛教自汉代传入我国以来，逐渐与本土儒家思想和道家思想碰撞、融合，逐渐形成了以易学为源，"儒、释、道"合一的中国文化基本体系。成为中国人的基本信仰和主体思想。以西方宗教的判断标准，中华文化中没有严格意义上的西方宗教，但并不意味着中国人没有信仰，没有追求，没有敬畏，没有寄托。相反，中国人把自己的祖先和先人视为圣灵，崇拜祖先，传承遗志，为国献身，光宗耀祖是每个中国人的追求和信仰。

西方人普遍信仰基督教，崇尚基督文化。在基督教教义看来，人的存在是有罪的和有限的，而人类的自救和自我解脱都是不能实现的，对个体来说，真正的幸福是天国里的永生，而不是今世有限的感官体验和各种欲望的无限满足。基督教认为，"我们都是上帝的子民"，"在上帝面前人人平等"，主张爱上帝和爱人如己，因此，该宗教也被称为"爱"的宗教。基督教的教义使信奉该教的西方人主张自由、平等和保护个人隐私，强调个人至上，由此形成了西方文化的主流思想、价值观和精神追求。

（四）经济形态影响

经济形态是社会发展的产物，是人们在长期的生产、生活和社会实践过程中形成的社会组织形式和交换、交流方式，是人们日常生活的基本活动，体现人们的思想、意识、价值观、理想和社会追求，是文化的一种特殊表现形式和呈现状态。

几千年来，中国是以农业生产为主，人们生活在农耕文化氛围中，自给自足，储蓄备用，生产有循环，丰收有期待。长期的精耕细作，生活平稳安逸，久而久之使中国人养成了知足常乐、心态平和、悠然豁达的民族心态。

西方人建立的海洋文化的初心，多以交换为主，用自己的物品换取所需的粮食等生活物资，逐渐形成了商业文化和交换经济。农业文化是自给自足，内外一体，追求安逸，常常保守。商业文化视彼此为对立，追求物品等价交换，富足强盛，常常进取。胡适在《我们对于西洋文明的态度》一文中说："东方文明的最大特色是知足，而西洋文明的最大特色是不知足。"在近现代史上，西方人率先进行了工业革命，发展了资本主义，使生产力得到迅速提高，社会得到飞速发展。

三、对中西方文化差异的认知

中西方文化差异是客观的，正视这种差异，彼此尊重，求同存异，构建一个和谐世界是人类的共同梦想，也是人类不懈追求的方向。在全球化时代，既要加强国际交流，积极吸收他国优秀文化，又要保持本民族文化特质，保持民族文化本色。

（一）处理好外来文化与民族文化的关系

民族是文化的母体，文化体现民族的特性。一切文化都源自于民族发展，是民族特色的具体体现。在全球化大发展新时代，外族文化介入与交流融合已成为不可阻挡之势，因此，一味地拒绝和排斥外来文化，是狭隘和不明智的，学习、吸收和借鉴外来文化，发展、充实和完善本民族文化，既是世界先进文化的共同发展趋势，也是世界大同的具体体现，更是发展本民族文化的必由之路。在处理外来文化与本民族文化关系时，要坚持"古为今用，洋为中用，均为我用"的原则，排除盲目的华夏中心论和西方中心论等错误思想干扰，破除中西方文化对立与水火不容的僵化思维，要立足于本民族的实际，保持以我为主和核心不变基础上，积极吸收、融入外来优秀的、先进的文化，丰富本民族文化。

（二）处理好渗透与反渗透的关系

文化融通、融入与文化渗透、结合，既是文化特性使然，又是文化持有者主动介入的结果。因此，有文化交流，就存在文化渗透与反渗透的问题。它是客观存在的，为此我们必须正视并加以正确对待。实现中华民族伟大复兴，必须文化先行，必须实现中华优秀文化的民族自信和世界认同，要开展中华优秀文化传播，在做好中华优秀文化传播源工作的同时，还必须关照受众群体的文化特点，找到文化"共情"点，用"同理心"思想，融入相关文化之中，使之有机地成为当地文化的一部分，只有这样，文化传播工作才能避免一头热、一头冷局面，使中华文化成为世界人民生活的一部分。在传播中华文化的同时也要保持中华文化的本源、内核和特色，改变的是形式和方法，不变是本质、思想和理念。

（三）处理好求同存异与多元共存的关系

文化亦即"人化"，即"以文化人"。不同民族产生不同文化。中西方文化虽然文化内涵不同，形式迥异，呈现纷繁复杂的差异性，但基本要义都是相同和相通的。如真、善、美，假、恶、丑等标准对各民族都具有普适价值。

进行跨文化交流要学会突破本土文化限制和禁锢，要坚持求同、存异和多元的原则，把本土文化放在广阔的世界文化大背景中，保持特色，寻找共同点，达到多元共存，协调发展。求同，就是要正视各民族人民在经济利益、政治利益和文化利益上的共同性，努力寻找和扩大相同点和共有的价值观；存异，就是在尊重其他民族对文化价值观选择做出自己选择的同时，容许保留各自民族文化的丰富内涵和多样性；多元，就是保持各民族文化传统和文化特色，以平等、有益、互助和协调的姿态，进行文化交流，求同存异，和而不同。

第二节　西方文化的演变

　　文化的产生、发展与演变是一个漫长而复杂的过程，西方文化的产生、形成、发展及影响逐步扩大亦是如此。从地理上讲，西方文化是指以欧洲为中心，兼及美洲与大洋洲的文化，它承袭了古希腊－罗马文化和希伯来－基督教文化传统发展而成，是世界多元文化中的一种文化形态，经历了漫长的发展过程，是海洋文化的代表，是一种扩张型文化。西方文化在历史的悠久上比不上印度文化、埃及文化等，但其发展过程迅速，在世界文化中占有举足轻重的地位。

一、西方文化的缘起

　　一种文化的形成与一定的地理环境、气候特点及生态环境等自然条件相关联，同时也与一个民族的风俗、习惯、生产方式及政治、经济等多种因素有关。西方文化起源、发展和成熟于欧洲大陆，最初形成于南欧、北欧，盛行于西欧、北欧，20世纪扩展到北美洲、南美洲和澳大利亚等地区，其共同的思维模式、价值观念和风俗习惯等被世界很多国家所接受和效仿，目前已成为世界主流文化。

　　西方文化源于古希腊文化、罗马帝国文化和希伯来文化（基督文化），经过14世纪的欧洲文艺复兴运动，16世纪的宗教改革等，西方文化呈现出基本形态，开始逐渐定型。17世纪又出现了科学革命，18世纪开始了思想启蒙运动，18世纪末到19世纪出现了工业社会跃升，使西方文化日趋完善成熟。到了20世纪五六十年代，随着第三次技术革命兴起，一些西方国家开始进入后工业化社会。近代以来，西方文化经历了从现代主义到后现代主义的演变，文化日臻成熟，体系更加完善，特色更加鲜明，逐渐占据世界主导地位，但随着中华文明的再次崛起，古老的中华文化再次受到世界关注，西方文化与文明，已经从当初的辉煌走向衰落，正在丧失主流文化的领导地位。

二、西方文化发展特点

古希腊的传统思想、罗马的政治法律制度、犹太人的基督教构成了西方文明的三大支柱。西方文化以海洋探索发现和商品经济为基础，人们习惯于从人与神、人与物、人与自然的对立中把握世界的本质，善于对客观世界进行精确的逻辑分析，认识论和逻辑学相对得以发展，呈现出强烈的对外欲求特性，其文化特征主要体现在：地理与经济特征的海洋商业文化；思想与理论特征的个人主义文化；政治与制度特征的民主主义文化；信仰与意识特征的基督教文化；行动与行为特征的社会运动文化；生命与哲学特征的自然斗争文化；民族与社会特征的多元主义文化等。具体地说，具有以下几个明显特性。

（一）征服自然

在西方文化中人与自然的关系是相互对立、相互斗争和相互战胜的，人类要繁衍、生存和发展，就必须从周围环境和自然界尽可能多地获取生活所需的资源、财富和一切物质基础。因此，认识自然、征服自然和利用自然成了西方文化的重要内容。探索自然界的奥秘，开发和利用自然资源，服务于人类。对自然界的探索欲、征服欲和求真欲，就成了欧洲文化的主流精神，注重对自然的研究，注重深入事物的内部，注重事物本质规律的发现，注重在哲学思辨上的总结和思考，促进了西方文化中科学精神的发展，成为西方文化的基本特征。

17世纪英国的自然科学革命，标志着现代科学的诞生。18世纪的工业革命和法国的思想启蒙运动，显示了科学技术的巨大威力，有力推动了人类生活、生产方式和价值观的巨大变化。现代科学的出现使西方社会从传统走向文明，此后，科学主义与人文主义结合、协同发展，构成了西方社会的基本特征。

（二）崇尚理性

在西方文化中发展科学文化是其重要的内容和基本特征。在不断地认识自然、征服自然和利用自然过程中，注重发挥人的智慧和理性的力量，培养科学意识、科学精神和科学方法，运用逻辑、思辨、归纳和演绎等人类智慧，来征服自然和推动社会进步。特别是 18 世纪在法国兴起的思想启蒙运动，对欧洲的封建专制制度和制约科学发展的天主教会势力进行了无情批判，反对蒙昧主义、专制主义和宗教迷信，使无神论、唯物主义和民主政体思想得以释放，有力推动了欧洲思想解放，使人们的思想从传统偏见、神学教条、专制政权压制下解放出来，凭借理性的力量发现自然、人类和社会法则，以理性、容忍和进步的观念，倡导理性主义，宣扬自由、平等和民主思想，把理性当作内在的自主的活动，倡导观念、方法和法则的不断突破，建立新秩序。

（三）个人本位

西方文化认为，个人先于社会而存在，个人是本源，社会和国家是个人为保障自己的权利或利益而组成的，除了个人目的，社会和国家没有其他目的。个人主义是生产资料私有制在人们意识中的反映，私有制是共同的道德原则，主张私有财产神圣不可侵犯。个人主义和个人本位是构成西方文化模式的基本特征和主要内容。西方文化认为人性是复杂的，个性是多样的，对自我的充分认识是实现自我价值的前提。他们把个人价值的实现归结为个人奋斗，只有通过个人奋斗和竞争才能体现个人价值，因此把个人奋斗始终放在第一位。他们强调以自我为中心和以个人为本位，强调个人的自由和个人的权利，注重人格尊严，提出了自由、平等、博爱等观念，主张通过个人奋斗和竞争来实现自我价值。

（四）基督教精神

宗教在西方影响巨大，是人们的精神支柱和生活准则。基督教与希腊文化和工业文明一起构成了西方文明的三大支柱。基督教是西方文化的主流宗教。其原罪说、救赎说、博爱、理性、个性和契约精神是基督教文化的精髓。

基督教追求众生自由、平等，即在上帝面前人人平等。在真理和法律面前人人平等。同时强调，每个人都是自己信仰的主宰，都是独立的个体，在上帝面前，人人可以通过竞争、进取、冒险、开拓，施展自己的才华，成为上帝的选民。基督教认为，万能的上帝创造了世界和万物，因而世界万物是有法则、有秩序和有规律的，人类应该树立爱上帝的信念，只有建立这种信仰才能承担人世间的苦难与不幸。由此看来，基督教精神与世俗世界是对立的，它所关注的是人如何超越这个到处充满罪恶的现实世界，最后得到上帝的拯救，获得生命的永恒。这种精神的寄托和理想的追求使基督教精神广受世人敬仰。

总之，西方文化传统的独特性总结概括起来，可以表述为：一是，从求知出发，而不以实用为目的，热衷于探索自然界存在的本源和自然现象的发生；二是，热衷于探索现象背后的原因，用原因对现象进行说明和解释，是西方研究社会科学与自然科学的传统；三是，注重逻辑推理和逻辑演绎等理性思维和对概念进行严格的定义，注重用逻辑推理的方法构建理论体系；四是，不迷信权威，具有强烈的怀疑和批判精神，热衷标新立异以及思想、理论和实践创新；五是，追求民主、自由、平等和人权是西方人政治生活的准则，是维持社会和谐稳定、促进社会发展的动力；六是，法制传统源远流长，欧洲大陆法系和英美法系是当今世界普遍效仿的基本准则；七是，善于运用实验等方法，对知识进行严格的检验、论证，求证人类知识的"真假"；八是，热衷设计理想的社会模式，探索人类理想的社会生活方式。

三、西方文化价值观

价值观是基于人的思维感官之上而做出的认知、理解、判断和抉择，是认定事物、辨别是非的思维导向和价值取向。以古希腊文化中的思想和哲学，罗马帝国的政治、法律制度和希伯来基督教义为基础发展起来的西方文化，其价值观具有鲜明特色和独特的文化内涵。

（一）自由与平等

自由价值观是西方人最信奉的价值观之一，是西方文化的主线，具有鲜明特色，是其他价值观的基础。"不自由，毋宁死"曾是西方人喊出的最激动人心的口号，提出"人人生而平等"，生命、自由和追求幸福是所有人的天赋人权。自由与平等的价值观具体体现在政治自由和思想自由等两个方面，同时，也表现在充分尊重个人生活自由上，主张让所有的人在整个生命过程中，全周期、全时段享有自由、快乐，不希望别人干涉、窥视和介入他们的私生活。认为每个人"条件均等""机会均等""奋斗均等"，都有平等的成功机会。在西方，机会均等也被视为一种崇高的道德信仰和道德规范。

（二）个人成就与竞争

个人成就是西方人追求的人生目标，它在西方人的基本价值观中具有崇高地位，是最高的价值追求。人们相信个人必须学会依赖自己，相信自己的能力，通过努力奋斗，才能获得成功，否则将会面临丧失自由的危险。个人成就的获得需要与他人公开、合理地竞争。竞争是一种积极向上的动力，一种积极进取的生活态度和建设性的处理问题方式，是"工具能动主义"表现，积极地对周围环境实施控制和掌握，有助于掌握事物，主动探索未知，而不是知足常乐，安于现状。

（三）实用与效率

讲究实用和效益是西方文化形成中的显著标志，是推动西方科技进步，倡导科学主义的内生法则。西方人喜欢用"实用"来判断事物，注重技术和方法创新，有种想控制物质世界的强烈欲望。认为人是面向实际和现实的人，要正视自然的威力和生存环境的挑战，不能因循守旧，苟且偷安，停滞不前。西方的实用主义把哲学和人们的生活密切联系起来，讲的都是人人都懂的世俗道理，逐渐丢掉和摒弃了传统哲学中的概念的演绎、原理的推论和理论的虚幻，讲求实际、进取和先锋等意识，这种现象，成了现代西方的基本价值观。

（四）个人主义与享乐主义

西方的个人主义是西方文化的基石，个人至上，倡导个人价值和能力发挥，是西方思想理念的核心。总结起来西方的个人主义就是"自我肯定""自我进取""自我奋斗""自我陶醉"等，是自我与改变现实的结合。西方的享乐主义一般与自由主义是有机结合的，是一对孪生兄弟，很多人把毫无节制的感官享乐看成自由的实现、人性的表达，认为感官越自由，越能够为所欲为，人就越自由、快乐、幸福。享乐主义的突出表现就是拜金、拜物、拜现实，即追求物质享受。坚持"乐在当下"，以金钱和财富填补精神空虚，追求当下的物质满足，实现人生的快乐。

四、西方文化传播对世界发展的贡献

文化的传播一方面是源文化发展的需要，另一方面是受众群体，体会到外来文化的魅力，主动接受和引进。一般来讲，文化的传播属性是文化的固有属性，是文化的发展繁荣所在。西方文化自产生以来，一直凸显其海洋属性和商品交换特征，具有外向好动、冒险求真的性格特点。西方文化中的征服自然、探索未知的原始冲动，促使其思想活跃，突出个人，锐意进取。古希腊、古罗马的奴隶制民主政治，使西方文化产生了民主传统和科学精神。提倡人权，讲求平等，提出民主与法制建设，奠定了现代西方世界的基本发展格局。总体上说，西方文化在哲学思想、理论构建、法制建设、政治制度、文学艺术和科学技术等诸多领域创造了辉煌的成就，引领世界现代发展。

（一）科技贡献

从古希腊开始，西方文明遵从演绎与归纳（实验论）的逻辑思维路径，发展出了一些接近现代的科学与技术。尤其是欧洲工业革命的兴起，完全改变和打破了过去几千年来农耕文明所面临的人口增长与土地产出不足导致的国家和社会周期性历史循环所带来的困局，人类历史翻开了崭新的一页。人类现今所享受到的便捷交通、即时通讯、完善服务、居住环境以及娱乐生活等，无不与西方工业发展相关，是人类伟大的工业文明的产物。西方科技文明进步与发展，对人类文明和现代化起到了巨大的积极推动作用。

（二）政治贡献

从古希腊城邦市民政治制度到罗马共和国的早期民主，到英国1689年《权利法案》出台，再到美国宪法；从皇权专制到君主立宪，再到美国统一的中央政权联邦制国家，西方的国家政治制度创立和发展，为世界民主政治和现代国家建设开辟了道路，提供了样板，目前为世界大多数国家所效仿和实践。从皇权专制，限制人民基本权利，到国家宪法赋予人民基本权利，突出人民权利和个人价值，无疑是社会的进步和人性的释放。西方的政治文明和民主制度及国家建立的治理方式为当今人类构建了国家－政府－民间，权利与义务关系以及实施的基本方式和社会规范准则，西方的民主政治为人类自身的社会制度进步和文明发展做出了积极贡献。

（三）法律贡献

法律是约束人们行为的最高规范准则，是对一切人的约束和权利保障。西方文化中关于法律、社会制度建设和约定为现代社会人们遵章提供了参考和原始依据，具有标志性作用。

纵观现今世界各国法律，无不受到古罗马法的滋养和影响。现实中，罗马法对个人权利与私有产权的保护、对大陆法系与普通法系的发展都起着至关重要的作用，当今世界各国的法律无不以大陆法系与英美普通法系为蓝本制定，原英法殖民地国家的法律更是宗主国法律的照搬和复制。西方法系制度的建立和演变为现代法律体系建设和维护世界秩序起到了支撑、保障和推动作用，古老欧洲的基本法理、体系和思想在当今世界仍占据主导和核心地位。

第三节　中华文化的特点

中华民族上下五千年，孕育了灿烂、悠久、辉煌的东方文明，形成了古朴、博大、精深的东方文化。它区别于世界其他文明，是具有独特内涵和底蕴的文化体系。中华文化以易学为源点，儒释道三学有机结合，集易学、儒学、道家和佛学思想之大成，它涉及人与自然、人与社会、物质与精神等方方面面。中华文化以德统领，知行合一，由善到美，带有浓厚的人化色彩，充分体现中国文化的质量思想。

一、中华文化的缘起

（一）中国文化生成的背景

1. 地理环境　中国东临茫茫沧海，背靠高山大漠。《尚书·禹贡》对中华民族栖息地描述为："东渐于海，西被于流沙，朔南暨声教，讫于四海。"这种一面临海，其他三面环山和高原，与域外陆路交通极为不便。其复杂的地理环境，造成了与外部世界相对隔绝的状态，这种地形地貌，一方面妨碍了中华民族与外部世界的文化交流、友好往来；另一方面也有助于中华民族关注自身和自我发展，使中华文明按照自身条件、发展道路和文化规律自我发展，而相对封闭的地理环境造成了华夏中心主义的心理定式和孤芳自赏的思维模式，视华夏周围的弱小邻邦为夷狄蛮戎。千百年来，中华民族自我生长，自我繁衍，自给自足，不积极主动与外族交往。

2. 农耕经济　中国的地理态势是西高东低，黄河、长江等大江大河由西向东奔流入海，它们所携带的泥沙，积淀成辽阔而肥沃的大平原，从太平洋吹来的东南季风，带来了丰沛的降水，加之地处北温带，气候宜人，适合农业生产。据考古证明，在距今6000年的仰韶文化遗址、河姆渡文化遗址已见谷物遗痕和稻谷遗迹，说明当时中华先人已经有了农耕雏形。距今4000～5000年的龙山文化遗址和屈家岭文化遗址，也出土了石锄、石镰等农具及粳稻等谷物，农业生产已经有了较充分的雏形。所有这些充分表明中华先民早在六七千年前，已逐渐告别狩猎和采集等粗放经济，步入以种植为主的农耕时代。

3. 社会结构　中国古代是一个宗法规范、层级明确的等级社会，从先秦直到明清，尽管朝代更迭、疆域变迁、种族融合以及社会形态有所变化，但中华文化的主流和核心始终一脉相承，不断发展、生生不息，以血缘为纽带的宗法等级结构长期沿袭维持着社会稳定和文化的传承，一直未变。梁启超认为："吾中国社会的组织，以家族为单位，不以个人为单位，所谓齐家而后治国也。"以血缘为纽带的家族和宗族是一种社会关系，也是一种政治组织，在结构上表现为由家庭而家族，由家族而宗族，再组成社会。君民关系是君父与子民的关系，君权与父权互为表里，家与国彼此沟通，这种垂直的社会结构，根植于农业经济的土壤，依赖于宗法制的维系，同时也给中国文化打上极为鲜明的烙印。

（二）中华文化的历史发展

中华文明是世界上最悠久的文明之一，也是唯一延续不断的文明。中国传统文化产生于黄河中下游平原，主要表现为原始宗教崇拜和图腾崇拜，距今已有7000年的历史。殷商时期的文字、典籍和青铜器，标志着中国古代已跨入了文明社会的门槛。商代尊神重巫，体现出强烈的神本文化特色。西周时期建立了宗法制度、制礼作乐，形成了中国传统文化模式雏形，完成了从神本向人本转变。春秋战国时期，出现了诸子百家等轴心文化的鼎盛阶段，有着鲜明的人文主题；注重直觉体悟思维；重伦理道德、重个人修养、重实用价值判断；有容乃大、和而不同等思想和理念在这一时期形成。

秦汉时期，以汉民族为主体的统一的多民族的国家和多元整合的大一统文化正式确立。这一时期的制度、风俗、习惯，为后世发展奠定了基本模式。隋唐时期，中国文化进入到了隆盛时代。唐代奉行三教并行，开明文化政策，将中华民族巨大的文化创造力释放出来，造就了有容乃大的盛唐文化。两宋时期，理学完整建构、士大夫文化与市民文化勃兴、教育和科技成就斐然，中国文化发展至极盛。明清时期，文化专制主义空前强化，程朱理学占据统治地位，中国文化进入沉睡期。

总之，中国传统文化体现出鲜明的农耕文明色彩，以宗法家族为社会结构支撑，尊敬宗祖、崇尚人伦、注重情感，表现在哲学思维方式上体现为注重人与自然、人与物、人与人的和谐统一。

二、中华文化的特征

中华民族在几千年繁衍生息中，由于特定的地理环境、历史氛围和社会发展等因素影响，中国文化显现出与其他国家和民族相异的特质，表现出独特的文化特征。

（一）相对主义

中国文化强调辩证统一，强调相互联系、和谐共生，主张天人合一，反对绝对主义、直线思想。认为一切事物都是相对、相关和互为依存的，没有绝对的孤立的存在。儒家文化中的折中主义、中庸之道；道家文化中的辩证法、相对论；佛家思想中的依存论、缘起论等都否定了绝对的实体观念和绝对主义，表现出关联主义、互为联系和互为关联的思想。因此，衍生出中华文化的认识问题的整体思维、辩证思维和历史思维。使中国人看问题和解决问题，往往从事物发展变化的多角度出发，分析问题的全貌，从而避免片面和偏激，容易抓住问题的本源、实质和核心。

（二）一元主义

中国人主张天人合一，灵肉一体，心物同源，个人与社会和谐相处，和谐统一，提倡整体、一元。中国人主张"太极"，否极泰来和一生万象，万象归一。《易传》指出："易有太极，是生两仪，两仪生四象，四象生八卦。"认为世界万物从一而来，凡事皆有因果。

中国人主张"身心不二"，形上的"道"、形下的"器"结合，体（本体）、用（适用）一如，精神与肉体相互依存，互为表里。中国人常把人看成自然和宇宙的有机的一部分，不是独立于自然的旁观者，不能与自然对抗，要与自然和谐相处，没有天人分离、灵肉分裂和灵肉异化的痛苦，精神与肉体不是二元对立而是一元统一，因此，中华文化主张事物发展都有因果关系，有因才有果，因果同源，因果统一。中华文化中世界一元的思想，促进了人与自然的和谐统一，同时也造成了对认识对象的模糊认识，由于缺乏对自然世界的关注，影响了科学的进步。

（三）仁性关怀

在中国传统文化中，主张拥有权力者或年长者要抚育、关怀和慰藉他人，使底层人和群众体会到有权者的仁心、仁性，使之心灵得到慰藉和满足，这既是权力拥有者的责任，也是美德。

中国人推崇仁者和监护人文化。中国几千年的帝王家国统治形式形成了成熟且公知的关怀监护文化和人文情怀。久之中国人习惯了自上对下、从老及幼的不对等的对生命的呵护、关怀和赞美。皇帝、官员是仁者和监护人，是圣君、清官，他们有良知、良能和善良之心，群众能时刻感受到"上面"的温暖和关怀，使心灵得到慰藉，情绪得到满足。监护人文化从皇权辐射整个国家，再到家庭影响每位成员，明君、圣贤、慈父、长者，深入每个中国人内心，影响和规范着人们的行为和价值判断方式。

（四）重视人

在人与自然的关系上，重视人口增长与社会生产力匹配。在农耕时代，人口增长是提高农耕数量和质量的重要保障，人口数量和质量决定了社会生产力水平和劳动效率，因此，人口问题一直是中国古代最为重视的生存和发展的重要资源。在人与社会的关系上，强调社会制度建设中的君主制度、礼教制度和科举制度等，保障社会稳定有序、保障纲常伦理、保障人们安居乐业。在人与自我的关系上，强调以德治国和个人的思想文化和道德修养。孔子克己、孟子寡欲、忠孝规范等是中国传统文化中的人人能知、能行的普遍道德准则。

三、中华优秀传统文化精神

中国传统文化经历了几千年的发展演变，聚合了丰富的文化精神和内在活力，是中华民族的民族精神和发展支柱。中华民族的基本精神具体体现在和谐完美、敦厚刚健、积极有为、以人为本、崇尚平和、推崇中庸等，中国文化不具有扩张性、侵略性和掠夺性，温柔宽容、稳健敦厚，是和蔼可亲温文尔雅的德性文化。

（一）天人合一

中国文化中的"天人合一"思想，历史悠久，内涵丰富，是中华传统文化基本精神和主体思想。主张与先天本性结合，回归大道，归根复命。老子说："人法地，地法天，天法道，道法自然。"指出人和自然在本质上是相同的，天与人、天道与人道、天性与人性是相类相同的，故一切人事均应顺乎自然规律，达到人与自然和谐共生共存。"天人合一"昭示人要服从自然规律，并合理利用自然规律，以达到生存、发展的目的，天与人要达到一种和谐的状态，而不是一方无条件服从另一方，或把天看作一个被动的、可以随意征服的对象。

（二）以人为本

与西方文化相比，以人为本的人文精神是中国文化最根本的精神，也是最重要的特征。中国文化没有一个外在的神或造物主，中国家庭社会秩序的维护是靠道德自律自觉和慎独来实现的。从《周易》对天、地、人位置认定看，人处于核心地位；从儒家、法家、道家和墨家等原始文明阐述人神关系看，人是主体。中国文化中以人为本思想是建立在以史为鉴和以天为则基础之上的，中国传统文化强调主体性、独立性和能动性，强调人不能做"神"的奴隶，也不能做"物"的奴隶，人要做的是与天地参，配天地德，不做天地万物的主宰，而要虚心向天地万物学习，尊重规律，顺应自然，发挥能动性，保持独立性，以修身为本，处理好人与自然、人与社会和身与心的关系。

（三）刚健有为

刚健有为是人必须具有的坚强的性格、勇敢的精神，在人世间有所作为。刚健有为是儒家、法家、墨家思想的主流。孔子曰"士不可以不弘毅""三军可夺其帅也，匹夫不可夺其志也"。刚健的精神表现在个体上，就是一种独立不屈的人格和坚定的信念。孟子更明确表示要"舍生取义"，认为大丈夫应该具有"富贵不能淫，贫贱不能移，威武不能屈"的气概。刚健、气节、忠义等是中华文化的精神内涵，是中华文化精神在特定时间、场合的集中体现。但仅有刚健是不够的，因为"刚健"不是目的，"有为"才是中华文化刚健精神的效用体现。

（四）贵和尚中

中和思想，是指合适平衡、和谐统一，是中国社会政治发展的价值取向和理想境界和中华文化精神的精髓。从文化学角度，"和"就是糅合交汇、圆润协调、顺畅匀称；"中"就是中庸平衡、恰当合适、不偏不倚、各方满意。在文化价值观上，提倡交相渗透和多样统一，不断融合再生；在社会行为上，强调人在社会关系上的尺度，以和为归宿，主张"无过也无不及"；在文化理念上，体现内敛而非扩张的文化精神，提倡相互包容、共同繁荣；在民族关系上，以和为贵，承认任何民族的自身价值，倡导多民族融为一体。

四、中华文化传播对世界发展的贡献

人类社会文明演进证明，不同文明之间的学习和交流是人类社会不断前进的动力源泉。从历史上看，希腊学习埃及，罗马传承希腊，阿拉伯参照罗马帝国，中世纪的欧洲又仿照阿拉伯，而文艺复兴时期的欧洲则效仿拜占庭帝国，直至近代包括我国在内的东方国家学习西方，莫不如此。罗素指出，"不一样的文明之间的交流，屡次证明是人类文明的里程碑"。

（一）中国文化对周边国家的影响

以儒家思想和儒家文化为核心的中国传统文化、科举制度、四大发明及造船航海技术等，对中国邻国和周边地区产生了积极影响，对中华文化和中华文明的认同和敬仰，逐渐形成了具有儒家文化认同的中华文化圈，这一地区以中国大陆为核心，涵盖日本、朝鲜、韩国和东南亚等地。同时也形成了儒家文化圈和汉字文化圈等（指中国以及受中国皇帝册封的周边国家或民族，这些国家或民族以文言文作为交流的媒体）。

这些国家和地区从中国学习、引进国家治理制度、政治主张和思想文化典籍，结合本民族情况，发展出了相应文化、医药学和文学艺术，建立了相应的国家制度等。这些国家或民族与中国在政治上保持独立，在经济和文化等方面交流密切，友好往来，有力促进了当地经济文化持续发展。

（二）中华文明西传历史

在很长历史时期内，中华文明居于人类领先之列。在汉代、唐代和明末清初等国势强盛和经济兴旺时期，中华文明不断西传，积极影响着西方文化的繁荣发展。先秦时期，中国与欧洲就有了直接和不连贯的交流，内容涉及丝绸、技能和艺术等。张骞出使西域，拓荒"丝绸之路"，把我国丝绸、纺织品、茶叶等运往西方，直达罗马。隋唐时期，交流出现了前所未有的昌盛，以瓷器销往西方为重要特征。养蚕和丝织技术传入拜占庭帝国，先秦诸子思想传入西方，受到西方学者的重视和青睐。宋元时期，造纸术、炼丹术传入欧洲，中国的航海技能、火药等也经阿拉伯人传入欧洲，极大地推动了欧洲航海业发展。在《马可·波罗游记》《鄂多立克东游录》《鲁布鲁克东游记》等游记中详细介绍了中国的风土人情和东西方友好往来历史。明清时期及其以后的"东学西渐"，欧洲开始主动地吸纳世界文明和文化精华，丰富其文明盛世，出现了中国文明西传的阶段高潮。文化交流使者除了商人、游客和使节外，西方的布道士扮演了重要角色。在门多萨著述的《大中华帝国史》、利玛窦所著的《利玛窦中国札记》、柏应理所著的《中华帝国年表》及杜赫德所著的《中华帝国全志》等典籍中详细介绍了中国的"四书""五经"等中华文明的典籍。

（三）中华文化西传对西方的影响

1.中国科技对西方社会生活的影响　中国丝绸、瓷器等传入欧洲，一直是西方上层社会的专用奢侈品和贵重物品。欧洲积极引入种桑、养蚕和丝织技术等，促进西欧城市手工业的兴盛，人们在短时间内掌握高超的手工业技术，对欧洲手工业发展是积极的推动和提升。同时极大地丰富了中世纪西欧人们的社会生活品质和生活质量，推动了欧洲文明的进步。中国的火药和指

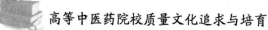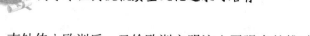

南针传入欧洲后，又给欧洲文明注入了强大的推动力，为西方文明的扩张奠定了技术基础。

2. 中华传统文化对法国启蒙运动的影响　中国传统的儒家思想及其天然观、品德观和政治抱负等，对欧洲启蒙运动产生了巨大影响。中国儒家思想推崇"理"而非"神"的传统和对人与自然的理解及"天人合一"思想，对法国思想启蒙运动，提供了理论支持和思想动力。为启蒙运动思想家推倒基督教神学，用理性取代天主威望，回归人与自然的和谐认识，起到了视野拓展、理论支撑和思想启发作用。如伏尔泰、孟德斯鸠、卢梭等都是理性主义的天然神论者，中国的诸子文化对他们思想的形成起到了助推作用。在欧洲向近代社会转型中，对中华文化思想的释读，成了法国启蒙思想家为代表的欧洲资产阶级向旧的天主教会和专制控制攻击的有力武器和精神法宝。

3. 中国古代科举制度对西方近代文官制度的影响　直到19世纪上半期，西方国家文官选用多采取贵族世袭制、君主赏赐制、政党分封制等，这种办法带来的后果是，任人唯亲、裙带之风、平庸之辈过多，官员晋升根据血统和关系选拔，而真正有才能的人被拒之门外。而中国古代的科举制，则采取竞赛考试方式，不分出身，不分贵贱，不分种族，择优选取，公正取士，唯才是举，奉行"学而优则仕"，强调"自在报考，公正竞赛"等准则，这种制度和人才选拔理念和思想与欧洲启蒙运动相契合，与其对等、自在、博爱等思想互通。中国成熟的科举制度为西方文官制度选拔人才所学习借鉴，中国科举制度对世界文明的贡献可与四大发明相媲美。

第四节　中华优秀文化的特色与价值

中华民族经过几千年的发展形成了浩如烟海、辉煌灿烂的古代文化，具有鲜明的东方特色和时代特征，对人类文明、社会发展、科技进步都起到了积极的推动作用。

一、中华优秀文化的特色

中华文化是在东方文明的沃土上孕育、产生、发展和繁盛的，必然带有民族烙印和中国人的特征。其文化特色突出表现为民族性、兼容性、继承性和时代性。

（一）鲜明的民族性

中华文化五千年的文明史，给后人留下了深刻而悠久的文化传统。中华文明以黄河文明和长江文明为主，是多区域文明交流、融合、升华的结果，是"多源一体"的文明形成模式。中华优秀传统文化诞生于农耕时代，是农耕文明的典型代表。传统的农业生产讲求周而复始、精耕细作、老守田园、周期运作。因此，中国传统文化以农耕为背景，以土地劳作为生活方式，使人们首先关注自然与人的关系。进而关注人与自然、人与人和人与社会的关系，人生活在天地间，受自然的恩惠与滋养，产生了人是自然的一部分，人要适应自然，要与自然和平共处的愿望，"天人合一"和"道法自然"的思想随之产生。长期周期性和重复性农耕生活，使人们对时间和失去的光阴存在些许期待，认为失去的东西，经过努力还有补救的机会，因此，使中国人形成了关注历史，记录历史，抓住当下，期待明天的人生哲学。对事物的认知往往从当下、历史和明天去整体思考，逐渐形成了最具中国特色的整体思维、辩证思维和圆周思维，使中国人看问题更加全面、深刻而富有远见。

长期的农耕积累，物质丰富，人们安居乐业，使中国人生活相对安逸富庶，自给自足，丰衣足食。久而久之使中国人形成了豁达包容、沉稳内敛、温柔恬静的民族性格，与人和平相处，与邻为善，与邻为友，通过平等交流，和平发展，这些品格具有鲜明的民族特性。

（二）突出的兼容性

中华文化诞生于黄河、长江流域，以汉民族文化为主。但在中华文明发展史中，在保留汉文化主体、核心和精髓的同时，不断吸收周边民族的优秀文化，充实、发展、完善、丰富中华文化的丰腴母体，使之更加强盛和更具活力和生命力。在中华文化的基础架构中，"易源，三流"是文化的核心和基本组成部分。其中，易学是源头和根本，但三个分支，分别是儒家理论、道家思想和佛家学说。其中，易学和儒道思想是中华民族的原创，而佛学是从印度文明引入中国的，是地道的外来文化，但经过千百年的消化吸收和中国式的改造，已经成为中华文化的有机组成部分，成为中华文化的精华之一。同时中华文化又吸收了阿拉伯文化、欧洲文化和印度文化的精华，取其精华为我所用。如古老的中医药学在与世界交流互鉴的同时也吸收引进了其他民族的医学知识和技术，以及当地药材和用药知识，丰富了中医药学宝库。

（三）创新的继承性

中华民族是一个善于记录历史，善于留存历史遗迹和善于保留、传承的民族。中华民族的汉字精华虽经过几千年沧桑变迁，其文字形式、词义表达、书写习惯、保留范式等基本没有改变。在现代文明的今天，我们重读几千年前祖先留下的文字，还能朗朗上口，清晰释义。这些得益于中华民族的先民创造了灿烂文化，其中，文字的发明与传播，造纸术和印刷术的发明与使用，真实地诠释了中华文明的伟大，真切印证了中华文化的灿烂。

中国的文化现代化是一个继承、选择和创新的过程。对中国传统文化而言，由开始的盲目推崇，到后来的"中体西用"，再到后来的传统文化向现代转化；对西方文化而言，由开始的盲目排斥，到全盘西化，再到后来的"取其精华，去其糟粕"，都是一种继承、选择和创新相统一过程的生动体现。中国特色社会主义文化代表着中国先进文化的前进方向，它的产生与形成正是对中华传统文化的超越和对西方优秀文化的借鉴。

（四）进取的时代性

任何民族的文化都有其产生和发展的历史，其文化能够长久存在并在现代社会发扬光大，都是因为其在传承弘扬本民族优秀文化遗产的同时，更要结合本民族特点、社会环境、发展要求和文化发展趋势等采取切实可行措施，与时俱进，积极传播本民族优秀文化，充实自己本民族文化的时代内涵，发展自己的本民族文化。中华文化的发展也是如此。文化是社会政治经济及人们生活状况的现实反映，同时文化又是社会变革的先导和准备，是时代发展的一面镜子。因而，实现文化时代性与科学性的统一应该是一切先进文化努力追求的目标、前进的方向和发展的动力。

中国传统文化经过几千年发展，已经形成了完整、科学、有序和规范的理论体系、实践规程和应用范式，已经成为中国人日常生活的一部分。但随着现代社会的发展，特别是科技的进步、全球一体化加快推进和文化教育的大同，要求与之相应的文化必须与时俱进，不断充实现代化内容，丰富人们的精神世界，引领和推动时代发展。中华文化在几千年的发展历程中，在保持自己硬核不变前提下，一直采取兼容并包、有容乃大的姿态，主动吸收和接纳外来文化和先进文化，充实丰富和发展自己。积极进取、包容吸收、和谐共存、俱进发展是中华文化发展的基本原则。

实现中华民族的伟大复兴，是近现代中国历史发展的一条鲜明主线，也是贯穿中国文化现代化历史进程的一条红线。为强国富民，实现中国梦，中华文化必须在时代呼唤下，保持文化本真、灵魂和中国特色根本前提下，与时俱进，吸收世界上一切先进文化精华，丰富发展本民族特色文化，同时必须积极宣传和传播本民族优秀文化，不但要关注文化传播源的建设，更要研究文化受众群体的要求和文化体验，在新时代下，探索文化相融的共情机制，使中国文化传播随着中华文明伟大复兴，走向世界。

二、中华优秀文化的世界价值

中国被世界公认为四大文明古国之一，同时也是现存唯一没有被历史割裂，文明得以延续且从未间断的具有五千年历史的文明古国。是人类现存的文化遗产中自然发展至今的唯一模式。其悠久、辉煌、灿烂和博大的文化遗产不仅是中国人民的宝贵财富，同时也是世界人民的精神遗产，对世界文明发展做出了中国贡献。

（一）人本思想

人本思想，是中国文化的基础和传统基因，有人讲中华文化的本质就是研究人的文化。中国的古圣先贤、思想家、理论家，可以没有宇宙，没有本体，甚至可以没有世界观，但绝对不能没有对人的理解、要求和讨论。人性论是中国传统文化研究和讨论的核心和中心话题。中国古代思想家都擅长由人性论推导出人生修养论，深信现实的人经过修炼可以达到人的理想人格，如圣人、神仙、佛等，能够实现理想社会，如大同或净土等。以人为本，无论是天人，还是体用，都被看成是内部固有的、正常的存在，是世界运动的基本动力，人应该"和而不同"。人与人、人与环境的矛盾等，则通过"苦其心志，劳其筋骨"得以实现。人本思想在中国质量文化思想中则强调人在质量建设中的能动作用，突出人的价值和精神追求，不主张过分强调客观标准和整齐划一。

（二）重视传承

纵观中国几千年发展，中国的先贤、智者都十分重视从过去的历史长河中找到现实的答案，预测未来发展，找到发展的动力。历史价值在中华文化中占有举足轻重的地位。可以说，中华文明的"历史"是中华文化对世界的特殊贡献。在中华文化发展的历史进程中，中华先辈较完整地保存了各个历史时期的文献、文物和各种实物，其丰富、完整和规范程度，令世界惊叹、艳羡。这不仅是中华文化的客观历史记载，更是中华文明程度的体现。

经过几千年沉淀的文化史观、思维方式、文明体系，使华夏民族不因朝代更迭而使文化丧失和变异，相反，在保留其文化和思想主流和核心不变基础上，不断吸收外族和异域文化为我所用，有机融入中华文化体系中，变成中华文化一部分，这是中华文化善于传承的结果，也是尊重历史的积极回报，亦是中华文明的精华所在。

（三）笃信理性

中国的文化是实用的文化，在中国文化中追求修身、治国、平天下，从小到大，由近及远，都讲求经世致用。中国文化中强调个人的修养和德行的养练，追求圣人、贤人的境界，讲求通过个人的努力、修炼，可以成为有道德的人，可以成为完美和具有无穷能力的"神"。中国的"神"与西方的"上帝"是有本质的不同的。中国的神是人修炼而成，是自己的祖先和敬仰的民族英雄，与自己休戚相关，朝夕相伴，是一元思想和一元论体现。而西方的上帝是与人对立的，是非我族类，是遥远天国派来的使者，是拯救人类的先知，他只是在需要时被唤醒，通过忏悔，解脱人类的痛苦。人与上帝无关，更与族类无关，是二元思想的体现。

在中国历史上，宗教学术化，信仰理性化，神道人道化，是中国古代宗教发展趋势。中国文化由此铸造了"理性"的精神家园，因为有理性的限制和文化规制的制约，故可以避免单纯的信仰可能包含的独断、排他和唯我独尊，避免单纯的神圣可能包含的玄虚，以及由神圣的玄虚性带来的非人性和唯"神"独尊。几千年来，中国宗教被弱化，但人文理性和人文精神被推崇、弘扬和发扬光大，以致德性文化成为中国人生活的信条。

（四）和而不同

"和而不同"是中国儒家思想的精华和处世哲学。"和"是和谐统一，不千篇一律，同时又共生共长，"同"是相同一致、相互促进、相辅相成，同时又不互相冲突。中国人主张，不同的文明有差异、有特色、有生存发展的理由，但它们之间能够相互接纳、欣赏，能够相互补充、相互借鉴、取长补短，共同进步。

对国家和民族生存发展而言，"和而不同"既蕴含着能包容不同民族文明的存在，同时又能保留自己的文化传统和文明优势，与之和平相处，共存共荣，协调发展。中国文化讲求包容天下、世界大同，主张求同存异、共同发展，是温柔的文化、包容的文化，是大同的文化，而不是像西方那样是侵略的文化、独尊的文化和张扬的文化。"和"思想和理念是中华民族传统文化的精神所在，是中华文化的精髓，也是中华民族孜孜以求的理想境界和最高追求。为实现这一目标，中国人主张的不是暴力，不是掠夺，不是强占，而是仁爱、大同、包容、和谐，通过"和"来处理和化解各种冲突，从而实现和合之境。

| 第三章 |

中医药的质量文化观

第一节　中医药发展中的质量文化观

中医药发展到今天，依然具有旺盛的生命力，这得益于历代中医人的伟大智慧和理性思考，更要依靠千百年来中医人对中医药的质量追求和独特的质量标准约定。中医在治病救人、药物采摘炮制、医术传承、医德培养等医疗行为及传承发展中，都蕴含了丰富的质量文化内容，是中医药学的基本价值要求。

"质量文化"一词来自西方，但与西医药质量文化相对比，中医药的质量文化观具有自身的独特性，中医药的质量文化观是专业水准、职业素养和人文精神的统一。中医药的质量文化观随中医药的发展不断丰富和完善，从"神本"到"人本"，从"唯心"到"唯物"，从"务虚"到"务实"，在每个历史时期都吸收兼容了当时最先进的文化与思想。这是因为中医药学根植于中华优秀传统文化，是生活在中国土地上的中华各族人民在社会发展历史过程中创造的，包含中国人的价值观念、思维方式、审美情趣、道德情操、民族性格、生活方式、行为方式等。中医药学的思想基础与中国传统文化的哲学精神一脉相通，中华优秀传统文化中的"天人合一""以人为本""刚健有为""贵和尚中""精益求精"的中华民族文化精神，以及"仁义礼智信""温良恭俭让""忠孝廉耻勇"的道德原则，都渗透到了中医药文化的每一个细节，同样也是中医药质量文化观的精髓与本源。

从神农尝百草，一日遇七十毒的传说开始，开辟了流传千年的有别于西医的中医学科体系。"医，治病工也。"（《说文解字·酉部》）人们最开始对医的认识就是"医生，是治疗疾病的工种"，既然是工种和职业，那自然就要有对职业的要求和质量标准，所以到了《黄帝内经》以"上工""中工""下工"来评价医生，将业务功底扎实、临床诊断准确而且治愈率高的医生誉为"上工",成为医生的职业规范与追求。在中医流传下来的所有医学典籍中,无论是《黄帝内经》《伤寒杂病论》《千金要方》,还是《本草纲目》,无不体现着中医药重视质量文化的价值追求。

一、中医药雏形期的质量文化观

原始社会,随着生产力的发展,原始宗教(图腾崇拜)、原始艺术和原始的哲学思维不断演进,为了生存和发展,人们渴望战胜疾病、创造美好生活。在人们的心目中,一切自然力都通过其想象形象化、人格化。随后,人们又依据社会生产和生活中出现的英雄人物,通过大胆奔放的想象,创造出许多与神有关的故事,在口头上广为流传,如盘古开天、女娲补天、夸父逐日、精卫填海、神农尝百草、伏羲画八卦等。这些美丽动人的传说,反映了先民们与大自然做斗争的精神和取得的业绩,以及对周围世界的思考。此时的中医药对质量的把控,则可从最早的对疾病的记载和医政制度和评价规范体系的萌芽中体现出来。

(一)对疾病的初步认识和记载

文字的出现可以看作人类质量把控的先决条件,用文字把疾病记录下来,可以看作中医质量标准产生的开端。商朝留下的文字资料里有陶文、玉石文、金文和甲骨文,其中以甲骨文居多。甲骨文已是相当成熟的文字形式,绝大多数是当时的卜辞,其中有大量反映当时疾病和医疗水平的资料。据统计,现存甲骨文卜辞中记载疾病的有 323 片,415 辞,包含身体的生理结构、卫生保健、生育现象等医药卫生词汇,以及针刺、灸疗、按摩等医疗卫生行为等。

根据甲骨文记载,商代对于疾病大部分是根据身体部位笼统命名的,如疾首(头病)、疾目(眼病)、疾耳(耳病)、疾鼻(鼻病)、疾身(腹病)等。有些疾病根据主要特征,并有专门命名,如疥、疟、蛊、龋等;也有根据生理功能失常命名的,如疾言(语言障碍和失语症)等;还有"疾年""疾雨""疾降",描述疾病发生的广泛性,有可能是对流行病的最早认识。

(二)医政制度和质量评价的萌芽

《周礼·天官·冢宰》记载:"唯王建国……设官分职,医师上士二人,下士四人,府二人,史二人,徒二十人。食医中士二人,疾医中士八人,疡

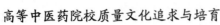

医下士八人，兽医下士四人。"是医政制度和医学分类的最早记载；最早的医疗评价制度记载则见于《周礼·天官·医师》："医师掌医之政令，聚毒药以供医事。凡邦之有疾病者、疕疡者，造焉，则使医分而治之。岁终则稽其医事，以制其食。十全为上，十失一次之，十失二次之，十失三次之，十失四为下。"也就是说在前1046年—前771年间的西周时期，就已经出现医政制度和医学分类，通过治疗效果来评价医疗质量，并以此确定医生的俸禄。

（三）出现医疗行为规范

《易经·天雷无妄》："九五，无妄之疾，勿药有喜。"《象》："无妄之药，不可试也。"由此可见，在医学诞生之初，人们就已经对医疗行为有充分的认识和质量的把控，要求医生在治病过程中，凡与疾病不对症的药物，不可以在人身上轻易试用。以此规范医生的医术与医德。

二、中医药形成期质量文化观

春秋战国时期是中国古代文化的形成期，也是中医药学的基本理论形成期。在这一时期，中医药质量文化观就是"博采百家""学古今之事，通百家之言"，最显著的表现就是对中医基本理论的构建，通过大量实践经验的积累，奠定了中医理论和临床治疗原则的基础，《黄帝内经》《五十二病方》《伤寒杂病论》和《神农本草经》等医学著作的问世，标志着中医学理论，也是中医药质量把控的基本理论的形成。

（一）诸子百家思想对中医质量文化观的影响

先秦时期是中国古代哲学的萌芽阶段，主要表现在"阴阳"和"五行"学说上，体现出了通过运用理性思维来把握物质世界的中国传统哲学思维方式。战国末期，呈现出"诸子百家之学"局面。先秦诸子虽称"百家"，实际为十个主要学术流派。西汉司马谈在《吕氏春秋》对先秦诸子进行总结的基础上，在《论六家要旨》中将各个学术流派概括为"道家""儒家""墨家""法家""名家""阴阳家"六家。西汉末期，刘歆在《七略》中新增了"农家""纵横家""杂家""小说家"四家。后世以"兵家"取代"小说家"，共为十家。在这十家学术流派中，对中国传统文化影响最为深远的当为"儒家""道家""墨家""法家"四家。中医基本理论除了受"精气""阴阳""五行"哲学思想的影响外，诸子百家的学术思想无不蕴含其中，用以解释相关的生命现象，解决相关的医学理论及实际操作问题，从思想、理论和实践等角度，全面地规范了中医医疗行为，提升了中医医疗的效果和质量。

1. 道家思想对中医理论形成的影响　春秋时期的道家思想，是先秦百家学说中的重要哲学思想，对中国乃至世界文化都产生了巨大的影响。道家以"道"为核心，具有朴素的辩证法思想，《老子·四十二章》："道生一，一生二，二生三，三生万物。万物负阴而抱阳，冲气以为和。"是对宇宙的起源和结构的认识。《庄子·知北游》提出"通天下一气耳"的思想，认为宇宙由"一气"构成，世间万物是通过"气"为中介而联系的整体观思想。中医吸收秉承了道家的"无为无不为""道法自然""无为而治"的思想，运用于中医的治疗方法和治疗原则之中，提出了"升降出入、上下表里、邪正盛衰、补虚泻实、治未病与治已病"等对立概念，并且融合道家观点构建了中医基础理论中的整体观念，和对人体的有机整体认识。中医理论深受道家辩证思想的影响，提出了辩证论治的治疗原则，使道家创立的辩证思维在医学领域得以体现和深化。

2. 儒家思想对中医理论形成的影响　儒家思想对中国文化的影响很深，中国人基因中的责任思想（以天下为己任）、忠孝思想（仁、义、礼、智、信）、恕的思想（己所不欲，勿施于人）、伦理思想（正心、修身、齐家、治国、平天下）都是主流思想。后世"不为良相，则为良医"的"儒医"现象，也对中医的发展有着深远的影响。中医运用儒家的"三才观"解释人体脏腑之间的关系；用"司外揣内"的思维方式来认识人体各器官的功能；用治国方略指导中医疾病的治疗原则。《灵枢·外揣》中"岐伯曰：明乎哉问也，非独针道焉，夫治国亦然"，将治病比作治国；在儒家"过犹不及"观点的影响下，《素问·经脉别论》提出"生病起于过用"，再如生活习惯中的"饮食自倍""膏粱之变""大饮""五味偏嗜"均为"太过致病"，建立了中医的致病观。

3. 法家思想对中医理论形成的影响　"法家"之"法"是指法律政令，认为无论是治国、治人、治事都应当有一定的法度。中医秉承"以法治事"的原则，以"法"规范了医理、诊病和治疗的原则，对中医药质量文化的发展起到了推动作用。中医对诊法的标准化，如"三部九候遍身诊脉法""独取寸口诊脉法""面部色诊法""腹诊法"等；在用药中规定了"十八反""十九畏"等；在治疗上，《素问·八正神明论》："用针之服，必有法则。"《素问·至真要大论》："谨道如法，万举万全，气血正平，长有天命。"以及"虚则补之，实则泻之，寒者热之，热者寒之，逆者正治，从者反治"，组方应遵循"君、臣、佐、使"法度，才能体现出治疗效果等；在"世异则事异，事异则备变"的动态原则下，《黄帝内经》提出了"同病异治""异病同治""因人制宜""因地制宜""因时制宜"的辨证治病理论，都是受法家思想影响。

4. 墨家思想对中医理论形成的影响　墨家是当时社会底层劳动人民的代表。主张"尚贤""尚同""兼爱""非攻""节用""节葬""非乐""非命""天志"和"明鬼"。其中"兼爱"和"尚同"是墨家的核心观点，中医的"仁"思想是"兼爱"思想在医疗活动中的具体体现，是医者的基本道德观念。墨家思想追求"实用"，医学的价值取向就是要解除患者病痛，在中医的治法方面充分地体现了墨家的实用主义，《素问·至真要大论》："有病热者，寒之而热；有病寒者，热之而寒。二者皆在，新病复起，奈何治？诸寒之而热者，取之阴；热之而寒者，取之阳，所谓求其属也。"

5. 名家思想对中医理论形成的影响　名家又称为"辩者"或"刑（形）名家"，或"名辩家"。名辩家的辩证逻辑与古希腊的形式逻辑、古印度的因明学说被称为世界古逻辑学三大流派。中医的"异病同治"和"同病异治"的治疗原则也是"名家"代表思想——"合异同"思想的体现。

6. 阴阳家思想对中医理论形成的影响　阴阳家以五行归类和阴阳统一，解释自然界的产生与发展，将"阴阳"与"五行"结合起来，主要观点有"大小九州论"和"五德终始论"。这些观点被中医所接受，并在此基础上提出了"五运"，《素问·天元纪大论》："五运阴阳者，天地之道也，万物之纲纪，变化之父母，生杀之本始，神明之府也，可不通乎。"构建了以"阴阳应象大论""金匮真言论""六节藏象论"等为代表篇论的中医阴阳五行理论。

7. 杂家思想对中医理论形成的影响　杂家以博采各家之说见长，具有"兼儒墨，合名法"的特点，以战国《尸子》、秦《吕氏春秋》、西汉《淮南子》为代表。中医理论形成过程中同样形成了兼容并蓄、博采众长的特色。

《素问·异法方宜论》："杂合以治，各得所宜，故治所以异而病皆愈者，得病之情，知治之大体也。"

8.兵家思想对中医理论形成的影响　兵家是以军事兵法为主要内容。中医在疾病治疗上，将用药施针看作行兵打仗。如《孙子兵法·军争》云："善用兵者，避其锐气，击其惰归，此治气者也……无邀正正之旗，勿击堂堂之阵，此治变者也。"《素问·阴阳应象大论》："善用针者从阴引阳，从阳引阴，以左治右，以右治左。"《灵枢·逆顺》："伯高曰：兵法曰无迎逢逢之气，无击堂堂之阵。刺法曰：无刺熇熇之热，无刺漉漉之汗，无刺浑浑之脉，无刺病与脉相逆者。"《灵枢·玉版》："五兵者，死之备也，非生之具……夫针之与五兵，其孰小乎？"又云："两军相当，旗帜相望，白刃陈于中野者，此非一日之谋也。能使其民，令行禁止，士卒无白刃之难者，非一日之故也、须臾得之也。夫至使身被痈疽之病、脓血之聚者，不亦离道远乎？"都是将兵家思想运用到治病之中。

除此以外，还有"纵横家"和"农家"。"纵横家"属于中国权谋术派系，此不赘述。农家主要体现的是当时农民的思想。《黄帝内经》所载的五谷、五果、五畜、五菜，以及五脏病证分别对应五种谷、果、畜、菜之所宜的内容，均是受农家思想的影响。

（二）对疾病和医的认识进一步加深

1.固定病名的出现　西周以来，在《周易》《尚书》《诗经》等著作中对热病、昏迷、浮肿、逆产、不孕等已有了初步认识，《周礼》《诗经》还提及虫蛊和沙蝨病，仅《诗经》涉及的病名就多达40余种，且大多描述了该病的症状。《山海经》根据发病特点，有固定的病名，如瘕、瘿、痔、疥、痈、疽、痹、疟、瘅、瘘、疣、厥等。几乎同一时期的《左传》中也记录了部分病名，如佝偻、瘅疽、疟疾、疠疾等。

2.社会对医的认识提高　中医理论体系初步形成于战国至两汉时期，《黄帝内经》《伤寒杂病论》《神农本草经》等医学书籍的问世，标志着中医理论体系的初步形成。汉代以后的医学理论与实践的发展又逐渐完善了这一理论体系。《礼记·曲礼下》云："医不三世，不服其药。"所谓"三世"：一世为《神农本草经》出自神农尝百草，意指医者要熟悉各种草药的药效用

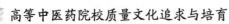

法；二世为《黄帝内经》，包含《灵枢》《素问》，指医者要掌握医学相关理论及针灸；三世为《素女脉诀》，相传由素女所创，但原书已佚，具体内容、撰人、撰年均无可考，但知医者要掌握脉学，懂得脉诊。由此可见，当时对行医者的要求是具备医学理论、中药知识、针灸技术及脉诊能力。

（三）医巫分离

春秋战国时期，随着生产力的发展与思想的开蒙，诸子蜂起，百家争鸣，到了孔子"不语怪力乱神"时代，源于医疗实践的医学开始崛起。春秋战国时期的著作中，最明显的变化就是医家的活动开始活跃，涌现出许多有理论、有技术的医家，医家的治疗方法越来越得到社会认可。《史记·扁鹊仓公列传》记载了病有"六不治"，最后一条就是"信巫不信医，六不治也"。到《黄帝内经》成书，中医基本理论的确立更是战胜神学巫术的可靠保证。《黄帝内经》云："拘于鬼神者，不可与言至德；恶于针石者，不可与言至巧。病不许治者，病必不治，治之无功也。"其牢牢站在了无神论的立场上，对巫可治病的假象予以揭穿。"先巫者，因知百病之胜，先知其病之所以从生者，可祝而已。"（《灵枢·贼风》）这一时期，中医已开始从理论上阐明生命现象和疾病本质，树立了正确的生死观和疾病观，并创造出更多有效的防治技术和方法，使神秘而无意义的巫术没有立足之地。此时巫与医作为两类群体已经分道扬镳。中医药走向了唯物主义的质量文化观。

（四）先秦两汉时期质量文化观梳理

1.扁鹊"六不治"　扁鹊（前407—前310），姬姓，秦氏，名越人，春秋战国时期名医，渤海郡郑（今河北沧州市任丘市）人。司马迁的《史记·扁鹊仓公列传》中记载的有"六不治"："骄恣不论于理，一不治也；轻身重财，二不治也；衣食不能适，三不治也；阴阳并，脏气不定，四不治也；形羸不能服药，五不治也；信巫不信医，六不治也。"意思是，蛮不讲理，对医生不尊重的人；看中钱财，不爱惜身体的人；生活没有规律，饮食不能节制的人；病入膏肓，大限将至的人；身体削弱，不能服药的人；相信巫术，不信医生的人。以上这些人，即便治疗，效果也会很差，质量很难把握，因此称为"六不治"。

2.《黄帝内经》"疏五过论"　《素问·疏五过论》中对医生容易犯的五

种过错进行了论述："良工所失，不知病情，此亦治之一过也。""愚医治之，不知补泻，不知病情，精华日脱，邪气乃并，此治之二过也。""善为脉者，必以比类奇恒，从容知之，为工而不知道，此诊之不足贵，此治之三过也。""医不能严，不能动神，外为柔弱，乱至失常，病不能移，则医事不行，此治之四过也。""粗工治之，亟刺阴阳，身体解散，四支转筋，死日有期，医不能明，不问所发，唯言死日，亦为粗工，此治之五过也。"并将出现的这些错误归纳为"凡此五者，皆受术不通，人事不明也"。对医生职业行为给出了明确的要求："故曰：圣人之治病也，必知天地阴阳，四时经纪，五脏六腑，雌雄表里，刺灸砭石，毒药所主，从容人事，以明经道，贵贱贫富，各异品理，问年少长，勇怯之理，审于分部，知病本始，八正九候，诊必副矣。"

3.《黄帝内经》"征四失论"　其中"征"又作"徵"，有惩戒之意。即惩戒医生的四种过失。《素问·征四失论》原文："诊不知阴阳逆从之理，此治之一失矣。受师不卒，妄作杂术，谬言为道，更名自功，妄用砭石、后遗身咎，此治之二失也。不适贫富贵贱之居，坐之薄厚，形之寒温，不适饮食之宜，不别人之勇怯，不知比类，足以自乱，不足以自明，此治之三失也。诊病不问其始，忧患饮食之失节，起居之过度，或伤于毒，不先言此，卒持寸口，何病能中，妄言作名，为粗所穷，此治之四失也。"指出医生不明医理、学业未成、对患者不了解病情和病因，擅自胡乱医治的行为，都是不被允许的。

4."四难"　东汉名医郭玉总结出行医"四难"，即"自用意而不任臣，一难也；将身不谨，二难也；骨节不强，不能使药，三难也；好逸恶劳，四难也"。着重反映了医患关系对治疗效果的影响，"贵者处尊高以临臣，臣怀怖慑以承之""重以恐惧之心，加以裁慎之志，臣意且犹不尽，何有于病哉？"

5. 张仲景《伤寒杂病论·序》　张仲景，名机，字仲景，东汉南阳涅阳县（今河南省邓州市穰东镇张寨村）人。东汉末年著名医学家，被后人尊称为"医圣"。《伤寒杂病论》记载了大量有效的方剂，大多沿用至今，受到历代医学家的推崇，被誉为"经方"。其序言包含很多医德规范的内容。阐述医者"初心""怪当今居世之士，曾不留神医药，精究方术，上以疗君亲之疾，下以救贫贱之厄，中以保身长全，以养其生，但竞逐荣势，企踵权豪，孜孜汲汲，唯名利是务，崇饰其末，忽弃其本，华其外，而悴其内，皮之不存，毛将安附焉。"要求医生要"勤求古训，博采众方"："乃勤求古训，博采众方，撰用《素问》《九卷》《八十一难》《阴阳大论》《胎胪药录》，并平脉辨证，为《伤寒杂病论》合十六卷，虽未能尽愈诸病，庶可以见病知源，若能寻余所集，思过半矣。"

三、中医药发展期质量文化观

在这个阶段，中华文化得到了很大发展，并且每个朝代都有鲜明的文化特色。魏晋玄学，南北朝时佛教光盛，唐朝时道教甚受尊崇，其后佛、道二教各有发展，形成了儒、道、释三教并存的局面。中医药在这个大背景下也得到了发展，在当时的主流文化影响与推动下，在中医药的质量把控上也有明显的时代特色。

（一）魏晋至隋唐时期的中医药文化特点

从魏晋开始，玄学盛行，道教、佛教相继兴盛，儒、道、佛三教相互渗透和融合。到隋唐时期，儒、道、佛并称"三教"，并向三教合一发展，对中医产生很大的影响。这一时期的中医药质量文化发展主要表现在对医学理论的收集和整理，通过对医学经典的类编、注释，进一步规范医学理论和医疗实践。

1.对中医基础理论进一步规范和完善　这一时期通过对医学典籍的类编和注释，全元起注疏《内经》、吕广注《难经》、杨上善《黄帝内经太素》、王冰《黄帝内经素问注》等。一方面使医学典籍得以广泛传播，另一方面也使医疗行为有据可查，更加规范，推动着中医药质量文化的发展与完善。

2.方剂和本草使用上更加规范　魏晋南北朝时期，出现大量的方书。当时流传的近500种医籍中，方书占到三成以上。在临床用药的经验基础上，规范了用药的标准。对药物的采制、炮制、分类方法、服药禁忌、药物度量、煎配药方、七情畏恶、"十剂"（宣、通、补、泄、轻、重、滑、涩、燥、湿）等都有了明确的阐述。这一时期主要的方药著作有陈延之的《小品方》、陶弘景的《本草经集注》、徐之才的《雷公药对》等。

3.临床分科更加明确，保证了诊疗质量　魏晋南北朝时期，针对妇科、儿科、外科、眼科、耳科的专著出现。《隋书·经籍志》已经记载有小儿科、产科、妇女科、痈疽科、耳眼科、伤科、疮疾、痨病、癫病、软脚病、饮食法、养生术、男女交接术、人体图、印度医方等。到唐代，分科更加明确。

4. 魏晋至隋唐时期中医药质量文化观梳理

（1）《肘后备急方》：作者葛洪（284—364）为东晋道教学者、著名炼丹家、医药学家。字稚川，自号抱朴子。汉族，晋丹阳郡句容（今江苏句容县）人。其认为当时医疗有三个缺陷，一是医书繁多，不利于医药知识的普及和推广，"以著述余暇，兼综术数，省仲景、元化、刘、戴，秘要、金医、绿秩、黄素方，近将千卷，患其混杂烦重，有求难得，故周流华夏九州之中，收拾奇异，裙拾遗逸，选而集之，便种类殊，分缓急易简，凡为百卷，名曰玉函，然非有力不能尽写"；二是很多医书记载的药物过于贵重，百姓没办法使用，"周甘唐阮诸家，各作备急，既不能穷诸病状，兼多珍贵之药，岂贫家野居所能立办"；三是医学技术不能被百姓所掌握，"又使人用针，自非究习医方，素识明堂流注者，则身中荣卫尚不知其所在，安能用针以治之哉。是使凫鹰挚击，牛羊搏噬，无以异也。虽有其方，犹不免残害之疾"。因此，编写《肘后备急方》，尽显中医"简、便、验、廉"之优势，开创医学普及之先河。

（2）《备急千金要方》：作者孙思邈（541—682），京兆华原（今陕西省铜川市耀州区）人，唐代医药学家，被后人尊称为"药王"。著有《备急千金要方》《千金翼方》，集合唐代以前医学之大成，其中包含很多中医药质量文化内容，被后世传诵。书名为"千金方"就是取"人命至重，有贵千金"之意，"以为人命至重，有贵千金，一方济之，德逾于此，故以为名也"。"大医习业"出自《备急千金要方》，是论述行医者如何提高医疗业务水平的名篇，"大医精诚"出自《备急千金要方》第一卷，是中医医德的重要文献，其提出的"博极医源，精勤不倦""普同一等""一心赴救"等都为后世从医者的准则。

（二）宋明时期中医药质量文化观表现的特点

两宋时期是中国历史上经济与文化教育最繁荣的时代之一。宋代改进了医事管理，使医药行政管理部门和医学教育部门区别开，创办了世界上最早的国家药局。宋太宗赵光义，平素留心医学，收得要方千余首，后诏翰林医官院征集各家应效药方，合万余道，从太平兴国三年（978）至淳化三年（992），历时14年成书，并亲自作序"冀溥天之下，各保遐年，同我生民，跻于寿域"，颁行天下，供万民所用，名为《太平圣惠方》，也可看作政府为百姓健康所做出的努力。由国家规定的医事管理和医药教育规范逐步完备起来，宋元时期我国就以法律的形式规定了医生的职业道德以及医疗事故的责任制。如"凡利用医药诈取财物者，以匪盗论处。庸医误伤致人死命者，以法绳治；主管官员不恤下属病苦者，亦予处罚。元代政令禁售毒药、烈性药和堕胎药品，其致人于死者，买卖双方均处死刑"。因此，这一时期质量文化的主要体现就在于政府法规对医疗行为的规范。

1. 政府颁布药典，明确医疗标准，保障医疗质量 北宋重文，统治阶级对医学投入极大的兴趣，展现出政府对百姓健康的关注，通过政府行为推动医药标准的建立，建立校正医书局，校正医学经典著作，以政府力量组织编写大型方书和药书，先后发布了《太平圣惠方》《太平惠民和剂局方》《圣济总录》《开宝本草》《嘉祐本草》《本草图经》等，为医学的传播与规范带来了极大的促进。

2. 医学教育体系和医德思想进一步完善 宋代医学教育日趋完善，并将医学纳入入学教育中。医学教育和医德传承，对中医药的质量文化形成起到了关键作用。《宋会要辑稿》："正在今日，所有医工，未有奖进之法。盖其流品不高，士人所不耻。故无高识清流，习尚其事。""建学之初，务欲广得儒医""使习儒术者通黄素，明诊疗，而施于疾病者，谓之儒医，甚大惠"，将儒学注重"格物致知""仁义孝道"与中医思想相融合，倡导"医乃仁术""医为儒者之事"的中医价值观和道德情操。

3. 宋明时期中医药质量文化观梳理

（1）《太平圣惠方》：简称《圣惠方》，100卷。北宋王怀隐、王祐等奉敕编写。本书为我国现存公元10世纪以前最大的官修方书，汇录两汉以来迄于宋初各代名方16834首，共分1670门。

开卷首先论述行医的要求和标准，如"先须谙《甲乙》《素问》《明堂针经》，俞穴流注，本草药对，三部九候，五脏六腑，表里虚实，阴阳盛衰，诸家方论，并须精熟"。

学医要熟读经典："涉猎诗书，赅博释老，全之四教，备以五常。明希夷恬淡之门，达喜舍慈悲之旨。傥尽穷其大体，即自得其重玄。"

为医要博学兼修："必须傍探典籍，遐审妍媸，服勤以求，探赜无厌。勿恣道昕，自恃己长，炫耀声称，泛滥名节。心中未了，指下难明。欲别死生，深为造次。"

行医要谦虚谨慎："夫如是则须洞明物理，晓达人情，悟造化之变通，定吉凶之机要。视表知里，诊候处方，常怀拯物之心，并救含灵之苦。苟用药有准，则厥疾必瘳。若能留心于斯，具而学之，则为医之道，尽善尽美，触事皆通矣。"要有救苦济难的情怀，通晓医理。

（2）《史载之方》：作者史堪，为宋代名医，"为医总论"是其对医德、医术以及治疗效果的评述。

强调医生用药关系重大："何则？受病有浅深，使药有重轻。度其浅深，分毫不可差，明其轻重，锱铢之不可偏。浅深轻重之间，医者之精粗，病者之性命，差之毫厘，失之千里。得失之间，死生性命之所系，医之道不得不为之难也。"

告诫医生要全面掌握病情："必先考其根源，定其传受，审其刑克，分其冷热寒温，辨其上下内外，有真有邪，有虚有实，忽隔绝痞塞不通，忽空虚微弱失守，可针、可灸、可下、可汗，阙于不精，勇于必验，制之有先后，取之有轻重，条理具存，各有其常，而不可差之分毫也。"

为医不能包治百病，要实事求是："天地无全功，圣人无全能，虽黄帝、岐伯之论，尚有不治之病，则今有非常之候，不得其详，未明其实，阙而勿治，医者不为之辱也。"

要尽全力救治患者："苟其病之炽盛，人之危笃，医者既明其理，又识其详，当此之时，不可有分毫之怯，急以毒药验针，回其生于万死之地，举必万全。然非至神无能与此，愚者行之，无异于操刀杀人也。如此所为，阙于不精，勇于必验者矣。此皆持之有术，治之有统，不可相逾于规矩权衡者也。"

（3）《太平惠民和剂局方》：由陈师文、裴宗元校正，成书于宋徽宗元年，是全世界第一部由官方主持编撰的成药标准书。全书共10卷，总论3

卷，分14门，载方788首。所收方剂记述了其主治、配伍及具体制法，书中许多方剂至今仍广泛用于临床。通过政府组织修订，将以往医书中的遗漏差错进行改正，统一标准，"请书监之秘文，采名贤之别录，公私众本，搜猎靡遗，事阙所从，无不研核。或端本以正末，或溯流以寻源，订其讹谬，折其淆乱，遗佚者补之，重复者削之。未阅岁而书成，缮写甫毕，谨献于朝。将见合和者得十全之效，饮饵者无纤芥之疑，颁此成书，惠及区宇。"本书是中医药质量文化发展过程中的标志性著作，具有里程碑意义。

（4）《本草衍义》：寇宗奭，宋代药物学家，撰《本草衍义》20卷。强调医生要把握好药品质量观"疾病所可凭者医也，医可据者方也，方可恃者药也"。

"医者八要"："须审辨八要，庶不违误。其一曰虚，五虚是也。二曰实，五实是也。三曰冷，脏腑受其积冷是也。四曰热，脏腑受其积热是也。五曰邪，非脏腑正病也。六曰正，非外邪所中也。七曰内，病不在外也。八曰久，病不在内也。既先审此八要，参知六脉，审度所起之源，继以望闻问切加诸病者，未有不可治之疾也。"

"医者六失"："失于不审，失于不信，失于过时，失于不择医，失于不识病，失于不知药。六失之中，有一于此，即为难治。非止医家之罪，亦病家之罪也。"医生要有仁心："医不慈仁，病者猜鄙，二理交驰，于病何益？由是言之，医者不可不慈仁，不慈仁则招祸。病者不可猜鄙，猜鄙则招祸。唯贤者洞达物情，各就安乐，亦治病之一说耳。"医生要知识渊博："为医者，如此则心识自明，须略通古今，粗守仁义，绝驰骛能所之心，专博施救拔之意。神物来相，又何必戚戚沽名，龊龊求利也。"论述医生责任重大："用药如用刑，刑不可误，误即于人命。用药亦然，一误便隔生死。然刑有鞫司，鞫成然后议定，议定然后书罪，盖人命一死，不可复生，故须如此详谨。"乱投方药，如草菅人命："今医，人才到病家，便以所见用药。若高医识病知脉，药又相当，如此，即应手作效。或庸下之流，孟浪乱投汤剂，逡巡便致困危。如此杀人，何太容易。"

（5）《省心录》：作者林逋（967或968—1028），汉族，北宋诗人，医家。字君复，后人称为和靖先生，钱塘人。其观点"无恒德者，不可以作医""人命死生之系，庸人假医以自诬，其初则要厚利，虚实补泻，未必适当，幸而不死，则呼需百出，病者甘心以足其欲，不幸而毙，则曰饮食不知禁，嗜欲有所违，非药之过也。厚载而出，死者何辜焉"。

（6）《扁鹊心书》：作者窦材（约 1076—1146），宋代医家，真定（今河北正定）人。《扁鹊心书·要知缓急篇》阐明了行医原则和指出了行医中容易出现的错误态度，"夫病有浅深，治有缓急。体认病情，而且药缓急合当，乃医家第一要着""若急病而用缓药，是养杀人也。庸医遇病，不能必其何名，亦不能必其当用何药，概以温平试之。若缓病尚可，设遇大病则为误不小，故名养杀人""二者之误，今世医家比比，胆怯者蹈养杀之弊，心粗者逞逼杀之害。医本生人，乃为杀薮，悲哉！"

（7）《小儿卫生总微论方》：本书作者不详，以"医工论"为序。

强调了医生行医要先正己："凡为医之道，必先正己，然后正物。正己者，谓能明理己尽术也；正物者，谓能用药以对病也。如此，然后则事必济而功必着矣。若不能正己，则岂能正物，则岂能愈疾！"行医要谦恭："凡为医者，性存温雅，志必谦恭，动须礼节，举乃和柔，无自妄尊，不可矫饰。"

为医要明医理："广收方论，博通义理，明运气，晓阴阳，善诊切，精察视，辨真伪，分寒热，审标本，识轻重。"

行医不可贪利，对贫富要一视同仁："疾小不可言大，事易不可云难，贫富用心皆一，贵贱使药无别。苟能如此，于道几希；反是者，为生灵之巨寇。"

行医要详细了解病情，正确用药："凡为医者，遇有请召，不择高下远近必赴。如到其家，须先问曾请未曾请师，即问曾进是何汤药，已未经下，乃可得知虚实也。如已曾下，即虚矣。更可消息参详，则无误矣。"

（8）《三因极一病症方论》：作者陈言，南宋名医，成书于淳熙元年（1174），该书 18 卷，分为 180 门，收方 1050 余首。受儒家思想影响，体现了儒医医德价值标准："为儒必读五经三史，诸子百家，方称学者。医者之经，《素问》《灵枢》是也；史书，即诸家本草是也；诸子，《难经》《甲乙》《太素》《中藏》是也；百家，《鬼遗》《龙树》《金镞刺要》《铜人明堂》《幼幼新书》《产科保庆》等是也。""儒者不读五经，何以明道德性命、仁义礼乐？医不读《灵》《素》，何以知阴阳运变，德化政令？儒不读诸史，何以知人材贤否，得失兴亡？医不读本草，何以知名德性味，养生延年？儒不读诸子，何以知崇正卫教，学识醇疵？医不读《难》《素》，何以知神圣工巧，妙理奥义？儒不读百家，何以知律历制度，休咎吉凶？医不读杂科，何以知脉穴骨空，奇病异证？"强调医生要知识广博，"况经史之外，又有文海类集，如汉之班、马，唐之韩、柳。及我大宋，文物最盛，难以概举。医文汉亦有张仲景、华佗，唐则孙思邈、王冰等，动辄千百卷。其如本朝《太平圣惠》《乘闲集效》《神功万全》《备见崇文》《名医别录》，岂特汗牛充栋而已哉。使学者一览无遗，博则博矣，倘未能反约，则何以适从。予今所述，乃收拾诸经筋髓，其亦反约之道也"。

（9）《洗冤集录》：作者宋慈（1186—1249），字惠父，汉族，建阳（今属福建南平）人，南宋著名法医学家，世界法医学鼻祖。

其阐述法医的重要性："狱事莫重于大辟，大辟莫重于初情，初情莫重于检验。盖死生出入之权舆，幽枉曲伸之机括，于是乎决。法中所以通着令佐理据者，谨之至也。"

对法医的职业要求就是要认真负责："慈四叨臬寄，他无寸长，独于狱案，审之又审，不敢萌一毫慢易心。若灼然知其为欺，则亟与驳下；或疑信未决，必反复深思。唯恐率然而行，死者虚被涝漉""每念狱情之失，多起于发端之差；定验之误，皆源于历试之涉。遂博采近世所传诸书，自《内恕录》以下，凡数家，会而萃之，厘而正之，增以己见，总为一编，名曰：《洗冤集录》。刊于湖南宪治，示我同寅，使得参验互考。如医师讨论古法，脉络表里先已洞澈，一旦按此以施针砭，发无不中，则其洗冤泽物，当与起死回生同一功用矣。"

（10）《素问病机气宜保命集》：作者刘完素，字守真，河间（今河北省河间市）人，为后世所称金元四大家中的第一位医家，开创"寒凉医派"。

提倡济世良医的医生道德准则："夫医道者，以济世为良，以愈疾为善。盖济世者，凭乎术，愈疾者，仗乎法，故法之与术，悉出《内经》之玄机，此经固不可力而求，智而得也。况轩岐问答，理非造次，奥藏金丹宝典，深隐生化玄文，为修行之径路，作达道之天梯。得其理者，用如神圣，失其理者，似隔水山。其法玄妙，其功深远，固非小智所能窥测也。若不访求师范，而自生穿凿者，徒劳皓首耳。"

抨击欺世盗名破坏医生形象的行为："今见世医，多赖祖名，倚约旧方，耻问不学，特无更新之法，纵闻善说，反怒为非。呜呼！患者遇此之徒，十误八九，岂念人命死而不复者哉！仁者鉴之，可不痛欤。""仆见如斯，首述玄机，刊行于世者，已有《宣明》等三书。革庸医之鄙陋，正俗论之舛讹，宣扬古圣之法则，普救后人之性命。今将余三十年间信如心手，亲用若神，远取诸物，近取诸身，比物立象，直明真理，治法方论，裁成三卷，三十二论，目之曰《素问病机气宜保命集》。此集非崖略之说，盖得轩岐要妙之旨，故用之可以济人命，舍之无以活人生。"

（11）《活幼心书》与《活幼口议》：作者曾世荣（1252—1332），字德显，号育溪，又号演山翁，衡州路（今衡阳市）人，为元代著名儿科医家。

告诫医生不可相互诋毁："医门一业，慈爱为先，尝存救治之心，方集古贤之行。近世医者，诊察诸疾，未言理疗，訾毁前医，不量病有浅深，效有迟速，亦有阴虚阳实，翕合转移，初无定论，唯务妒贤嫉能，利己害人，惊虐病家，意图浓赂，尤见不仁之心甚矣。"

医生不可贪心过重："为医先要去贪嗔，用药但凭真实心；富不过求贫不倦，神明所在俨如临。"

为医要勤勉诚信："凡有请召，不以昼夜寒暑远近亲疏，富贵贫贱，闻命即赴，视彼之疾，举切吾身，药必用真，财无过望，推诚拯救，勿惮其劳，冥冥之中，自有神佑。"

人品不好、人格有缺陷的人，不可为医："大凡人事，处性愚鲁，用心狠戾者，不可以学医。师不择善，祸难逃迹。其或秉志怯率，为性懦弱者，亦不可以言药。"

用药要合规，不可乱用："一丸一散，对证尽善，起活危困，未足为奇，一有失利，坏证伤候且过在尔。其智拙钝，非滞药也。学者请预究其纯粹，施其精研，克效斯时，以副规矩，不可得而述者，医之良工也。""夫医之用药，将之用兵，古人亦有言矣。且如善医明证，良将得策；药能胜病，卒能守城；若也将无计策，医失证候，病何以瘳，城何以因？今人皆知发药，殊不究竟表里脏腑虚实冷热经络荣卫，投之不当，反为它害，亦不可执用一方一药。且太医局四味理中汤、小柴胡汤之类，皆大人药剂，所谓意到证见，药无不验，能省此理，证候方药，诸家所载，无不应效。但究竟不到，有乎得失，尽由攻乎异端，涉猎繁杂，智性不专，事在狂简，确实与言，更请思之。"

（12）《世医得效方》：作者危亦林（1277—1347），字达斋。祖籍抚州，后迁南丰（今江西省南丰县）。元代著名医家，与当时的陈自明、崔嘉彦、严用和、龚廷贤、李梴、龚居中、喻昌、黄宫绣、谢星焕并称江西历史上的十大名医。本书共19卷，序言中提及医德标准、医技规则之评价。

医生要诊断准确不可贻误病情："夫病者悬命医师，方必对脉，药必疗病，譬之抽关启钥，应手而决，斯善之有善矣。若中无定见，姑徐徐焉取古方历试之，以庶几一遇焉。虽非有心杀人，而人之死于其手者多矣。"

反对医药密授的陋习："南丰危亦林，先世遇古名医董奉远孙京，受医术，其后世业之。且遍参诸科，至亦林五叶，而学益备技益工，所全活者益众。乃取平时所用古方，验而无失者，并与其祖、父以来得之师授者，类萃成书，仿《圣济总录》以十三科编次，名曰《世医得效方》，将锓梓以广其传。余观世之人，得一方辄靳靳焉莫肯示人，往往以《肘后》《千金》为解。今危氏以五世所得之秘，一旦尽以公诸人，其过人远矣。"

（13）《泰定养生主论》：作者王珪，元代著名医家，本书共16卷。主要思想如下。

为医先正心："人之托身从事，业虽不同，贵贱温饱，皆可谓之禄。未有求禄而不学者也。况医者之学，艺兼九流，其学岂有穷极哉！故当临病用药，则度吾所长而为之。难明之证，则退而思之。幸而得之，则当勇于义，不可冒昧强为，网罗世利。圣人之道，赞成化育，岂为区区细人作无厌之计哉！故曰：医者人之司命，任大责重之职也。"

为医不应贪利："凡当临病之际，不见其贵贱亲疏。但自知脉病证治，义然后取，尚嫌有心，况可作色用情，需以金帛彩乎。一怀利心，则进退惑乱也。求医之急，如解倒悬，一时轻诺，未免寡信，孰若正吾之心术，专吾之定见，其道之大行也，则心亦如是，其道之不行也，则心亦如是。"

医者要明医理，做到明心行医："古语有云医不三世，勿服其药。盖读伏羲、神农、黄帝之书，非独三世为医也。传业之子，不可恃为家学，而守死寡闻，误己不妨，人命为重。贤贤易色，不耻下问，尚恐不及，况是己非人乎。口给之才，足以欺人，不足以欺天。盖实学在乎贯穿，该博深涵厚蓄，得鱼忘筌，得兔忘蹄，则自然其用，不繁而履，践闲雅也。歌诵《难》《素》，记问之能也。丸散精妙，修合之能也。汤液生熟，煎煮之能也。套类加减，市货之能也。广收博聚，料剂之能也。轻财尚义，济利之能也。乃至于博览群书，深明本草，皆医之事，非医之道。夫何故，盖天下纷纷之事，理一而已。明诸理而学医，则思过半矣。天下昏昏之情，因果而已。明诸心而行医，则其过盖鲜矣。"

（14）《医学入门》：作者李梴，字建斋，江西南丰人，明代著名儒医，著《医学入门》为弟子讲授"习医规格"。

他提出有志向和恒心的人，才可为医："医司人命，非质实而无伪，性静而有恒，真知阴功之趣者，未可轻易以习医。志既立矣，却可商量用工。"

学医要博览群书，通事明理："每早对《先天图》静坐，玩读《孝经》《论语》、小学：大有资力者，次及全部《四书》、古《易》白文及《书经》《洪范》《无逸》《尧典》，理会大意，不必强记。盖医出于儒，非读书明理，终是庸俗昏昧，不能疏通变化。"

学医要有整体思维，不能偏科："每午将《入门》大字从头至尾，逐段诵读，必一字不遗，若出诸口。如欲专小科，则亦不可不读大科：欲专外科，亦不可不读内科。盖因此识彼则有之，未有通于彼而塞于此者。唯经涉浅深生熟，故有分科不同。熟读后，潜思默想，究竟其间意义。稍有疑难，检阅古今名家方书，以广闻见；或就有德高明之士，委曲请问。"

用药要仔细推敲斟酌，不可轻率："须明白开谕辨析，断其为内伤外感，或属杂病，或属阴虚，或内伤而兼外感几分，或外感而兼内伤几分。论方据脉下所定，不可少有隐秘，依古成法，参酌时宜、年纪与所处顺逆及曾服某药否。女人经水胎产，男子房室劳逸。虽本于古而不泥于古，真如见其脏腑，然后此心无疑于人，亦不枉误。用药之际，尤宜仔细。某经病，以某药为君，某为监制，某为引使。丸剂料本当出自医家，庶乎新陈炮炙，一一合则。况紧急丸散，岂病家所能卒办？但有病家必欲自制者，听其意向，须依《本草》注下古法修合，不可逞巧以伤药力。病机稍有疑滞，而药不甚效者，姑待五鼓静坐，潜心推究其源，再为诊察改方，必无不愈。"

妇科病诊治中要注意言行有礼数："如诊妇女，须托其至亲，先问症色与舌及所饮食，然后随其所便，或症重而就床隔帐诊之，或症轻而就门隔帷诊之，亦必以薄纱罩手。贫家不便，医者自袖薄纱。寡妇室女，愈加敬谨，此非小节。"

行医不为贪财："治病既愈，亦医家分内事也。纵守清素，藉此治生，亦不可过取重索，但当听其所酬。如病家赤贫，一毫不取，尤见其仁且廉也。盖人不能报，天必报之，如是而立心，而术有不明不行者哉！"

（15）《景岳全书》：作者张介宾，字会卿，号景岳，明代著名医学家，温补学派创始者。本书共64卷，著有"医非小道""病家两要"医论两篇。

"医非小道"阐明医生要提高自身修养："医药者，性命之赞育也。然而其义深，其旨博，故不有出人之智，不足以造达微妙；不有执中之明，不足以辨正毫厘。使能明医理之纲目，则治平之道如斯而已；能明医理之得失，则兴亡之机如斯而已；能明医理之缓急，则战守之法如斯而已；能明医理之趋舍，则出处之义如斯而已。洞理气于胸中，则变化可以指计；运阴阳于掌上，则隔垣可以目窥。修身心于至诚，实儒家之自治；洗业障于持戒，诚释道之自医。身心人己，理通于一。明于此者，必明于彼；善乎彼者，必善于斯。故曰：必有真人，而后有真知；必有真知，而后有真医。医之为道。岂易言哉？"

"病家两要"则阐述了患者要认识到医生能医非常之病："夫天下事，我能之，人亦能之，非难事也；天下病，我能愈之，人亦能愈之，非难病也。唯其事之难也，斯非常人之可知；病之难也，斯非常医所能疗。故必有非常之人，而后可为非常之事；必有非常之医，而后可疗非常之病。"患者要忌浮言："是医之于医尚不能知，而矧夫非医者？昧真中之有假，执似是而实非；鼓事外之口吻，发言非难；挠反掌之安危，惑乱最易。使其言而是，则智者所见略同，精切者已算无遗策，固无待其言矣。言而非，则大隳任事之心，见几者宁袖手自珍，其为害岂小哉！斯时也，使主者不有定见，能无不被其惑而致误事者鲜矣。此浮言之当忌也。"患者要了解医生，患病时才不至于误医："然必也小大方圆全其才，仁圣工巧全其用，能会精神于相与之际，烛幽隐于玄冥之间者，斯足谓之真医，而可以当性命之任矣。唯是皮质之难窥，心口之难辨，守中者无言，怀玉者不炫，此知医之所以为难也。故非熟察于平时，不足以识其蕴蓄；不倾信于临事，不足以尽其所长。使必待渴而穿井，斗而铸兵，则仓卒之间，何所趋赖？一旦有急，不得已而付之庸劣之手，最非计之得者。"

（三）清代中医药质量文化观梳理

清代伴随着人口增多，人口聚居，传染病肆虐、疫病流行达到历史之最，催生了温病理论体系形成。西学东渐，也使西方医学进入中国，对中医也产生了很大的影响。张锡纯著《医学衷中参西录》将多年治学临证经验进行总结。致力于沟通中西医学，主张以中医为主体，取西医之长，补中医之短。创用中西药相结合的方剂，是中西医结合治疗疾病的先行者。

1.《张氏医通》 作者张璐（1617—约1699），字路玉，晚号石顽老人，江南长州人（今江苏苏州）。与喻昌、吴谦齐名，被称为我国清初三大医家之一。本书开篇写有"医门十戒"，对行医有严格的规范：

"薰莸时习戒"，指医生不可沾染世俗不良习气："负青囊之术者，非广通声气，无以邀举世之重名；非交通吏胥，无人履当事之户庭；非心通口者，无以占利薮之要津；非门通车马，无以致里巷之服膺；非堂通旌额，无以表品望之日新。苟非五通神应，不足以趋行道之捷径也。"

"恃才妄作戒"，指医生不可依仗医术而胡作非为："崇古存心医道者，非圣贤士师，即神仙高隐，未当一一垂之国史。太史公特取扁鹊、仓公，隶之列传，非无深意存焉。因思扁鹊术随时尚，以伎见殃。仓公匿迹自隐，以怨受侮，斯非恃才妄作。"

"任性偏执戒"，指医生不可偏执任性："人之病病于轻药。医之病病于偏执。良由世人不悟未达不敢尝之旨，而不安于命者多矣。夫医之任，在乎补偏救弊，故专取偏性之药，以治偏旺之气。而时下名流，各执一己之见，壶水解火，信手妄施，是则偏之为害，而道之所以不齐也。吾愿大地群生，确守有病不治当得中医之戒，虽偏执之医，何所施其伎俩哉。"

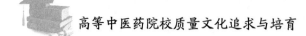

高等中医药院校质量文化追求与培育

"同流合污戒"，指医生不可乱用药物，草菅人命："医贵流俗而恶执着，其得心应手之机用，与手谈无异。故精于弈者，称为国手，而医亦有国手之称也。弈具战守之道，一子之得失，全局攸关。医秉安危之机，一药之乱投，杀活所系。虽日亲时辈，自务以为鸡群之鹤者。犹夫弈师之随方应请，纵得其采，而心手日卑，索索无深思，昏昏有俗情，亦何取于是而甘随碌碌耶。"

"因名误实戒"，指医生不能未明病情乱治："医师临病，必先定名而后议治，庶无自欺欺人之弊。今之方家，一见发热，便以伤寒目之，一既禁其饮食，而与通套发散消导之药。曷知伤寒之有碍于食者，唯寒伤营、营卫俱伤二证。其风伤卫中，绝无禁食之例，反有啜热稀粥以助药力之说。而寒伤营之尺中微迟，不胜峻汗者，假取胶饴稼穑之甘，入于桂枝汤内，小建其中而和其外，此即热稀粥之变法。乃太阳病下手工夫，正伤寒分经辨治之的旨，严冬亦不多见。近来诸家，泛指杂病为四时伤寒，不辨伏气、时气，混以风药投之，是洪炉之鼓以真禽也。况乎内伤兼夹虚风，津气多由汗夺，不得浆粥入胃，将何收摄虚阳？且有客邪误药成虚，例行清肺止血，不至劫尽虚阳，悉从火化不已。医之误人，莫此为甚，敢不力陈，以破世之迷而不悟者？"

"师事异端戒"，指医生不可使用异端邪说："邪说诐行，端人所耻，然文人笔机所至，时或及之。尝观艺林所载，幻术医类居多。如视膏肓而知疾不可为，饮上池而见五脏癥结。纵涉诞妄，无非播扬若人术业之神。非若缚蒭为人以疗鬼，悬壶示术以惑人。种种狐眉，虽蒙昧之流，莫不知其为诡也。况有冬月检衣而受暑气之说，无乃惑人太甚乎？暑本无形之气，既能伏藏衣箧，经冬不散，服之御寒，不必复被重裘矣。而好窃唾余者，每常效尤，以为默契古人心印，适足为明道者捧腹耳。"

"贵贱混治戒"，指医生要辨明病情："医有膏粱黎藿之不同，原其传派多门。趋尚不类，难与并为优劣。擅膏粱之术者，专一附桂名世，得黎藿之情者。无非积橘见长，第膏粱之治多难愈，以其豢养柔脆。痰涎胶固乎上，精神凋丧乎下，即有客邪，非参无以助诸药之力。黎藿之患都易除，以其具体坚韧，表邪可以恣发，里邪可以峻攻，纵有劳伤，一术足以资百补之功。设贵介而延未达之医，医气先馁，贫薄而邀贵游之治，治必转危，总由平昔习气使然，谅不能曲突徙薪以图侥幸也。"

"贫富易心戒"，指医生看病一视同仁，不可分贵贱："若以其啬吝而摈弃之，则贫贱之疾痛，概可置之不问耶。司轩岐之业者，既以利济为任，岂宜货利为心？即食力之辈。执敬虽微，然须念其措置之难，当为极力图治。切不可因其菲而不纳之，是拒其后来之念也。唯素封之家，故示非礼。可不为之自慎欤？"

"乘危苟取戒"，指医生不可乘人之危，敲诈勒索钱财："苟取已属非义，乘危尤为祸枢，纵具补天浴口之功，一有此疵，则掩其善而为不善矣。莫不由此，以其信口随手，非功即过也。然功之所在，取亦无伤。每见事非意料取之而病者悦则取之，人所宜取之，而病者不悦则勿取。"

"诋毁同道戒"，指医生之间要相互交流互助，不可相互诋毁："但今之道中，多放利而行，是不得不假借吹嘘之力。盖缘巨室之疾，未必专任一医，多有诸治圈效，下及其余。然须察其势不可为者，缓言以辞之；其生气未艾，可与挽回者，慎勿先看从前之方。议其所用之药，未免妨此碍彼，反多一番顾虑之心矣。当此危疑之际，切须明喻死中求活之理，庶几前后诸医，各无怨尤。且有汇集诸方议治，只宜随众处方，不可特出己见而为担当。苟非惑其贪饵，得脱且脱。世未有口历数医而可保全者。于是无稽之口，随处交传，同人相向，往往论及。虽曰出之无心，安得谓之无过？多言多败，今人首戒，慎之！慎之！"

2.《医林改错》 作者王清任（1768—1831），字勋臣，直隶玉田（今属河北）人，清代医学家。为纠正前人对人体解剖结构的错误认知，亲自解剖尸体，为求真知，勇于探索。强调医乃仁术："医，仁术也。乃或术而无仁，则贪医足以误世；或仁而无术，则庸医足以杀人。古云不服药为中医，盖诚虑乎医之仁术难兼也。至于稍读方书，即行市道，全无仁术，奚以医为？"世人对此书评价："此书之作，直翻千百年旧案，正其谬误，决其瑕疵，为稀世之宝也，岂非术之精而仁之至哉！余不忍秘藏，立刊布以公于世，使今人得悉脏腑经络之实，而免受庸医之误，亦不负王勋臣先生数十年济世之苦心矣。愿同志君子勿视为寻常善书。"

3.《医医病书》 作者吴塘（1758—1863），字鞠通，江苏淮阴人，清代著名医家。本书两卷，针对时医之弊，提倡医德，为后人敬仰。

抨击当时以医牟利，索取高价："时医又骄又吝，妄抬身份，重索谢资，竟有非三百金一口请不至者此等风气……细按其学，其属平平，用药一以三分、五分、八分、一钱为率，候其真气复而病自退，攘以为己功。稍重之症，即不能了。为自己打算则利，其如人命何？己以是谋生，人竟由是致死，清夜自思，于心安乎？俗医之病百出，余不忍言。即以一端而论，京师谓做买卖，绍兴谓之开医店。可耻之极，遑问其他！且即以市道沦，杀人以求利，有愧商贾远甚。"

批评医生贪功而误人："首在门户之学。其次则以道自任之心太过，未免奴视庸俗，语言过于刚直，为众所不容。或临症之际，设有以不对症之方，妄生议论者，则怒发冲冠，几有不顾而唾之势。设有情柔逊者，不肯力争，婉转隐忍，又误大事，做成庸医杀人。"

痛恨药品中的欺诈行为，提醒医者当心伪药害人："古时医者自采药，详辨其形、色、气、味，屡试确当者，方敢为人医病。近日药肆买之药行，药行买之客人，客人买之大马头坐客，坐客买之各省山农，其中作伪，不可悉数。即如黄河以南所用之党参，系青州软苗防风；本京所用之党参，系北口荠苨，间有山西潞州之防风荠苨，美称之曰潞党、西党。按上党所产之参，与辽产无二形，其价亦相若。现在王气在东，上党所产甚少，不能发卖。岂有数百文买参一斤之理？岂天下之大，四海之广，药铺之多，大者积数百斤，中者数十斤，上党一山，岂竟能产如许之参以待天下之用？不待智者而知其伪也。且党参果可代用，何必以重价买人参哉？何世医全不知之，而必以党参代人参之用？岂真不知哉？以为便于行也。不知医便于行而用假药，是欺病人也。病人赖医者救命，可设一骗局以欺之哉？他如石莲子，系莲子之老坚者落水入污泥中，经年不坏，其功能涩下焦滑脱。莲子甘多咸少，石莲子则咸多甘少矣。近日药肆中所备之石莲子，系野树之子，黑壳黄肉，无心，其味极苦，最能泻人。李时珍著《本草纲目》时，已谓其断庄二百余年。滑脱之病，反用极苦泻之，不死不止。赤小豆即五谷中之小豆，皮肉俱赤。近日药肆中用广中半红半黑之野豆，色可爱而性大非，断不堪用。新绛纱内系三品生丝，既能通络，又能补络，红花生血和血，单以几微皂矾化瘀，今人概以帽帏代之，断不可用也。如四君子汤，人参即是假，茯冬系安冬，白术系种术，只余甘草一味，又不敢重用，将挟何术以取效乎？其他伪药。不可尽述。有心救世者，当自考之。"

四、中医药变革期所表现出的质量文化观

在这一时期，中国文化进入了大变革时期，从鸦片战争到洋务运动，到新文化运动，再到辛亥革命。从中体西用的中学为主，到以兴西学。中医学诞生于中国的传统文化，彼此之间有紧密的联系，在一段时间内随着"西长中消""西升中降"，中医学在被否定甚至是要被废除的逆境中展现出了顽强的生命力，这与中医药学深厚的文化底蕴和在人命中的基础是离不开的。中华人民共和国成立后，党和政府重视保护和发展中医药学，制定了一系列的方针、政策，采取多种措施促进中医学的发展。《宪法》明确规定，"发展现代医药和我国传统医药"，将中医和西医摆在同等地位，坚持中西医结合的方针，中医药事业和中医药质量文化在探索中得到不断的发展。

第二节　中医药文化中的质量文化观

中医药学作为中国传统文化、传统哲学和科学思想同医学实践相结合的产物，其整体医学思想、阴阳和谐平衡的思想、辨证施治思想以及人与环境和谐而回归自然的思想常被现代人所称道。中医药的质量文化观其实就是中医药文化核心价值观，体现了中医药的本体观、价值观、道德观和思维方式等，作为中医精神理念、价值取向、道德观念的总和，综合体现中医药学的生命观、身体观、天人观、疾病观、诊疗观、养生观，都蕴含在"仁、和、精、诚"四字之中，具体说就是医心仁、医道和、医术精、医德诚。"仁"是中医学与中医人的出发点，是内心的信仰；"和"是中医药核心价值和思维方式的集中体现，是中医药学的灵魂所在；"精"是掌握中医药技术的根本要求；"诚"是对中医药从业者伦理道德和行为规范的总体要求。是中医学、中医人、中医院、中医校共同信奉和遵循的精神信仰。

一、中医药"仁"思想中的质量文化观

对"仁"的理解,《说文解字》曰:"仁,亲也。从人从二。"徐铉注:"仁者兼爱(同时爱别人),故从二。"徐灏《段注笺》:"千心为仁,即取博爱之意。""仁"有仁爱、博爱、兼爱之意。"仁"是儒家伦理思想的核心,"仁"是一种道德情感、心理状态,也是一种主观的修养境界。"仁,人之安宅也。义,人之正路也。"(《孟子·离娄上》)仁是做人的基本要求,也是生活之道。"己所不欲,勿施于人。"(《论语·颜渊》)中医之"仁"表现在两个方面:一是"医乃仁术",二是"医者仁心"。

(一)医乃仁术

从医学的职业角度理解,《孟子·梁惠王上》将医术定义为"无伤也,是乃仁术也","无伤"即现代医学伦理学讲的"不伤害原则",历代医家皆以"医乃仁术"为行医宗旨和医德的基本原则。是医生职业道德的最基本要求,也是中医药质量文化的基础。

(二)医者仁心

从医生的个人修养和品德角度看,医者当以仁心为德。庄子曰:"医者,道之脉,仁之源也。"医生的职业是最能体现"仁"也最需要有"仁"的职业。唐代孙思邈在《大医精诚》中指出"必当安神定志,无欲无求,先发大慈恻隐之心,誓愿普救含灵之苦"。明代申拱辰说:"夫医自上古以来,岐黄分于内外,实相表里,未有不以仁而施于道者也。"但感叹"虽刮骨剖腹之玄,而未尝传之于世",所以著《外科启玄》以"启前人不尽之玄,实泽民利物之要书,非要仁哉,非其心哉!是谓仁者乃仁慈之仁,心谓恻隐之心"。

民国时期宋国宾提出"为名医易,为良医难",他在《医业伦理学》中说:"医乃仁术,唯仁者为能爱人,盖仁者能近取譬,人之有疾,若己有之,此种美德,医者不仅藏之于心,且能发于动静云为。"并将仁爱之心分为三种:"爱有数种,曰怜爱,谓医者当具恻隐之心,怜惜之意,使病者觉医师能痛其所痛,而得精神上之安慰;曰和爱,谓医者当举止温和,不可粗暴,尤于贫苦病人为然;曰博爱,谓爱人之心当始终如一,不因好恶而变更,宜博施济众,不因贫富而轩轾。"

中医药的质量文化，更多地体现在人们对医的道德要求上，将行医的规范和标准用德来界定和约束，而医德中的"仁"思想，是医德的核心，也是中医药质量文化所追求的本源。仁爱思想的培育和养成，对现今中医药从业者依然具有重要的意义。

二、中医药"和"思想中的质量文化观

和，有协调、融洽、调和、调治、调适之意。"和"是中国传统哲学的重要范畴。老子说："冲气以为和。"荀子说："万物各得其和以生。""和"也是中医追求的最高境界，表现在天人合一的整体观、阴阳平和的健康观、调和致中的治疗观、和谐和睦的医患关系，贯穿于整个医疗活动中。

（一）中医"天人相和"的自然观

在自然观上是"天人相和"。就天和人的关系而言，天为阳，人为阴；天人合一，达到太和。"太和"是《易传》提出的最高价值观念，对汉以后中国文化的价值观起到导向的作用。《周易·乾·象传》说："乾道变化，各正性命，保合太和，乃利贞。"朱熹认为："太和，阴阳会合冲和。"《黄帝内经》充分表达了这一核心价值观，如"法于阴阳，和于术数"（《素问·上古天真论》），"人以天地之气生，四时之法成""夫人生于地，悬命于天；天地合气，命之曰人。人能应四时者，天地为之父母；知万物者，谓之天子"（《素问·宝命全形论》），"夫自古通天者，生之本，本于阴阳……皆通乎生气"（《素问·生气通天论》）。人居天地之间，天地人只有得其"和"，才能风雨有节，寒暑适时，天地和而气和，气和而心和，心和而形和，人才得以长生久视。中医的目的就是要使人与自然达到"太和"状态，如明代李盛春《医学研悦·伤暑全书》说："庶起轩黄岐伯于当年，以常回太和之宇也。"医者治病首先要顺应人与自然，不能破坏人与自然的和谐，如明代万密斋《痘疹心法·自序》说："所谓无伐天和，无翼其胜也。"如果人与天地自然失去和谐，就会得病，医术就是使"失和"重新恢复到"天和"，如宋代《重刊本草衍义·总叙》说："是以疾病交攻，天和顿失，圣人悯之，故假以保救之术，辅以蠲疴之药，俾有识无识，咸臻寿域。"

（二）中医"调和至中"的价值观

中医完美地诠释了中国古代哲学中的"中和"思想，追求人体的一种平衡状态。从一种动态平衡的视角来认识健康和疾病。《素问·阴阳应象大论》："阴阳者，天地之道也，万物之纲纪，变化之父母，生杀之本使，神明之府也。"通过对阴阳失衡的调理使"阴阳之要，阳密乃固……因而和之，是谓圣度"，达到"阴平阳秘，精神乃治"的平衡状态。《素问·至真要大论》："谨察阴阳所在而调之，以平为期。"就是为了"去其偏盛，得其中和"在动态中找到"中和"的状态。

（三）中医遵循的医患"和谐"

作为医者，其社会关系主要是和患者的关系、和同道的关系，要做到信和、谦和、温和。对待患者，要言语温和、待患若亲，动须礼节、举乃和柔、勿自妄尊、不可矫饰，诚信笃实、普同一等。对待同道，要礼让谦和，互资相长，互学互帮，顾全大局，打破门户之见。孙思邈在《大医精诚》中对医者和患者、同道和谐相处做了具体的规定。医患关系的"和"对于解决当前医患矛盾、和解医患关系有着重要的意义。

三、中医药"精"思想中的质量文化观

"精"就是医技精湛、精益求精。是医疗行为和疗效的根本保障，是中医药质量文化的追求与目标。《礼记》云："医不三世，不服其药。"说明医术不精，不可为医。《备急千金要方·大医习业》："凡欲为大医，必须谙《素问》《甲乙》《黄帝针经》，明堂流注、十二经脉、三部九候、五脏六腑、表里孔穴、本草药对，张仲景、王叔和、阮河南、范东阳、张苗、靳邵等诸部经方，又须妙解阴阳禄命，诸家相法，及灼龟五兆、《周易》六壬，并须精熟，如此乃得为大医。若不尔者，如无目夜游，动致颠殒。次须熟读此方，寻思妙理，留意钻研，始可与言于医道者矣。又须涉猎群书，何者？若不读五经，不知有仁义之道。不读三史，不知有古今之事。不读诸子，睹事则不能默而识之。不读《内经》，则不知有慈悲喜舍之德。不读《庄》《老》，不能任真体运，则吉凶拘忌，触涂而生。至于五行休王，七耀天文，并须探赜。若能具而学之，则于医道无所滞碍，尽善尽美矣。"为医必须医术精湛，

想要医术精湛，就必须刻苦钻研，要博览群书，"必须博极医源，精勤不倦"。而学医不精则害人不浅，徐春甫《庸医速报》"医学贵精，不精则害人匪细"。

（一）学医要"精勤不倦"

孙思邈认为医生要深深体会到医技之难精，要"细心钻研"，要"思求经旨""妙解阴阳"，指出唯一的途径只能是"精勤不倦"，并说自己"白首之年，未尝释卷""留心作意，殷勤学之"。他还以"世之愚者，读书三年，便谓天下无病可治，及治三年，乃知天下无方可用"为例，告诫那些一知半解的医生，"莫以粗解一二种法，即谓知讫"；更不可"道听途说，而言医道已，深自误哉"！

古代众多医家以医为业，勤奋读书，刻苦钻研，恒心专一，坚持不懈，为医学奉献一生，深得后人敬仰。张仲景深知医学的道理很深奥，故"勤求古训，博采众方"。晋代皇甫谧家贫而好学，常常一边干活一边读书，读遍州郡所藏文史医药各方面的书籍，直到中年中风之后，仍然"耽玩典籍，忘寝与食，时人谓之书淫"，终于著成《针灸甲乙经》。明代李时珍更是博学多才而刻苦钻研的典范，"长耽典籍，若啖蔗饴，遂渔猎群书，搜罗百氏，凡子史经传、声韵农圃、医卜星相、乐府诸家，稍有得处，辄著数言"，终于写成中外名著《本草纲目》。清代吴瑭在《温病条辨·自序》中说："学医不精，不若不学医也。"在中国医学史中，著有医学巨著、学术造诣高超者，莫不博览群书，精勤不倦，才能精通医理，名垂青史。

（二）行医要"医术精进"

医术精进、勤求博采就是要求医者对医术要有深刻的研究和透彻的掌握，专心致志，精益求精。中医传统医德认为，医者必须精通医理且掌握渊博的知识，并把精通医理和学识渊博视为医家实现仁爱救人的一个基本条件。从历代文献来看，中国古代医家特别强调学医者的知识结构。《素问·著至教论》说："非精不能明其理，非博不能至其约。"张仲景说："自非才高识妙，岂能探其理致哉！"孙思邈则明确提出"博极医源，精勤不倦"；清·吴尚先《理瀹外治方要略言》说："医以济世，术贵乎精。"这些论述都强调了精通医理和学识渊博的重要性。怎样才能成为一个医理精通、医术精良的医生呢？唐代孙思邈在《备急千金要方·论大医习业》中做了详尽的论述：凡欲为大医，在专业方面，必须学习《黄帝内经》《甲乙经》《灵枢经》《明堂经》《子午流注》、十二经脉、三部九候、五脏六腑、表里孔穴、《本草经》《药对》等医理；以及张仲景《伤寒杂病论》、王叔和《脉经》、阮河南《药方》、范东阳《范汪方》，以及张苗、靳邵等著作所集的经方和验方又须涉猎群书，熟读《周易》，才能精通妙用阴阳之道；熟读《诗经》《尚书》《易经》《礼记》《春秋》，才能知晓仁义之理；熟读《史记》《汉书》等，才能了解古往今来之事；熟读诸子百家，才能见识广，通事理；熟读佛家经典，就能知慈爱悲悯、乐于济人的德行；熟读《老子》《庄子》，就能知道使真气在体内运行，趋吉避凶，烦恼和灾患就不会到处发生。"若能具而学之，则于医道无所滞碍，尽善尽美矣"。

四、中医药"诚"思想中的质量文化观

诚是指诚实、真诚、诚信、忠诚。在这里是对医生的品质要求，也是医生自身对职业的态度。也是医患交流沟通中的准则。学医和从事医疗行业"必取心地诚谨，术业精能者，庶可奏功"，是对医者的基本要求。"诚"是医者最基本的道德品质，"诚"的品格要求医生在学习和工作中，无论对人对事都要做到"实事求是"；在对待患者时，要待人真诚；在给患者用药时，要做到真材实料。只有做到"诚"，才能保证疗效，才能符合中医的质量文化要求。

第三节　中医药文化传承与质量文化

一、质量文化对于中医药文化传承的意义

（一）对医道传承的意义

中医药文化中"天人合一""阴阳五行"等哲学智慧是中医的基础理论，中医理论是中医的基本框架，指导中医的发展与创新，中医的发展必然是理论传承与进步的结果；三因制宜、辨证论治等中医药文化特有的思维方式作

为中医诊病治病的指导原则，使中医具有独特的诊疗优势；"大医精诚""仁心仁术"等中医药文化中的人文精神作为中医人的道德准则代代相传，是医术的传承更是医德的弘扬。中医药文化与中医药质量文化如影随形不可分割，中医药文化产生孕育于传统文化，中医药文化作为传统文化的一部分，其传承与创新必将有利于传统文化的弘扬。中医药文化又是中国先进文化的重要组成成分，传承中医药文化意在发掘传统文化的精髓，紧跟时代的步伐，使传统文化不断焕发新的生机与活力。中医在技术的传承中传承中医药文化，中医药文化的传承又是中医技术传承的前提，质量是最终的生命力。

（二）对医疗改革的意义

改革开放以来，中国的经济、政治、文化体制改革取得了令人瞩目的成就。党的十九大明确指出了新时代我国社会主要矛盾的转变——"我国社会主要矛盾已经转化为人民日益增长的美好生活需要和不平衡不充分的发展之间的矛盾"。随着我国经济社会的发展，人民生活水平不断提高，对健康的需求与日俱增。传统医疗正面临困境，"看病难、看病贵"问题早就存在，医疗模式不规范、医疗过程有偏差、医疗资源分配不均等问题一直困扰着传统医疗。抛开政府层面不说，单从医疗自身来看，提升医疗服务水平和服务质量，改善医患关系的窘境，也是医疗改革的重要内容，而质量文化在这里越来越重要。

中医药的质量文化，是为中医药的疗效服务。中医的优势就在于"简、便、验、廉"，而最具特色和发展前景的就是中医药的"治未病"思想，不生病、少生病、生小病不生大病，自然就可以减少医疗费用的增长。《素问·四气调神大论》"圣人不治已病治未病"，揭示了中医药文化中的治已病，不如预防而无病的观念。众所周知"大病重病"是造成许多家庭"因病致贫，因病返贫"的主要原因，根据疾病的发展规律，凡是大病重病者都是因为忽视对疾病的预防或医治不及时所导致。随着医疗技术的进步，很多疾病均可通过现代检查手段及时发现及时治疗，让中医未病先防、已病早治的观念深入人心，将为疾病赢得最佳的治疗时间，施治容易、易于康复，从而减少患者医疗费用的支出，减轻家庭经济的负担。另外，中医的优势就在于简便，通过四诊合参的诊疗原则获取病人的病情信息，不需繁杂的操作和精

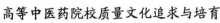

密昂贵的检查仪器，有其在基层医疗中的初步诊断有利于全科医生的培养，进而缓解偏远地区医疗资源匮乏、医师数量不足的现状，对减少地区间的医疗卫生发展水平的差距具有重要意义。而这一切都应该从中医药的质量文化做起。

（三）对构建和谐社会的意义

以中医药为代表的中国优秀传统文化所倡导的伦理道德有利于构建和谐社会，是体现社会主义核心价值观的最好路径。道格拉斯·诺斯说："健全的道德和社会道德准则是使社会稳定和经济体系具有活力的黏合剂。"中医药所积极倡导的"悬壶济世"的社会责任感、"大医精诚"的职业道德、"以人为本"的人文精神都符合构建和谐、友好的社会基本诉求。中医药质量文化的增强，不单单是推动医疗行业的健康发展，也会带动中医药大健康产业的全面发展，繁荣医药健康服务市场，最终受益的还是广大人民群众，提高人民的满意度，使人民获得更多的幸福感，对全面建成小康社会、维护社会的繁荣和稳定都有极大的推动作用。

（四）对提升文化软实力的意义

医药学的宗旨是最大限度地满足人类健康，其与一般自然科学显著不同之处在于它强调科学与人文的统一、技术与艺术的统一。2009年4月下发的《国务院关于扶持和促进中医药事业发展的若干意见》明确指出："中医药作为中华民族的瑰宝，蕴含着丰富的哲学思想和人文精神，是我国文化软实力的重要体现。"2016年12月25日全国人民代表大会通过的《中华人民共和国中医药法》指出"国家支持中医药对外交流与合作，促进中医药的国际传播和应用"，从侧面指出了发展中医药对外交流对于推动世界传统医学的发展、促进我国文化软实力的重要意义，中医药对于人类健康做出的卓越贡献也逐渐得到世界的肯定。近年来，随着健康观念和医学模式的转变，国际社会逐渐认可和接受中医药在防治常见病、多发病、慢性病及重大疾病中的疗效和作用。中医药目前已传播到183个国家和地区，《黄帝内经》和《本草纲目》也被列入《世界记忆名录》，中医针灸列入《人类非物质文化遗产代表作名录》。随着中医药在世界范围的传播与影响日益扩大，中医药对外交流与合作已成为我国扩大国际影响力，讲好"中国故事"的重要内容。

二、质量文化在中医药传承中的内容

中医作为世界上理论体系最为完整的传统医学，它以文化为背景却依托于技术而存在，它的传承需以中医诊疗技术为载体，《中华人民共和国中医药法》第 42 条明确规定中医传承的重点是"具有重要学术价值的中医药理论和技术方法"，可见中医药质量文化的传承应依附于中医诊疗技术；同时，中医医德医风、医疗的行为准则和医疗规范也应在中医传承中得以保留和发扬。这都是中医药质量文化所要研究的内容。

（一）中医的"隐性"心法与"显性"技术

中医药知识体系中包含大量的隐性知识，很多理论和认知无法通过语言、文字、图表、符号等来清晰表达，如《后汉书·郭玉传》言："医之为言，意也，腠理至微，随气用巧，针石之间，毫芒即乘。神存于心手之际，可得解而不可得言也。"这里的意在于细细体察感受，一部分中医精髓在于其默会性，需在临床诊病过程中不断体悟总结，正如中医大家裘沛然先生解释："医者意也，就是用意以求理。理有未当，则意有未惬，医理难穷则意有加。"再如中医特有的诊断方法"切诊"，"察色按脉，先别阴阳，按尺寸，观浮沉滑涩而知病得以生"，人的脉象无奇不有，能否准确地辨证诊断，很大程度上取决于医家对脉学理论的理解与掌握，静心观察，以意会之，正所谓医理无穷，脉学难晓，全凭禅悟。除了隐性知识，中医还有对中药、方剂、中医典籍、针灸推拿技法等显性知识的记忆与掌握，名医名家医术传承的成功之处就在于隐性知识与显性知识的有机结合、共同传承。隐性知识能在特定背景下激活，在临床上，记忆的显性知识在隐性知识的调动下，自动激活整合，使医者产生顿悟，继而不断提高医术，实现真正的医法心悟、医学相传。

中医产生的本源是万物一体、天人相应的哲学思想，万物同源，均由道生，人是大自然的产物，人体的变化规律必然符合自然的基本规律，先人在不断的观察与总结中，以五脏六腑为核心将人体各个系统通过经络血脉联系成一个整体，其中巧妙运用"取类比象""取象取意"等传统中医思维方法，从整体、系统、宏观角度探究人体生命活动和疾病防治的规律。因此，后人理解和接受这些由总结领悟而得的结论，应与前人的思考过程一样，将中医学特有的思维方式方法传承下去。

（二）医德医风的传承

我国的中医文化博大精深，中医学道德体系有着悠久的传统和独特的价值观念，也是中医药质量文化的重要组成部分。深入学习并传承中医医德思想，对提高医疗服务质量，增强患者满意度，推动医疗服务良性发展具有十分重要的意义。高超的医术、丰富的学识、崇高的理想和道德对于医者而言都必不可少，正如皇甫谧在《针灸甲乙经》序中说："若不精通医道，虽有忠孝之心、仁慈之性，君父危困，赤子涂地，无以济之。"医学是"至道在微，变化无穷"的学问，做一个合格的医生要"上知天文，下知地理，中知人事"，才能真正领悟医学的真谛。医乃"至精至微"之事，清代叶天士说："医可为而不可为。必天资敏悟，读书万卷，而后可借术济世。不然，鲜有不杀人者，是以药饵为刀刃也"。但学医很难，只有不惧艰难，刻苦进取才能学成，"合抱之木，生于毫末；九层之台，起于累土；千里之行，始于足下""青衿之岁，高尚药典。白首之年，未尝释卷"。在现代院校教育模式下，要保证中医药的发展，必须重视质量文化建设，必须重视医德医风的传承。

三、质量文化在中医药文化传承中的途径

文化的传承以人为主体，中医文化的传承，必须依托学术思想的传承，以学术为根本。正如《医贯》云："有医术、有医道。术可暂行一时，道则流芳千古。"传承是创新的基础，然而一味照搬古人之意而不知变通又有失传承的本意，要以临机应变为要，结合时代发展的要求，结合临床具体运用，以扬弃的态度学习并传承学术，积极学习现代医学，使中医学通过传承而保留，通过创新研究而发展；在传承过程中还要保持学术思想的纯正性，切忌曲解核心思想。《毛诗指说》："传承师说谓之为传，出自己意即为注。"传承中医药质量文化、重视学术思想犹如为经典做传，要保持原意不能偏离。医学以治病救人为目的，重视实用性是传承与发展的基本要求。医以活人，文以载道，学术传承应以致用为本，正所谓"道不远人，以病者之身为宗师"。

（一）在高等教育中重视质量文化观念的培养

现代医学教育主要是院校教育。但与师承家传相比，官办教育出现较晚，一般认为始于魏晋南北朝时期，《唐六典》记载："宋元嘉二十年，太医令秦承祖奏置医学，以广传授。"这表明在晋代，政府已经涉及医学教育，隋唐五代时期，官办教育蓬勃发展，隋朝的官办医学由太医署主管，分为医学教育和药学教育两部分。太医署有医师 200 人，助教 2 人，主药 2 人，药园师 2 人，医博士 2 人，按摩博士 2 人等，可见那时已有相当规模，唐朝继承了隋朝官办医学教育的制度，仍由太医署主管，由博士负责教育，宋代政府医学教育继续发展，并将医政管理与医学教育分开，太医署仅主持以医学教授生徒，另设翰林医官掌医事政令。元代负责医护管理的医学提举司是医学教育的主管机构，且元代医学教育的突出特点是医校与三皇庙合一。明清时期，官办教育逐渐衰落，均没有专门的教育机构，太医院负责监管。

中华人民共和国成立以来，国家于 1956 年首先在北京、上海、广州、成都建立 4 所中医学院。到现在全国每个省份几乎都建立了中医院校。中医院校教育属于基础性专业教育，是中医药人才成长的基础环节，高等中医药院校既承担高素质中医药人才培养，中医药科技创新的重任，同时也肩负着中医文化传承与传播的使命，是中华优秀传统文化传承创新的重要基地，是促进中华优秀传统文化繁荣发展的主力军。经过 50 多年的发展，中医药院校教育已成为中医药教育的主体，基本建立了中高职教育、本科教育、长学制教育、硕士学位与研究生教育等多形式、多层次、多专业的学历教育体系。中医院校教育是效率最高的医学人才培养手段，使教学质量和效果可以量化和评估，这也是质量文化的一个发展和进步。中医药院校在设置课程中，除了注意培养学生较扎实的中医药理论和实践能力，还应注重对学生较深厚的中医传统文化底蕴，较宽广的现代科学素养和创新思维的培养。作为中医药院校的学生，在关注全面发展的同时，更需要重视中医人才道德素养的教育，中医人才道德素养的教育，是医学教育中一个不可分割的重要组成部分。但是在以往的学院教育中，对传统人文素养、中医医德以及相应的中医药质量文化教育是严重缺失的，对中医药的发展埋下了巨大的隐患，因此今后的中医药院校教育中，必须要加大中医药质量文化的系统教育，培养中医药质量文化观。

（二）在师承教育模式下重视质量文化培育

"古之学者必有师。师者，所以传道授业解惑也。"在院校教育普及之前，中医的传承都是靠师徒传授完成的，帅徒传授的优势就在于老师的言传身教，在整个学习过程中，老师会将自己的经验与知识以及掌握的诊疗技术传授给学生，相较于班级授课的方式更有利于临证用药经验和传统操作技术的传授。唯一不足是容易缺乏系统性，教学效果受老师水平的限制，质量文化观教育也相对薄弱。为进一步推进中医师承教育，《国务院关于扶持和促进中医药事业发展的若干意见》明确规定："总结中医药师承教育经验，制订师承教育标准和相关政策措施，探索不同层次、不同类型的师承教育模式，丰富中医药人才培养方式和途径。"《国务院关于印发中医药发展战略规划纲要（2016—2030）的通知》要求："建立中医药师承教育培养体系，将师承教育全面融入院校教育、毕业后教育和继续教育。鼓励医疗机构发展师承教育，实现师承教育常态化和制度化，建立传统中医师管理制度。"中医以师承的方式培养了大量人才，其历史功绩已得到肯定。国家以法律的形式承认师承方式，允许师承方式继续保留，以发挥更大的作用，执业医师法、《中医药条例》等都已对中医药师承教育予以肯定。最新出台的《中华人民共和国中医药法》更明确指出要支持发展师承教育，推进师承教育与院校教育相结合，充分发挥师承教育在毕业后教育中的作用，并推进师承教育与继续教育协同发展，探索符合中医药特色的人才培养模式。

第四章

大学质量文化的内涵与层级结构

新时代"高教40条"提出要"大学质量文化建设取得显著成效",教育部要求建立持续改进的大学质量文化,加强大学质量文化建设,将质量文化要求内化为高校师生的共同价值追求和自觉行为,成为高校提升质量的内驱力。2019年教育部高等教育司《关于做好国家一流本科专业建设有关工作的通知》提出"大力培育以人才培养为中心的质量文化"。教育部《关于深化本科教育教学改革全面提高人才培养质量的意见》提出全面推进质量文化建设,高校要构建自觉、自省、自律、自查、自纠的大学质量文化,把其作为推动大学不断前行,不断超越的内生动力,将质量意识、质量标准、质量评价、质量管理等落实到教育教学各环节中,这是中国高等教育自新中国成立以来首次以官方文件的方式向全国高等学校提出的要求,更是在新时代创造中国特色、世界水平大学的新任务。

大学质量文化建设不仅是质量意识、质量标准、质量评价、质量管理的文化基础探索,更重要的是大学质量文化的核心价值观,大学质量文化的内涵,大学质量文化的层级结构体系及大学质量文化观的理论研究与应用。

第一节　大学的质量与文化

大学的发展是世界经济社会发展的风向标,几百年来世界高等教育的发展决定了世界各国的科技进步水平和国家竞争力。在日益激烈的市场竞争环境下,人才的竞争起着决定性作用,而人才的竞争高等教育是根本,大学水平是基础。21世纪到来之际,无论是发达国家还是发展中国家都把人才质量视为生命。我国20世纪末期就提出把一个什么样的高等教育带入21世纪,随着我国高等教育的大发展、大改革和大开放,又提出质量是高等教育的生命线,引领着大学所做的一切都是为了提高人才培养质量和服务社会水平，从而满足中国特色社会主义发展需要。经济社会的发展从来就没有离开过人才竞争的优胜劣汰，社会需求竞争是永恒的裁判者。如果一所大学培养的人才和社会服务质量能够满足社会发展需求，大学就能在适应社会发展中生存并取胜。相反，如果大学的人才培养质量和社会服务能力不能满足社会需求，那它在竞争中就会失败。所以，大学人才培养和适应社会，本质上就是质量的竞争，就是大学质量管理的竞争，质量决定着大学的盛衰成败。影响大学人才培养质量的因素很多，不仅是大学建设的基础、教学条件及教学环境的优劣、教学管理与质量保障的先进程度等，更主要的是在人才培养过程中教职员工的工作态度，是否全员全面认识到质量对学校生存与发展有着至关重要的决定性作用；是否都能用立德树人、教书育人、一丝不苟的精神对待人才培养过程中的任何质量缺陷；是否都能把自己的教学工作价值观、质量观升华到培养有中国特色社会主义建设者和接班人的程度来保证人才培养；是否都能将大学教育立足社会服务，满足岗位需要来实现中华民族的伟大复兴等。这些内容就上升到了文化层面。由此，21 世纪的国际竞争下的大学质量不仅是一个培养过程的改革与优化、质量保障与质量革命的过程，更是一个文化、思想、意识、道德、思维的凝聚过程。大学建设基础的物质条件保障是人才培养质量形成的手段，提高人才培养质量思想观念是先导。不断增强质量意识，树立科学质量观，营造优良的教风、学风和校风，形成质量道德风尚，这是大学质量形成的更深层次上的关键所在。

一、大学的质量

质量已成为全世界的共同语言，特别是面对经济全球化、政治多元化的世界格局，各国对高等教育的发展建设无时无刻不关注着大学的质量，并努力探索大学本科教育人才培养质量的基础性作用和社会服务潜质，不断改革人才培养过程和应对社会服务的岗位变革，以质量求发展、求创新。大学人才培养质量是一个永恒的主题，纵观中外教育史和质量研究学者的观点，无不对质量提出了期盼。中国孔子提出"学而优则仕"，西方柏拉图提出培养"哲学王"，"仕"与"王"都是质量的追求。卢梭的"爱弥儿"，杜威的"人本教育"，马克思的"人的全面发展"，以及中外现代教育家、政治家都要求人才培养的质量评价。质量的定义有多种，《辞海》除了将质量作为物理量之外，另一个定义是"产品和工作的优劣程度。如建筑质量、工程质量、教学质量"。美国管理学者菲利浦·克劳士比（Philip Crosby）认为，"质量意味着符合要求，而不是优良"。澳大利亚大学质量中心学者认为，"质量是要求与实际结果质量的关系，是我们所期望与我们所得到之间的差异；质量是基于价值和对选择的表达"。国际标准化组织（ISO）对质量的定义是"一个固有特性满足要求的程度"。《朗文当代高级英语辞典》给质量下的定义是"某种事物优良程度"。近一个世纪以来，全世界对质量的认识，最初是"狭义质量"的概念，如克劳士比、田口玄一等，要求质量的符合性，即符合度，达到的程度。后来发展了这一概念，提出了"广义质量"的概念，如休哈特、朱兰、戴明、费根堡姆和石川馨，其中被广为传播的定义是朱兰博士的适用性质量，即质量适合目的。而休哈特博士早在20世纪20年代对质量的表述为：质量兼有主观性的一面（顾客所期望的）和客观性的一面（独立于顾客期望的产品属性）。质量必须由可测量的量化性来反映，必须把潜在顾客的需求转化为特定产品和服务的可变量的特性，以满足市场需要。正是由于质量的主观性一面，质量的内涵是非常丰富的，而且随着顾客需求的变化而不断变化；同样，正是由于质量的客观性一面，使得对质量进行科学的管理成为可能。20世纪90年代后，还有一些著名学者提出了"全面质量"的概念，即以需求为目标，以市场调控质量，以多层面、全方位服务为导向的要求界定质量。"全面质量"一经提出，即改变了人们对质量的认识，进而产生了"全面的质量管理""全面的质量服务"，以及不仅要求生产过程的全面质量，还要求"售后服务"的质量。"全面质量"概念深化了对质量本质的认识，是一次突破和飞跃。大学质量从教育的目的看，它是人类所追求的美好教育理想；从教育质量具体要求看，它是教育水平的高低和效果优劣程度，最终体现在培养对象的质量上。美国高质量教育委员会1983年的《国家处于危险中，教育改革势在必行》报告指出："高质量教育意味着每个学习者无论在学校或工作岗位，应在个人能力的极限工作，从而考验本人的极限，并把这种极限推向更高。""高质量指的是一个学校或学院为全体学生规定了高标准和目标，并想方设法协助学生达到这些目标。"库姆斯在《世界教育危机》中指出："比起习惯上定义的教育质量，以及根据传统课程和标准判断学生成绩从而判断的教育质量，这里所说的质量包括教和学的相关性问题，即教育如何适应在特定环境与前提下学习者当前和将来的需要，还涉及教育体系本身构成教育专业要素（学生、教师、设备、设施、资金）的重要变化，目标、课程和教育技术及社会经济、文化和政治环境等。"由此，教育质量概念的界定应确立目标质量，个人和社会的教育需要满足的教育质量。目标质量包括教育培养的各级各类人才的数量、质量、结构等方面要符合当前社会物质文明、政治文明和精神文明建设要求，这是大学质量的更高要求，也是质量文化的约定。

二、大学的文化

文化是社会发展规律上层建筑的范畴，同时文化又是一个历史范畴。它是人类社会和人类群体或民族世代相传的行为模式、艺术、宗教信仰、群体组织和其他一些人类生产活动、思维活动的本质特性的综合，是一个群体在长期的社会实践过程中的积淀。从社会发展规律看，文化是指人类社会历史实践过程中所创造的物质财富与精神财富的综合；从社会的内部结构看，文化是指社会的意识形态，以及与之相适应的制度和组织机构。文化是一种社会发展的历史现象，每个社会都有与之相适应的文化，并随着社会物质生产的发展而发展。作为意识形态的文化，是一定社会的政治和经济的反映，又作用于社会政治与经济。从文化的功能体系看，它把人类的生物和技术行为融合到人类最富有表现力行为的语言言语及非语言言语体系中，从而使人类社会得以存在和发展，如人类的一般行为和行为模式，人的信仰和价值观，人的言语语言和社会成员的生活方式等，它也是某区域和某民族内人们的价值观、特性或行为方式特征表现。从文化的深层次看，在道德、精神和意识层面反映人类乃至个体的差异性，表达出价值观、气质和风格的不同。"文化"可以用于任何规模的社会组织，只要该组织有机会学习和组织操作训练与培育，坚持相同的价值观，就能适应不同民族、地区、职业的区分，适应周围的社会环境和生存环境。文化最重要的是作为上层建筑对经济基础逆向推定的反作用力。同样，大学精神源于大学文化，大学是上层建筑的重要组成，又是文化传播的重要载体，大学教育的原始动机是政治家、教育家、广

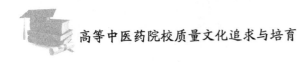

大人民群众的愿景、期盼和使命，大学的领导者代表着全体教职员工所持有的共同观念、思想和追求，这些共同的价值取向在很大程度上决定了大学的生存与发展，决定着教育教学过程中对社会及周围世界的反应，当遇到办学过程中的问题时，大学文化就将影响学校教职员工的行为变革，促使他们调整办学指导思想、办学定位，推进人才培养改革，重新定义办学过程中的目标、基本概念，以及分析和解决应对社会需求的问题。大学文化的传承创新功能是社会经济基础与上层建筑、生产力与生产关系矛盾运动的重要载体，生产力的发展和经济基础的进步需要人力资源素质的提升，而人才水平和社会创新的基础在教育，教育的文化传承创新是生产力与经济基础发展的第一动力。由此，大学文化的逆向推定是反作用于社会经济基础发展和社会生产力的进步。

三、大学的质量与文化关系

大学的质量是大学文化的反映，大学文化决定着大学质量发展的盛衰成败。一般来说，大学文化是围绕人才培养质量这个中心来推动和发展的，大学文化中的大学精神、大学的人才培养质量价值观都充分体现着质量的导向作用。大学文化在学校质量方面的目的约定就是把单一的教育教学质量管理推向全面的教育教学质量管理，把教育教学质量管理的强制性行为变成教职员工的自主性行为，即把大学的质量管理工作从"要我做"变成"我要做"。大学的质量建设是大学文化在全面质量管理中的表现，是为实施质量经营提供有效支持的那一部分大学文化，使大学文化体现质量导向，为确保人才培养质量的社会满意度和社会多样化需求做出保障。大学质量与大学文化应是相互融合的，又是相互转换的，而大学文化建设是大学质量建设的根基，大学质量建设是丰富大学大文化建设的源泉。当大学文化建设与积淀不够成熟时，可通过大学质量建设来使大学文化建设得以提升和完善，而优秀的大学文化建设必定包含了卓越的质量追求，即包含了对质量起到积极促进作用的那部分文化。当大学质量管理把质量视为生命线时，质量就更逼近于大学文化，而大学文化建设的实践通过大学的质量管理活动更表达出大学的质量文化。大学质量建设实践将质量精神贯穿于人才培养过程的各个环节，大学内部质量保障有效支撑着大学的健康发展。质量管理是大学的"纲",大学文化是学校发展的"魂"。由此,正确处理大学的质量和大学的文化关系,不仅是大学的社会责任基础、大学的诚信根基,更是培养什么人、怎样培养人、为谁培养人的出发点和落脚点。

第二节 大学质量文化的内涵

所谓大学质量文化,从一开始有学校教育起,就有培养什么人、达到什么样的质量的意识和要求。但大学质量文化不等于质量和文化的简单相加,而是大学全体员工的质量意识、学校管理者与校长主导的质量意识,更确切地讲是学校全体教职员工与管理者全员质量意识的融合体。这个融合体是在不断形成的共同质量价值观的导向下产生的一种文化氛围,不是质量的一般概念和方法,而是在长期的办学过程中坚守的思想、观念和信仰,坚持人才培养满足社会多样化需求,坚持质量就是生命,坚持以质量求贡献、求发展,坚持以质量出成果、出效益。没有这些教育教学思想、理念和信仰,全面质量管理和质量改进就无从谈起,也就不会形成质量文化。大学质量文化作为一种共同价值观念,其塑造是一个非常微妙而又复杂的心理体验过程,世界著名的大学都走过了这一历程。这是因为大学的教职员工在不同社会领域和不同的地域文化熏陶下形成了不同的个性、品行、气质、人格和文化素养,这种差异性永恒存在。要在如此复杂多样的个体当中按人才培养目标形成一种共同价值观念,就必须长期而耐心地培养教育者和学习者的理想追求,就必须明确大学质量文化的倡导和培育。因此,大学章程、大学精神、大学发展规划的要求就是大学发展中、日常管理中和具体决策中的顶层设计,这些设计把大学质量意识作为大学的第一意识贯彻在决策层的全部决策和管理行为之中,把质量文化培育纳入大学发展战略并贯彻到各个具体教学过程和环节之中,把质量文化根植于日常教育教学管理中并具体实践,成为广大教职员工教与学具体活动的管理基础和保证体系。大学的组织领导者是大学质量文化建设和大学质量文化氛围营造的指导者和引路人,他们在大学发挥的政治、思想、道德、制度的指导和引领对大学质量文化建设起着关键作用。这就要求大学的组织领导者需要思考并回答大学组织文化中深层的精神、思想方面的问题，包括大学组织为什么存在、大学代表什么，以及大学的发展方向等。这些问题和大学的使命、愿景及核心价值观密切相关，是大学质量文化追求的目标。由此，大学质量文化是质量形成的灵魂。如果说质量是大学的生命线，那么大学质量文化就是质量的保护神。大学质量文化的建立已成为大学提高质量形象和核心竞争力的需要，也是学校内部树立品牌，形成内部凝聚力的需要，更是大学发展取得成功的关键。

一、大学质量文化的内涵要素

给大学质量文化下一个完整的定义还需要深入探索与实践。在世界教育发展史上，尽管没有单独论述大学质量文化，但质量文化意识和质量文化追求从未间断，并丰富多彩、寓意深刻。一般意义上，大学质量文化应概述为大学人才培养过程中形成的质量意识、质量思维、质量行为、质量形象以及大学人才培养质量的总和。大学通过艰难的、长期的、有序的质量文化建设，从社会、民族、文化、法律、社会心理多角度研究、总结、探索与实践，不断追求与经营大学质量文化，形成具有核心竞争力的质量价值观。现代企业文化、企业质量文化的形成也经历了这样一个过程。虽然企业与大学对产品的质量有严格的界定，但在生产过程中的质量要求却是异曲同工的。美国朱兰质量科学研究院执行副院长鲁贝斯勒认为，企业文化、企业作风、企业行为反映在全面质量管理上，就是质量文化。美国学者道格拉斯指出，质量文化是企业整体文化中的重要组成部分，指的是企业在满足用户需求过程中所体现出的整体性的信念、价值观等特征。质量文化建设的核心目标是通过更好地满足用户需求而创造更大价值，质量文化包括质量意识和质量管理两个方面，质量文化的发展基础在于人员意识和企业的质量生态环境。特别是随着 ISO 9000 质量管理体系认证在企业的广泛应用，ISO 9000 关于质量的定义逐渐为越来越多人所接受。从实用性角度讲，质量是对需求、期望的满意度；从技术性角度讲，质量是与需求、期望有关的对象的属性。质量的概念可以理解为是反映实体满足明确和隐含需要的能力的特性总和。朱兰博士的质量形成规律和质量螺旋式上升模式不仅适用于企业的质量管理，也被广泛地应用到企业之外的各个领域，凡有质量管理和质量文化追求者，都离不开质量管理的基本原理。大学质量管理与质量文化的追求与经营同样是在质量标准、质量计划、质量监控、质量改进的程序中运行，同样是教育教学思想、规章制度、法律法规精神道德的文化约定。

（一）质量意识

大学的质量意识十分广泛，大学一般从校训、办学指导思想和定位、教育教学思想理念、校标、校旗、校歌、校风、教风、学风要求等规范质量追求，以此形成各自特点、特色的质量文化。而大学在办学过程中经常出现与社会变革、市场竞争、服务水平的差距，把质量视为高等教育或大学生存与发展的生命线成为永恒的主题。大学办学水平的高低取决于人才培养质量，取决于社会的满意度。这就要求大学的教职员工和组织领导层具有危机意识、紧迫意识和使命意识，而这些意识的形成，最终是由学校人才培养质量来证明。由此，大学的全员质量意识是质量管理人人有责、质量水平人人有份、质量贡献全员共享。大学的发展在社会层面长期处在上层领域，站在宝塔尖上，更是受尊重的领地和职业，人们常常认为这一领域既安全又保险，还值得信赖。而现实的社会发展与进步，已经开始打破这一美好的局面，特别是市场经济的发展，世界经济全球化、政治多元化、信息革命时代化的今天，无时无刻不把大学之间的竞争推向巅峰。尤其是科技革命、知识经济时代，人才的竞争已在世界各国疯狂地展开，人才的培养质量严峻地考验着每一所大学的办学水平，说质量是高等教育和大学的生命线已不是一句空话，所以大学的全体教职员工和组织领导层在办学过程中自觉主动提高工作质量，树立正确的质量意识，以质量价值观和质量文化氛围取得大学竞争上的质量优势而获得长久稳定的发展。

（二）质量价值观

大学的质量价值观是大学质量意识的核心内容，是起决定性作用的要素。大学的质量价值观影响着大学教职员工和组织领导层的质量态度和质量行为取向，也是大学质量文化独特性的本质所在。大学通过质量的追求和质量氛围的营造，形成积极向上的质量文化，确立正确的质量价值观，较好地引导全校教职员工产生内在的感召力和强烈的忧患意识，让全校教职员工自觉地遵守大学的章程、大学精神、大学制度及法律法规，并维护大学的质量精神和质量形象，在工作中主动提升人才培养质量、科学研究质量、社会服务质量和文化传承创新水平。质量观念是质量价值观的反映，是大学教职员工对待质量问题的观点，观念决定态度和行为，落后的质量观念必然产生消极的质量态度和不正确的质量行为。大学的立德树人、教书育人是质量价值观的核心，是培养什么人、怎样培养人、为谁培养人的基本准则，更是大学的精神道德标准。大学的教育教学管理和相关的制度要求是硬性地按规律办学的规定，而大学的伦理、精神和道德是通过长期培养和倡导而形成的群体的质量精神规范。大学质量的伦理、精神和道德不仅强调大学人才培养质量的责任，而且更强调大学的社会责任、政治责任和环境责任，是大学质量价值观的根本体现。

（三）社会服务意识

社会对大学人才培养的满意度取决于大学教职员工对社会服务的认识，它决定着学校教职员工在处理与社会服务有关的问题时的价值取向和行为方式，对大学发展具有重要的作用。强烈的社会服务意识是一所大学持续发展的原动力，只有形成强烈的社会服务意识的大学，才会有强烈的社会责任感与使命感，才能把大学的人才培养与社会需求紧密结合，不断探索社会需求的多样性，钻研社会服务的内涵要求，使人才培养形成品牌，以社会适应来维护品牌的紧迫感，形成以质量取胜，以质量获得特色优势，以质量求得生存与发展的机遇，为学校奠定可持续发展的坚实基础和不竭动力。

（四）质量形象

大学质量形象主要体现在内部质量形象和外部质量形象的统一性上。内部质量形象主要表现为基础的、稳定的和长期的质量标准要求和质量管理方式的外在表达力，包括人才培养质量、教师质量、条件质量和教育教学管理质量等；外部质量形象主要表现为人才培养的社会评价质量、人才的社会适应水平、人才的社会服务质量、人才品牌的影响力、人才的行为和社会责任感给社会留下的印象及满意程度。这些都是大学的质量文化的外在体现，影响着社会对学校的评价，也产生对大学的内部管理和外部适应的影响。大学质量形象的核心是人才培养质量形象，许多大学经过多年的积淀和发展形成了固有的人才培养质量影响力，这也是社会选择大学人才时最为关心的质量形象，它是社会对学校人才培养质量的长期观察和应用过程中形成的印象，一经形成往往在一定时期内保持相对稳定。因而每所大学都把人才培养质量视为生命线，不断改进质量，不断适应社会多样化，确保人才培养质量在社会服务中的良好形象和优先地位。

（五）质量信誉

大学的质量信誉是在长期的办学过程中形成的。它的基础是大学的名师、名专业、名课程，也是我们目前常讲的要打造"金师""金专业""金课"，有了这些才能为质量信誉奠定基础，才能构建品牌形象，在社会中形成知名度、美誉度和忠诚度。通过培养出的人才，为社会服务的责任形象、守法形象和素质形象树立起大学的质量信誉。大学质量信誉是靠一代又一代的人才、社会服务和大学不断改进人才培养质量形成的，更要靠大学认认真真、踏踏实实、对社会负责的态度进行经营，一点一滴积累起来，一步一步增强社会满意度争取到的。

二、大学质量文化的特征

大学质量文化有其独特性，是因为它的根本任务是人才培养。人才培养必须具有时代性、特色性、开放性和相应的形式，这就决定了大学质量文化区别于其他领域质量文化的规制范畴和对象。

（一）时代特征

社会发展的不同时期，有不同的质量文化样态，这些样态规制人们的实践活动、行为方式、质量观念和质量行为。由此，质量文化必须反映时代的要求，创造出不断适应时代发展的质量水平。文化常常是传承了同样的历史而具有内在联系和一致性，但随着社会的发展、文明的进步，文化也不断产生新的内容，以适应社会的变革需要。同时，文化也对社会变革起到反作用。对大学来说，质量文化的目标、质量观念和行为具有预防性、超前性。特别是伴随我国新时代的到来，大学质量管理观念和行为必须随新时代的要求而变化，要以中国特色、世界一流的目标拓展大学质量文化的空间，形成全面、综合、开放的全新质量观念。尽管大学是社会的文化重地，大学质量文化既是社会文化的重要组成，又是质量文化建设发展的园地，并随着大学的不断发展而不断丰

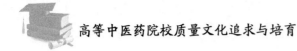

富。大学是人才培养的摇篮，世界范围的人才竞争最终要看大学的人才培养水平，为了增强大学的整体竞争力，任何一所大学都不遗余力地争取社会办学地位和大学本身的实力及凝聚力，努力办出特色。新时代的机遇与挑战，更让学校坚持文化引领、追求卓越、人才培养要高质量发展等。如果大学质量理念不能与时俱进，大学质量文化建设跟不上时代特征，势必使大学人才培养质量落后、掉队，社会服务能力下降，使大学发展陷入困境。

（二）特色特征

世界上的每一所著名大学都有自己的办学特色。这是因为每一所大学都有自己的历史、类型、性质规模、心理背景、社会基础和教职员工素质等因素。这些内在因素各不相同，在人才培养过程中和质量标准要求下必然形成具有本校特色的质量价值观、质量经营准则、质量管理作风、质量精神、伦理、道德规范、质量方针及目标等。在建设大学质量文化过程中，每一所大学都会形成不同的质量文化，而且任何一种质量文化都是不断排他并不断吸收的结果。从而形成大学的质量个性特征，包括人才培养类型、社会服务个性、人才品牌、质量形象特征、质量管理风格和教育教学及方法手段的特质。由此形成了各校的办学特色，表现出了大学质量文化的特色特征。这既是大学质量文化建设与发展的积淀，更是不同大学发展的象征。同时，世界各国大学都具有本土性。本土化是本土文化的表达，是质量文化的基本基因，没有本土化特色的文化就不可能获得世界范围内的成功，大学质量文化发展是这样，而世界各跨国公司的企业文化也是如此。

（三）开放特征

任何有生命力的文化都是开放的，封闭的文化必然走向灭亡。中华民族优秀传统文化如此，西方文艺复兴后的文化传播也是如此。中华民族优秀传统文化自唐宋以后辐射了世界大多数国家，直到今天孔子学院遍布全球，而西方的现代文明使世界走向了新发展。从文明的生命力看，不在于它的历史是否悠久，也不在于它所涵盖的地域是否广阔，而在于它是否与外界有连续不断的、范围广泛的交流。先进的质量文化观念，质量规范可以超越国界而存在，甚至可以在全球普及而被采纳，形成共同的质量价值观。世界范围内，几百年来，大学间从未间断过质量文化的交流，尤其是现代社会，各大学之间交流越来越频繁，每所优质大学间都开展了国际交流与合作，其教育教学思想理念、教育教学过程管理、人才培养质量标准、教育教学管理制度都在互相借鉴，互相取长补短，推进大学的快速发展。大学质量文化表现的开放特征，一般为大学质量文化与社会质量文化的沟通，沟通的载体是人才的交流和人才的社会服务；公共质量文化与大学质量文化相互渗透与应用，大学质量追求与经营不断吸取社会公共质量文化约定，在人才培养过程中和人才社会服务过程中关注着社会进步的需要，来进一步明确大学的发展定位、专业调整、修正质量标准，明晰办学思想、理念和原则，不断提升人才培养质量；其次是质量文化与大学内部非文化职能的沟通，即质量文化在传播和发展的过程中，即使原来与其他文化相去甚远，一旦融合进大学之后便会产生新的文化因素和信息，具有对各文化进行比较和选择的功能，达到文化的先进性，形成新的文化内核和凝聚点，成为大学质量文化发展的内在动因。

（四）样态特征

质量文化样态是形式的文化性，是质量文化区别于不同质量管理理论的重要特征。质量文化样态是经过不断实践、不断改进塑造出来的。尽管大学质量文化的形成受到大学自身特点和传统文化积淀的影响，但对质量约定的传播、继承，总是以文化流传的一定方式进行的，是由思维方式和行为习惯来表现一种样态。只要善于把握传统文化中优秀和闪光的部分加以提炼，结合大学发展的实际环境，充分激发学校全员的质量意识和主观能动性，积极并长期倡导先进的质量道德、质量精神和质量价值观，制定先进的行为准则，推行追求卓越、不断提升的人才培养质量，经久磨合、不断萃取，就能形成独具特点的质量文化样态，经营出具有自己特色的先进质量文化体系。

三、大学质量文化的功能

质量文化对于大学提高人才培养质量、增强大学品质、提高社会竞争力和社会效益有着很大的作用，其功能渗透于整个人才培养过程。

（一）引领功能

大学质量文化的引领功能主要是引领人才的培养目标、质量标准，控制培养规格和接受新的质量文化的影响。大学要站在先进文化的前沿，不断吸纳先进文化对人才培养的导向作用，使大学不断适应社会的发展变化。大学的质量目标要随时代的变革而变化，要跟上时代发展的步伐。特别是不同行业院校的各类专业都有质量标准，这些标准的根基就是质量文化的反映，要使大学不脱离社会及国际市场，就要通过大学质量文化控制人才培养的动向，发挥引领的功能。同时，大学质量文化还引领着为培养目标服务的大学基础建设、教育教学条件改善、教师队伍发展、教育教学综合改革及文化氛围的营造，使人才培养在质量文化的导向中适应市场竞争，开创全面发展的局面，扩大大学的生存和发展空间。

（二）规制功能

大学质量文化规制功能主要是大学教育教学管理的意识规范和行为规范。无论是传统文化还是现代文化对人的意识和行为的规制都是普遍存在的。大学人才培养质量标准的核心就是质量文化，它既是一种有形的条文约束，又是对人才培养过程中教与学的规制。大学章程是大学管理的总纲，是全体教职员工的意识和行为的基本约定，它的深层次意义在于形成一种理念，坚持正确的教育教学思想，坚持立德树人，坚持教育教学的制度法规，来完成培养什么样的人、怎样培养人和为谁培养人的任务。通过这些规制，构建出一系列的影响机制，以大学质量文化的总体导向，形成相应的质量文化运行体系，一方面可以得到全校教职员工积极响应，不断内生新的动能；另一方面这种动能可以迅速转化为预期的行为，实现大学的办学目标和人才培养目标。

（三）凝聚功能

大学质量文化是让有共同文化背景和共同环境的人形成共同的理想、信仰、追求，并为共同的目标努力奋斗。质量文化建设的目的就是根据文化的凝聚功能和向心力来发挥作用。大学质量文化运动体系是随着传统优秀文化不断继承、发展、创新，先进文化不断融入的一个动态体系。大学教职员工通过质量文化潜移默化的方式进行质量意识和行为规范的沟通、交流、校正，塑造对大学质量目标、质量观念、质量标准、质量规范的认同感和使命感，形成共同的价值追求和质量价值观，建立起责任共担、风险共防、期盼共解、贡献共享的协作精神。具有较长办学历史的大学质量文化体系都比较完善，大都形成了独具特色的办学风格，展现出相对个性的校风、教风和学风。而大学的每一份子在质量文化的熏陶下，大学与教职员工成为"命运共同体"，为培养优秀人才不懈努力，质量成为每个人的责任和自觉行为。

（四）激励功能

大学质量文化的核心是质量价值观。大学质量价值观的确立可以转化为质量精神，这种质量精神的激发，使全校教职员工具有质量意识和工作责任感。一所大学的质量文化价值观对每位教职员工的影响和社会评价都是久远的，正像人们对一所大学形象的认知，往往是通过人才培养过程的衡量标准来确认，而真正的评价却来自于这所学校质量文化的影响力。这是因为大学质量文化塑造了大学的形象，给大学的人才培养明确了社会定位，社会的满意度决定大学办学的兴衰成败，这是大学激励竞争机制的根本。质量文化的激励作用来源于形成的质量激励机制，除要通过社会评价反馈加以完善外部激励机制外，更重要的是内生的激励机制，要从满足组织成员的各种需求出发，激活学校每一位成员持续进行质量改进、追求完美的动机，以及将其行为导向实现人才培养目标的质量目标的精神力量。质量激励机制要通过质量目标、领导方式、评价方法及管理手段等形式进行组织，形成质量激励机制主体和客体之间相对稳定的作用关系，以此构成一种"文化定势""文化氛围""文化样态"，使学校的质量方针、质量目标、质量效益成为全校教职员工的自觉追求，产生内在的文化心理效应，达到满足自我发展、自我实现的需要而自我激励动因，为大学发展和人才培养而努力奋斗。

第三节　大学质量文化的层级结构

大学质量文化的层级结构是根据质量文化的一般层次分类而构成的。质量文化分为物质文化、制度文化、行为文化和精神文化。质量文化的结构特征，由物质层、制度层、行为层和精神层构成，这四个层面共同组成了质量文化金字塔，这个结构层次与文化变革的抗性特征相一致，质量文化变革从物质层到精神层逐渐增强。其中物质层、精神层具有较高的易觉察性，属于质量文化的基础表达；而行为层和制度层具有较低的易觉察性，属于质量文化复杂与深层的反映。大学本就是一个文化样本，大学质量文化是由大学的功能决定的，大学以人才培养、科学研究、社会服务和文化传承创新为己任，其功能充分体现了文化的作用。但大学的质量文化建设与发展同样是在社会时代文化的规制下完成，要适应社会政治、经济、科技与文化的变革，并表达其先进性与层级结构关系。

大学质量文化层级结构体系从物质文化层看是教育教学的条件基础，这是基础层面的，它由社会的物质基础和办学基础决定；从制度文化层面看是大学章程及其相应的政策法规，它由学校的办学指导思想和价值理念决定；从行为文化层面看是大学的质量标准，它由学校的人才培养过程管理决定；从精神文化层面看是大学精神，它由学校在长期办学过程中积淀提炼而成。大学质量文化层级结构体系，不仅是由质量文化层次决定的，而且大学是独立的文化样体，通过大学功能的运行，在大学质量文化的规制下，具有显著的逆向推定作用。大学质量文化层级结构体系运行要遵循质量形成规律，依据质量标准、质量计划、质量监控和质量改进形成螺旋式逆向推定，不断提高人才培养质量。这一逆向推定就是质量文化的反作用力。当大学形成大学精神，就会反作用于大学人才培养活动与行为模式的纠偏，在纠偏的过程中推进大学政策、法规和制度的改革，在改革过程中，不断改善教育教学基础条件，以此持续改进、持续积累、持续完善，使人才培养始终保持着适应社会、适应时代的发展要求。（图4-1）

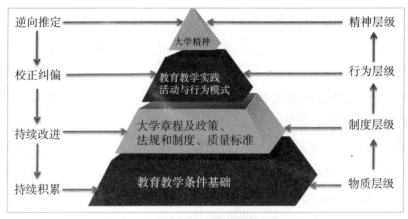

图4-1　大学质量文化层级结构体系

一、大学质量文化的物质层级

物质层级是大学质量文化的基础层面，是指大学质量文化的显现部分和外在体现。如教育教学基础条件、教师队伍、专业课程学科建设基础、校园文化标识、人才培养的社会评价和大学的形象等。物质层对文化强度的影响虽然小，但大学与企业不同的是，大学的物质层是大学质量文化建设与发展的基础。因此，基础条件的建设与改善直接作用于大学的文化建设，而大学质量文化的物质部分既是大学人才培养质量提高的必备条件，又是人才培养质量的直接基础，大学开展质量文化基础建设，包括教师队伍建设、学科专业建设、课程建设、校园文化环境建设及各种文化载体建设都直接影响人才培养质量，而质量文化的渗透载体也恰恰是其大学的物质基础。大学通过不断完善物质层面的改善，创建优质的办学条件，并根据人才培养质量的改进，逐步积累、持续增长，才能保持人才培养的水平，达到可持续发展。

二、大学质量文化的制度层级

大学质量文化的制度层级是大学教职员工行为的主要机制，是质量文化的固化部分，具有科学性、系统性和可操作性等特点。制度层级是行为层级的引导和约束规制层级，更是精神层级的重要支撑，是大学制度运行的重要保障。大学质量文化的制度层级包括了相应的政策法规，教育教学管理规程，质量标准及规范、制度，操作程序，还包括了提升教育教学质量的激励举措及办法等文件。其核心内容是质量标准、管理规程和激励政策。质量标准是各专业的基本要求，揭示了质量实践活动的基本目标，以满足既定的需要或期盼；教育教学管理规程是对教育教学过程行为及行为结果的指导与评价体系；激励政策主要体现了行为模式与导向作用。质量制度规制了大学在质量管理上对教职员工的要求，是大学教职员工必须遵循的准则，也是大学质量价值的外在体现和落实手段之一，是大学实现人才培养目标的必要保证。同时，大学质量文化制度层级是大学行为模式的规范，而大学精神的逆向推定又不断地纠正行为模式的改革，进而推进大学制度的变革。

三、大学质量文化的行为层级

大学质量文化的行为层级受制度层级的引导，又受物质层级的制约，是大学各项政策、法规、制度、规程、执行力的重要体现。大学的校风、教风、学风和学生与教师的行为准则都是质量文化的行为层级表现。还有教职员工的工作作风是否坚持尊重教师、尊重科学、尊重教学，是否实事求是、求真务实、追求真理、精益求精、不断创新等都是质量文化约定的工作作风表现。大学质量文化行为层级还体现在遵循教育规律办学的原则，博采众长、集中统一的原则，不断探索、追求卓越的原则，学生中心、质量第一、持续改进的原则等。大学质量文化的行为层级必须保证学校组织与每个教职员工的行为满足学校发展的需要，必须保证与不断改进人才培养质量。要创造条件，加强管理，不断维护质量意识，把培养教职员工的质量意识、良好的工作作风作为人才培养质量的保证。要协调全校教师与学生的质量意识与学校质量理念相一致，为大学发展和适应社会奠定基础。要提高大学管理者与管理组织的质量文化引领，明确组织统一的办学宗旨及发展方向，使学校教职员工充分参与，实现组织目标的内部环境，集中精力、身体力行开展教育教学工作。要为教职员工提供机会，建立学校民主管理体制，定期召开教职工代表大会，让教职员工提出科学合理的意见、建议，增强办学的物质基础和质量保障，建立明确的岗位职能职责，保证教育教学质量形成规律各环节的落实，持续改进人才培养质量。要重视教职员工所创造的质量成果，建立相应的奖励激励政策，鼓励教职员工的创造力和创新精神，不断推进学校高质量发展和创新性发展。同时，大学质量文化行为层级要紧密联系制度层级，下挂物质层级，上追精神层级，构建互融互通、相互依存、相互联系的层级体系，发挥大学质量文化行为层级整体功能。

四、大学质量文化的精神层级

大学质量文化的精神层级位于质量文化金字塔的最高层与核心层级，是质量文化的核心组成与最高境界，也是我们常称的大学精神，最能体现质量文化建设的成果。大学质量文化精神层级是大学精神中最稳定、最具影响力的层级，也是质量文化的精髓部分。这一层级表现为学校广大教职员工积极主动地尊重与维护社会责任的价值取向和精神追求。

精神层级所表现的群体价值取向，首先是以人为本，以学生为中心，以教育服务社会为最高权宜；其次是积极主动地维护社会质量文化的权威，适应社会发展的质量管理和质量要求，追求高质量发展；最后是追求行为结果的社会效益与完美主义，以连续持久的大学精神看待社会政治、经济、科技文化服务成果，推进社会的可持续发展理念。大学质量文化精神层级在学校内部主要表现为人才培养质量经营理念、质量方针、质量价值观、质量道德观和质量发展观。

大学质量文化精神层级的核心功能是树立大学的全面质量意识、全面质量价值观和全面质量管理与服务。大学精神文化一旦形成，就会处于比较稳定的文化样态，也正是世界一流大学所展现的及公认的文化状态。所以创建大学质量文化必须紧紧抓住精神层级的主要内容，以先进文化引领，以先进教育教学思想导向，增强大学教职员工的质量文化意识的教育与培养。反之，大学缺少或不能很好地明晰大学精神，质量文化底蕴不足，教职员工不能主动自觉提高人才培养质量，没有一个良好的质量管理环境，不能形成一个优良的质量文化氛围，再先进的教育教学管理规程、管理方法及规章制度都是没有根基的，也不能得到全校教职员工的支持和有效执行。大学质量文化精神层级的逆向推定作用十分显著，依据社会发展规律原理，大学属于社会上层建筑，社会发展是经济基础决定上层建筑，上层建筑反作用于经济基础，大学质量文化精神可逆向推定大学教育教学实践活动与质量行为模式的校正，推定大学章程和政策法规、制度标准的改革，推定大学教育教学条件基础的积累方向及持续改进人才培养质量，保持大学坚持以人为本、全面协调和可持续发展。

大学质量文化层级结构体系的 4 个层级是逐级攀登、相互联系、相互作用的有机体，构成了科学合理的大学质量文化金字塔。因此，不能将这一金字塔的各层级对立起来，更不能进行单独的评价，大学质量文化层级结构体系的功能和成果是整体的反映，其质量文化的评价结果也是这 4 个层级的综合效果。

| 第五章 |

高水平大学质量文化样态

第一节　大学质量文化样态的表达

大学质量文化是指高校以质量为核心的价值观念、意识信念、思维方式、道德规范、规章制度及行为方式的总和。大学质量文化样态是对大学存在状态的"断定"，是一种具体的样式和形态，用它来描述大学的属性，包括可能与不可能、存在与不存在、必然与偶然等三组逻辑判断。"可能与不可能"引导我们去思考质量文化的意义和价值，"存在与不存在"反映质量文化在不同高校的实践表达，"必然与偶然"代表一种质量文化在不同高校的创生方式。按照样态的三组逻辑判断，从外延上讲，质量文化样态包含三个方面的命题：第一，"质量文化要有质量文化的样"，高校的质量文化一方面要有对质量的追求，同时还要具备文化的特征与作用；第二，"一所学校质量文化一个样"，每所学校都有自己的情况，有自己的特色、优势，彰显了学校独特的质量文化样态；第三，"学校的质量文化都要有自己的样"，不同的学校通过自己特有的样态，区分出不同性质、区域、水平的学校，突出教育生态的多样性，展现教育的百花齐放。

一、大学文化的基因表达

质量文化样态是质量文化的宏观表现形式与微观运行状态，折射的是不同的质量价值追求和质量认知理想。大学的质量文化样态是基于学校内在的大学文化基因，传承学校自身的优势、特色与条件，来打造形成的具有学校独特性的有关质量的样态。

首先，质量文化是大学文化基因的表达，如中西方文化不同，反映在大学文化中也形成不同的质量文化差异。质量文化样态在人才培养过程中表达的"理念""方法"和"工具"也不同，通过潜移默化的方式，规制了学校全体成员的思想信仰，从而产生对质量目标、质量观念、质量标准和质量行为的认同感和使命感，是高校在发展过程中形成的特定的基因表达特征。

其次，质量文化是社会制度文化的基因表达，不同的社会制度文化对大学质量文化有不同的约定，这一约定使大学章程及其相应的教育教学管理制度具有社会制度文化的基因序列，使大学人才培养过程反映社会制度的性质。

最后，质量文化在教育教学活动中的基因表达，就是有什么样的大学质量文化追求，树立什么样的质量文化观，就会在大学教育教学活动中反映出相应的基因基础，这些基因基础构建了大学质量文化样态样式。

二、大学行为模式表达

大学行为模式的运行受大学质量文化样态制约，一所大学自大学章程、大学文化、大学精神形成后，大学教职员工的一切职责职能行为规范、行为方式或模式均受学校的质量文化样态规制。在大学的校风、教风、学风等方面既要展现教职员工的行为方式，又要形成规范的行为准则；在教育教学管理上既要规范教职员工的行为模式，又要在大学质量文化样态的规制下有所创新；在大学教育模式、教学模式、人才培养模式等方面，既要坚持学校的质量文化样态要求，又要展现大学人才培养的特殊性。特别是在大学功能的建设与发展中，更要以质量文化样态的约定，推进大学人才培养、科学研究、社会服务和文化传承的创新，并展现独具特色的行为风格。

三、大学精神表达

高品质学校应该达到的样态设计是具有高品质的校园文化、高品质的学校环境、高品质的校长、高品质的学校管理、高品质教师、高品质课程、高品质学生与高品质的评价等。质量是学校发展的生命线，对于高品质的追求一定程度上代表着一所学校对于质量文化的追求。而质量文化追求的最高境界是大学精神。由此，我们可以将质量文化内化的主要表现形式概括为学校的教育目标、办学理念、治校原则、校风校训、治学态度、教师的水平、学生的志向、制度规范、教育教学管理等，还包括校园各类学术社团、文体活动，以及校园建筑风格等一系列能够代表并持续影响着学校质量文化内涵与发展方向的要素。

大学的质量文化样态有其大学文化基因、行为模式和大学精神的内涵约定，故每所大学都有其特殊性，大学在发展过程中经历了不同的发展阶段与发展过程，形成了独一无二的"样态"。同时，质量文化样态也具有一定的普遍性，比如，学校都是以促进学生成长为根本目的，质量文化样态也围绕这一目标而生成。分析研究各高校质量文化样态的共性，发掘其中的特色，发挥质量文化样态的示范效应，有助于为高等院校发展提供思路，推进质量文化建设，进而从理念、精神和价值观上规制教育教学改革，推动人才培养过程创新。

第二节　大学质量文化样态的功能

大学的质量文化样态通过文化引领、示范导向和规制凝聚功能体现出来，这些功能构成了学校整体的质量文化样态要素，勾勒出了质量文化的样态的式样，充分发挥大学质量文化样态的功能，有利于更好地加强大学质量文化建设。

一、文化引领功能

大学文化主要的功能和作用可大体归纳为整合、引领、维持秩序与传承功能。一是整合功能。大学文化的整合功能在于其对协调群体成员的行动所发挥的作用。文化作为一种中介，有助于建立沟通的桥梁，将群体成员的个人行动进行整合，使成员能够共同合作。如学校良好的教风学风能够影响师生的行为，共同追求高质量的教与学。二是引领功能。大学文化的引领功能是指文化可以为人们的行动提供方向和可供选择的方式。通过文化，可以帮助行动者了解行为可能引起的回应，以便于选择更有效的行动，这就是文化对行为的引领作用。如学校通过设定科学的办学定位与目标，给师生员工提供明确的方向，引导成员向共同的方向而努力。三是维持秩序功能。文化是人们以往共同生活经验的积累，是人们通过比较和选择认为是合理并被普遍接受的东西。文化的形成和确立，意味着某种价值观和行为规范的被认可和被遵从，代表着与文化相适应的秩序的形成，通过文化的持续作用，维持着由这种文化所确立的社会秩序，这就是文化维持社会秩序的功能。如大学的章程、管理制度等，通过合理并被普遍接受的规范与内容，构建了学校中较为稳定且目标一致的行为秩序。四是传承功能。从世代的角度看，如果文化能向新的世代流传，那么文化就有了传承功能。现今多数学校都有几十年甚至上百年的历史，在历史传承中形成了自身的文化，通过对校史的梳理，或是建设校史馆、博物馆等场所，有助于对发展过程中所形成的文化进行继承与发扬。

（一）校训引领

校训精神是高校文化灵魂所在，是学校文化建设的关键与核心内容，其体现出了高校的办学理念以及历史传承，同时也展现了学校特有的校园精神。校训以其寓意深远以及内涵深刻的短语，浓缩、凝结了高校精神文化，是高校文化建设的核心内容。具备鲜明特色的校训，积淀了高校文化底蕴，是高校个性和魅力的集中展示。好的校训不仅能够打开历史文化大门，同时也能够全面了解精神家园，是学校发展的领航员，为学校的发展指明了方向。同时，校训作为一种组织形象，是学校精神文化的外在表现和物质文化重要载体。

高校校训因其主旨具备鲜明的价值导向性，能够为师生指明奋斗的方向和树立价值取向，能够告知师生学校倡导什么、反对什么，使师生能够自觉地遵守规范，约束自身的言行举止，在潜移默化中陶冶情操、感染情绪、美化心灵、塑造人格。

如耶鲁大学的校训为"真理和光明"，校训特别强调思想自由。其中，"光明"是指"自由教育之光明"，"真理"是指"旧新英格兰宗教传统之真理"。为了坚持大学追求真理、增加知识的学术使命，1986年任校长的施密特德教授强调耶鲁大学必须坚持思想的绝对自由以及对学术追求的不可动摇的信奉。正是源于对真理的追求，在耶鲁大学众多的学术精英中，有60余位教授、研究人员和校友曾获得诺贝尔奖。

麻省理工学院校训为"手脑并用，创造世界"。这与其早期侧重应用科学及工程学有关，也正是因为对技术开发与应用能力的追求，使其以顶尖的工程学和计算机科学而著名，产生了97位诺贝尔奖得主、8位菲尔兹奖得主及26位图灵奖得主，2019—2020年度，麻省理工学院位列QS世界大学排名第一。

（二）办学理念引领

办学理念引领是校长基于"办什么样的学校"和"怎样办好学校"的深层次思考的结晶。从某种意义上说，就是学校生存理由、生存动力、生存期望的有机构成，是大学人对大学精神、性质、功能、使命的基本认识，是对大学与外部世界诸因素之间的规定，以及内部管理与运行的哲学基础。大学精神文化集中地反映在大学理念之中，树立办学理念是学校自身发展的需要，有助于使学校的整体的行为具有自觉性和目的性。通过回顾大学发展的历程可以发现，由于大学之间发展的经历千差万别，每所大学所坚持的具体理念之间存在差异，但总体来讲，正确的合乎规律与时代特征的大学理念是指导和引领大学发展的灵魂所在。譬如对大学职能的认知指导着学校各环节的行为与方向，经过不断的改革与发展，教学、科研、社会服务与文化传承逐渐成为大学不可或缺的基本职能，大学也都致力于实现这四大职能，在自身数量、结构、质量及效益的协调发展中，尽管其侧重点各有不同，但都是在追求这四大重要职能的履行与完善。

斯坦福大学的创建正逢美国产业革命和高等教育改革之时，这使它的办学理念中镌刻着时代的烙印，务实、创业精神无处不在。斯坦福大学在创建之初便确立了鲜明的办学宗旨，即"使所学的东西都对学生的生活直接有用，帮助他们取得成功"。在这一理念的熏陶下，多年来，斯坦福大学培养了众多高科技公司的领导者，其中包括惠普、谷歌、雅虎、耐克、罗技、Snapchat 等公司的创办人。根据《福布斯》2010 年盘点的亿万富豪最多的大学，斯坦福大学名列第二，亿万富豪数量达 28 位。

二、示范导向功能

人是环境的产物，而文化是人的生存环境，因此，教育的育人效果也是校园环境作用的结果。大学教育的实现，与其物质与环境氛围的营造关系密切。大学主体通过对物质文化景观的直观感受，激发起内心情感的活动，培养良好的人生旨趣，萌发出自由奔放、探究学术的创新激情。这也是为什么许多学子一进入大学校园就会感受到一种身心放松、宁静致远的氛围，它使人远离外界的喧嚣与浮躁，使心灵得到净化与升华，开始一种充满书香气息的生活。如法国教育家卢梭在《爱弥儿》中所说："学生看不到教育的发生，却实实在在地影响着他们的心灵，帮助他们发挥了潜能，这才是天底下最好的教育。"

学校师生进行高质量的教书、求学、探索、研究，需要一个良好的校园环境，包括整洁、优雅、宁静、幽深的物质空间与硬件设施，如优美的校园、富有教育意义的校舍建筑、校园塑像、文化回廊等自然环境，从而实现人与自然以及大学主体之间的和谐发展，使大学成为吸引大学人的"精神家园"与"心灵故乡"。高品位的大学物质与环境文化景观，还具备一种创新增值的潜能，能够培养主体审美创造力，从而成为培养学术研究能力、激发心灵深处潜藏的美好品德的伟大教育力量。

武汉大学是有着百年历史的名校，不仅有着浓厚的学术氛围，而且武大校园更是因其美丽而名声在外，被誉为全国最美的大学校园。学校环绕东湖水，坐拥珞珈山，校园环境优美，风景如画，桃红樱白，满园苍翠，鸟语花香。中西合璧的宫殿式早期建筑群古朴典雅，巍峨壮观，堪称"近现代中国大学校园建筑的佳作与典范"。武汉大学的樱花更是其中最为美丽的一景，已经成为学校的一张名片。优美的校园景观不仅为师生提供了良好的研究学术的环境，外界对其校园环境的赞许也使得师生对于学校的归属感更加强烈，成为"自强、弘毅、求是、拓新"大学精神的重要组成部分。

位于肯塔基州的一所教学型州立大学默海德大学，在其校园的中心地带，与图书馆和办公楼遥遥相对的中心草坪上，建立了一座红砖砌成的钟楼，四面墙壁上分别镶嵌着"正义""智慧""爱心""服务"的校训。钟楼的顶部悬挂着18世纪建校初期使用过的一口小铁钟。每隔一定的时间，钟楼就会发出十分响亮、清脆悦耳的钟声，在校园里荡漾。这钟声犹如一种警示，时刻激励着该校师生奋发有为，成为催人上进的一种暗示力量。

三、规制凝聚功能

大学的规章制度作为质量文化样态的主要内容之一，较好地体现了质量文化样态的规范功能。大学的规章制度属于一种制度性文化，其核心是一定的规则和规范，如大学的内部管理制度如大学章程、校规、校纪、管理制度等，它是学校在长期的教学活动中积淀的可见制度文化，是大学办学理念的

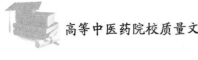

客观性选择，具有强烈的规范性、组织性和秩序性。大学规范制度的品位与追求直接影响大学发展的质量与成效，历来为大学人所倚重。优良的制度设计是大学文化的重要组成部分，也是实现大学文化作用的关键要素。通过建设体现了学校目标、水平、办学理念、师生核心价值观和价值取向的制度，规范并维护学校师生的行为秩序。从大学发展的现实看，大学制度文化发挥着十分重要的保障作用。

譬如，伦敦大学及其独立学院都制定有规范院校行为的条例及章程，这就从制度上确保了大学发展的有条不紊，既防止了大学内部的人治的随意性，也防御了外界的过度干扰。英国爱丁堡大学曾有一项制度，要求每一个学生在入学时签署誓约以鞭策学生努力学习，并警醒学生终生不使学校蒙羞。这一制度所表达的教育思想后来为历届学生所接受。在这一优良制度氛围的熏陶下，爱丁堡大学培养了大批像文学家史考特、生物学家达尔文、国家首相洛德·卢瑟尔等杰出人才。

校风是指一所学校的风气，是全体教师、职工、学生在共同的目标指引下，经过长期共同努力而形成的工作、学习、生活等方面特有的风尚，主要包括作风、教风和学风三个方面的内容。优良的大学校风不是一所大学与生俱来的，也不是在无意识的状态下随时间流逝而自然堆砌形成的，而是靠师生员工经过长期有意识的建设积淀而成的一种风气，校风的形成有助于凝聚师生的目标与追求。

校风具有熏陶教育功能，优良的校风是一种积极的教育环境和无形的教育力量，生活在这种环境氛围中的师生，无法避免主动或被动地接受熏陶，在耳濡目染、潜移默化中受到影响。校风具有约束规范功能，是一种学校内部约定俗成的"法规"，对师生员工的言行产生强有力的约束力和同化力。校风具有激励功能，良好的校风所熏染的校园环境是师生发展的广阔天地与丰厚土壤，这种良好的校园环境包括严谨治学、求实奉献的教风，团结进取、勤奋读书的学风，务实、高效、廉洁的工作作风，以及良好的校园秩序、文明的行为习惯等，在这样的一种环境中，它能使师生精神振奋，身心愉快，激发广大师生员工的工作、学习热情，形成一种强大的激励促进因素。

在哈佛大学，"学生们从相互间学到的东西比从教师那里学到的东西还要多……作为一个群体，给每个成员的成长提供了无与伦比的机会"。这种独特的校风，是在学生"面对面"互动的基础上形成的，它作为大学"无形"的品牌，恒久地发挥着作用。在这一意义上，一所大学的衰落往往是从"风气"被破坏开始的，而成功的大学保持长盛不衰的活力之源也主要表现为积淀于学校灵魂和血脉之中的独特"校风"和"文化氛围"的延续和更新机制的存在。

抗日战争期间，北京大学、清华大学和南开大学合并而成的西南联大，其优良校风的作用尤为突出。受战争的影响，西南联大的教授们居无定所，工资打折，教学和生活条件艰难；学生们食不果腹，学习环境恶劣，但正是因为校领导有团结合处、相互信任、关怀下属、民主治校的作风；教授们献身科学、献身教育、严谨治学、和睦同人、诲人不倦的师德；学生们有拯救民族、报效祖国的远大志向，脚踏实地的学习精神和热爱生活的态度，成就了西南联大的辉煌历史，更是培养出了许多出类拔萃的学生。有获得诺贝尔奖的杨振宁、李政道，也有新中国重大科技攻关的带头人"两弹元勋"邓稼先、朱光亚等。西南联大在极其困难的条件下创造出的教育奇迹显示出优良校风的巨大力量。可以说，优良的校风是一所大学最重要的，可以转化为物质的精神财富。

第三节　大学质量文化样态效应

国内外顶尖高校都特色鲜明，具有特殊风格的质量文化样态，认识这些学校的质量文化的追求，质量保障的组织构架、要素规范和重要举措，探寻特殊的质量文化样态，对我国高校的质量文化建设具有一定的启示与示范作用。

一、欧洲地区大学质量文化样态效应

（一）牛津大学

英国是世界上高等教育质量保障活动开展最早的国家之一，其高等教育向来以学风严谨、质量优良而闻名于世，其高等教育保障体系伴随着高等教育的发展和变革不断变化和完善，在质量管理方面很大程度上出于自发性的自我管理状态，可以被理解为是一种内生的大学文化而存在着，并自觉维系对质量和标准的要求，形成了其特有的质量文化。

作为英国最古老的大学，牛津大学是一所文、理、法、管、医、工相结合的综合性大学。它的教学始于 1167 年，具有悠久的历史，始终秉持着以本科教学为中心的传统。

作为世界顶尖学府，牛津大学有着明确的使命、办学理念与发展目标。其校训为 Dominus illuminatio mea（耶和华是我的亮光，The Lord is my light）。英国牛津大学校长安德鲁·汉密尔顿说："我认为大学精神的核心有两点，第一是在每件事情上对卓越的追求，第二是自由而公开的辩论。牛津大学所体现出来的大学精神就是，首先对卓越有绝对的追求，无论是在教学还是科研上，都永远不会安于现状，持续地追求做得更好。"其使命是在教学和科研的每一个领域都达到和保持卓越，保持作为一所世界一流大学的历史地位并实现进一步发展，通过科研成果和毕业生的技能造福国际社会、国家和地方。这使命反映出牛津大学学术自由、自主、联合和追求卓越的核心价值观。其办学理念是探索普遍学问，以领袖型人才为培养目标，以导师制为人才培养的主线，辅之以各种讲座、讨论和丰富多样的课外活动，共同完成对学生的培养，体现了求实、辩证和以人为本的办学特色。其整体规划目标的制订基于"追求卓越"，在其公布的《2009—2010 学年牛津大学整体规划》中指出，牛津大学发展的总目标是"英国第一，世界顶尖"。牛津大学还在其人才培养上强调要培养有教养的人，造就有教养的绅士，认为具有教养比具有高深学识更重要。这些教育理念引导着这所著名大学在各个环节时刻注重人才培养的质量。

自我规范、自我约束观念的内化是英国高校内部质量保障的根本，牛津大学至今坚守着探索普遍学问的办学宗旨和追求卓越的奋斗目标，这种宗旨和目标不仅仅停留在大学使命的文字表述中，经过 800 多年的历史积淀，已经内化为每一个牛津人的价值规范，他们通过行动自觉自律地维护着质量这条生命线。不仅教师个人自发、自觉维护着教学质量，各学院也制定了符合自身特色的质量保障措施，最为典型的是通过形成校外监察员这种同行评议的方式对自身质量进行监控。自我规范、自我约束的观念已深入教师个体的行为中，体现在学院及学校的各项制度措施中。这种观念的形成与"英国文化传统中的自由精神、个体主义、精英情节不无关系"。

1.分工明确的质量保障组织机构　高校内部的质量保障组织建设是维护学校质量文化的关键环节。牛津大学在校、院、系三级均设有专门保障教学质量的机构，它们之间既相互合作又分工明确。牛津大学在董事会下设有一个教育委员会，它是负责教育质量和学术授予标准的最高机构。在教育委员会下设四个学术部，协调各院系质量保障工作，负责执行理事会和委员会制定的大纲、政策和指南。四个学术部下面的学院均设有学院委员会，对学院的教育质量和学术标准负责。各系所设有本科生管理办公室，负责各系所本科生相关事务。由此可见，具体的质量保障工作的重任落在系所层面。另外，学校还设立了教职员工大会督导委员会，负责全校教学质量活动的协调和咨询。在四个学术部委员会之间又有一个学术委员会（由招生委员会、资深顾问委员会和毕业生委员会组成），负责学部之间和上下级之间的工作协调。各学院又有学院委员会负责学院之间和上下级之间的协调工作，并对下属的所有学院的教学质量负责。总之，学校的教学质量由教育委员会、各学术部、院系和相应的委员会共同负责，各尽其职，构建了完整的教学质量保障体系，为学校质量文化建设提供保障。

此外，牛津大学于2000年成立了一个教学辅助单位"牛津大学学习研究所"，旨在进一步提高大学的教学质量。通过促进学校教职工在个人专业、职业和管理方面的发展以及学校相关政策的改进，支持学校在学习、教学和科研方面保持卓越水平。通过对学生进行课程体验问卷开展教学质量的保证和提高方面的研究与实践工作，收集学生学习信息，借此反映出学术团队的教学状况，为教育委员会提供重要的信息资源。

2.严格的课程审批、监督和检查制度　学校主要参照英国高等教育质量保障署（QAA）制定的实践准则来制定学校课程的设置、审批、监督和检查的相关政策。在课程设置和审批方面，对于新开课、课程变更内容均需提供内容详尽的说明，同时还需要考虑高等教育质量框架、发展学生的专业知识和相关的学科基准说明等方面，并获得有关单位或继续教育董事会以及教育委员会的批准。在课程监督与检查方面，定期检查专业的质量，以保证专业跟上学科发展步伐及其实践应用，确保专业达到预期效果，确保专业课程对学生学习产生实效，确保对可能出现的问题有合适的应对措施。

3.实行外部监考员制度　外部监考员制度是英国大学极具特色的同行评价制度，牛津大学作为英国顶尖大学，同样在进行学位考试时，聘请外校同领域资深教师或专家学者担任学校考试委员会成员，参与学位考试的出题、监考和阅卷等工作，检查课程和学位标准是否符合全国统一的标准，帮助大学就学位授予的学术标准开展同类院校间的比较，确保学生评价程序和结果的客观与公平，并以此推动学校注重教学质量建设，形成高水平的质量文化。

4.定期开展全面检查与评估　学校每隔6年对院系和教师的工作进行一次全面检查，是对院系所有活动的系统性检查，以支持院系进一步发展和改进，在检查过程中发现质量保障工作的优秀成果，并可将之纳入大学的质量提升策略。同时，为保证和提高专业办学水平和教学质量，牛津大学还定期（一般为6年）对所有的学科专业进行一轮检查，主要涉及专业目标、教学计划、师资、教学资源、教与学、学术与科研、服务、学生与学习产出、专业的强项与弱项分析、专业改进建议等内容。

5.重视学生参与　牛津大学质量保障的学生参与主要通过两种方式进行：一是学生代表以学生观察员的身份参与到校委会中；二是通过学生调查来了解学生对学习、学校支持与生活的看法。使用较为广泛的调查方式中，一个是学生晴雨表调查，作为学校及学院了解学生对质量、对学校的强项与弱项反馈的重要工具，主要面向牛津大学所有除即将毕业学生以外的学生；另一个是全国学生调查，通过课程教学、考试和反馈、学习支持、课程组织和管理、学习资源、个人发展和总体满意度等7个方面的内容，了解学生对学校的看法，以及对学校改进的意见，主要面向即将毕业的学生开展，以帮助即将进入大学的学生进行学校和专业选择。学校和学生会将通过这些数据更好地促进学生学习，并为改善教学质量提供依据。

6.完善的教师评价制度　具有高质量且积极向上的师资队伍是保障学校教学质量、营造良好教学氛围的关键。牛津大学作为世界一流大学，一方面能在世界范围内招聘到一流的教师，另一方面其自身也有实力培养一流的师资，这也是该校在科研和教学质量领域保持世界领先水平的重要原因之一。牛津大学在为教职员工提供优越和良好的学术环境的同时，通过评估来促进教职员工不断发展，学校每年安排一次教师评价，每5年进行一次教师评价讨论会，但学校强调评价不予任何形式的惩罚、认识安排、晋升或分级挂钩，认为对教师的评价重在评价和改进的过程，重在提高教师的教学水平和促进教师专业发展，主要是鼓励教职员工进行自我发展，以此来提升教学和科研水平，从而达到提高教育质量的目的。

牛津大学通过健全的教育质量保障体系、严格的学术标准和不断强化的校内教学评估不断加强自我监控，形成了自觉维护质量的舆论氛围和质量文化。

（二）剑桥大学

剑桥大学始建于 1209 年，是世界上最古老的大学之一，也是自治的学者社区，不仅科研能力举世瞩目，其教学质量在世界上同样享有很高的声誉，培养了一大批引领时代发展的科学巨匠和政治家。

学校的校训为"Hinc lucem et pocula sacra（此地乃启蒙之所和智慧之源）"，宗旨在于通过开展世界一流的卓越教学与研究活动，为社会做出贡献。学校奉行"大学因培养学生而存在"，剑桥大学校长阿里森·理查德曾说过，剑桥大学之所以能够成为世界一流大学，主要是因为其培养了无数的世界一流的学生。从某种程度上来说，大学的办学质量主要体现在学生的培养质量上。学校以学生为本，一切工作着眼于服务学生的需要，着眼于提高学生的培养质量，为学生提供最好的学习生活环境和有利于创新的学术研究氛围。剑桥大学对于教学质量的高度重视，使其在数百年的发展中形成了独特的质量文化和荣誉感。

1. 明晰的大学章程　大学的章程提供了大学管理其事务的具体框架，规定了大学的基本宪法和治理规定。剑桥大学章程的内容主要包括各个治理机构和大学行政人员的权力和责任、成员组成、选举流程、辞职与解职规定、大学教授讲师的聘用、学位的颁发等，同时它还涉及了大学如何决定做什么和如何做的问题。大学章程使大学治理变得清晰化，强调决策的民主，保障了教学活动有关决策的效率与质量。

2. 严谨的质量管理体系　剑桥大学是一个通过中央机构管理的民主机构，管理体系严谨而透明，以学术为中心，目标是提供最高质量的教学和完成最高水准的科研工作。中央行政机构主要包括摄政院、理事会和学院总委员会，主要起监督和制衡的作用。摄政院是大学的最高民主决策管理机构，有权修订剑桥大学的规章和制度，职责主要是负责批准大学的行为或决定，摄政院成员可以以多种方式参与大学质量管理，比如有权选举理事会和审查委员会的成员。大学理事会负责大学的日常管理工作、规划工作和资源管理，有权监督大学所有机构的工作，并接受这些机构的监督，确保工作人员具备任职条件、履行工作职责。学院总委员会主席由副校长担任，负责大学的学术和教学工作并向大学通报与此相关的问题，是高校教育质量保障的核心部门，重点工作是保障教育质量，通过参与学生调查、外部审查员审查、部门审查、QAA 评估与专业和法定机构的评估等活动来更加有效地保障高校的教育质量。同时，学院总委员会管理各学院的院委员会，通过这样的方式具体监督和管理学校的教育质量。各学院高度自治，有权维护良好的秩序和纪律、管理学院事务，院长对于学院的教学质量负有直接责任。每个教学学院都设有一个学院委员会，主管学院的学术和科研，同时设立一个学院理事会，负责监督该学院的工作。在各个系（部门）中还根据学院总委员会的相关规定任命了负责学生教学和科学研究的系主任，主要负责组织本部门的教学和研究工作，监督并促进学生的学业学习，提升学生的科研工作能力，监督课程授予情况等。

3. 严格的招生标准 剑桥大学选拔学生的程序非常严格，选择最优秀的学生，坚持严格的录取标准，是剑桥大学录取学生时长期坚持的原则。就如剑桥大学的副校长安娜·朗斯黛尔所说："当你把顶尖的学术带头人和具有优秀学术潜能的学生聚拢在一起，教学过程的质量就注定是好的。"剑桥大学招生政策的基本要求是关注学生的智力和潜能，不论家庭出身、种族和性别等，都有平等入学的机会。申请者往往要通过层层筛选与选拔，表现突出者才能被剑桥大学录取。

4. 灵活的课程设置 剑桥大学有 100 多个专业，其人才培养目标比较相近，主要是充分发挥学生的潜能，培养各学科卓越人才，为世界服务。学校课程设置灵活，除了专业必修课外，学生可以自愿修读其他课程。学生进入大学后除了学习专业基础课程外，还要跟着自己的导师做研究、搞项目，学生可根据自己的兴趣和专业方向选择不同的研究组，并根据不同的研究组选择相应的专业课程进行修读。学校对于新课程的开设十分重视，每开设一门新课程，首先要考虑有没有高水平的教师来保证教学的高质量。每个学院的课程设置都不完全相同，学院和系不断改进教学质量，增加课程形式，如研讨会、班级授课、小组活动等，还会联合相关机构共同组织各种活动，以激发学生的学习兴趣、为学生提供支持服务。2015 年，在英国全国学生民意调查中，剑桥大学课程满意度达到 90%。

5. 规范的教师聘任　剑桥大学作为世界一流大学，其浓厚的学术氛围和文化无不在诉说着对教师的重视。学校层面对教师的聘任有大量的规章制度和管理程序以保证学术人员的质量。在院系层面又有许多本学院和部门对教师的标准和要求，为教师提供优厚的福利待遇，以激励更多优秀的人才来剑桥执教，为剑桥的学术发展做出贡献。在教师聘任过程中，首先由学校发布职位表，组成招聘委员会全权负责本次招聘，符合条件的学者自行提交申请表格和学术成果以及正在研究的项目。在确定候选人之后，学校将组织一系列的测评，测评结束后对候选者进行综合评审，最后在网站公布入选者名单，接受公众监督。总之，剑桥大学对教师的要求十分严格，教师要在层层选拔中脱颖而出才可能成为剑桥大学的执教者，而要在选拔中脱颖而出也必然是该领域的精英。

6. 严格的学业考核　剑桥大学向来以考试制度严格而闻名。课程考试一般是综合性的，考核项目包括平时表现、考试、论文、出勤率等各方面，每门课程只考一次，没有补考的机会，如果考试未获通过，学生只能离开剑桥大学。其毕业标准也十分严格，要求毕业生不仅达到毕业水平，在平时的考核中也要合格，其中平时的考核主要是指本专业的课程和大学为其提供的其他课程或资格。剑桥大学十分注重对学生进行通识教育和专业教育的培养，学生不仅修读本专业课程，也要扩充知识面，选读其他学科的课程。在学位授予方面，以教育硕士为例，要求学生撰写不少于 30000 字的论文。毕业考试包括对论文的检查和答辩，答辩过程就涉及对毕业生所掌握的一般知识领域的检查。严格的标准使很多学生不能按时毕业，也正是因为严格的要求才使剑桥大学的毕业生在各个领域都十分优秀。

任何一个国家、一个学校的内部质量保障体系的形成均根植于其自身独特的文化、独有的特征，很难进行完全的复制与模仿，但英国高校业已形成的"自我规范、自我约束"的内部质量保障观念，在我国大学追求卓越大学

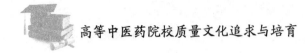

文化及良好质量意识的过程中，尤其值得学习与借鉴。

（三）阿姆斯特丹大学

高等教育质量保障的大陆模式有一个共同特征，就是政府对大学进行严格控制，大学的自主权很小。政府对学校预算、学校教师的聘用、高校招生、学校课程的设置以及考试等事宜进行了不同程度的干预，他们的高等教育质量保障是从高等教育系统外部开始的，外部评审工作组在整个评估过程中始终扮演主要角色。荷兰的高等教育质量保障模式是大陆模式的典型代表。在荷兰，高等教育系统在很大程度上由政府控制，高等教育系统的各种活动时常受到政府政策的影响。

荷兰阿姆斯特丹大学是一所坐落在荷兰首都阿姆斯特丹的世界级顶尖研究型大学，阿姆斯特丹大学的办学宗旨是迈入新时代、走入新征程的 21 世纪欧洲顶尖大学。奋斗目标为：在荷兰同行中取得并保持优势地位，在欧洲优秀大学中力争一席之地，积极参与本市的经济、科技、社会、文化活动，建立一个富有活力的行政管理组织。其校训是 "Fear cannot catch the opportunity（胆怯者当不了命运的捕手）"。从校训和办学目标可以看出，阿姆斯特丹大学一直将建立高水平的大学，追求卓越作为目标，鼓励学生敢于拼搏，倡导自由自主的学习理念。

1. 由上到下的内部质量保障体系　高校内部质量保障体系是荷兰高等教育质量保障机制的重要组成部分，是高校内部质量保障和提升的关键。在荷兰全国性的法律和质量监控体系之下，荷兰的大学结合学校自身的发展目标和实际制定内部质量保障体系，以实现高等教育质量的保障和提升，阿姆斯特丹大学于 1999 年首次就自身发展目标和特点制定了内部质量保障体系，并在之后进行了一系列的调整。阿姆斯特丹大学的质量保障体系对其实现优质的教育质量及拥有优良的国际声誉起到重要的作用。

阿姆斯特丹大学的质量保障体系是一个由上到下、逐层推进的体系，从学校、学部、学院或研究生院、学位课程再到课程，其内部监控主要通过政策监督实现，执行委员会委员与院长在执行委员会会议上对当下阿姆斯特丹大学特别关注的领域进行讨论，执行委员会根据委员会会议商讨的结果制定相关政策，从而实现政策监督。学校的战略规划设立了学校下一个四年关于教学、科研以及组织的主要目标，阿姆斯特丹大学在战略规划的基础上制定一系列政策以保证学校的质量提升。

2.PDCA 循环　阿姆斯特丹大学的质量保障以完整、系统、透明、一致的方式运作。在质量保障体系的每一个组织层面都使用了戴明环（PDCA 循环），从课程、学位课程、学院或研究生院、学部和学校五个层面，严格按照计划－执行－检查－处理的四阶段循环，设置了详细的阶段性目标和主要工作，实现每一个层面的质量的持续控制、保证和提升。院校管理和行政条例对院校的结构安排以及责任分工进行了规定，同时也对各个层面由谁承担教育质量以及质量保障的最终责任进行了描述。（表 5-1）

表 5-1　阿姆斯特丹大学不同层面的 PDCA 循环

	计划	执行	检查	处理
课程	制定课程组件的学习成果，对课程进行设计和评估	实施课程计划内容	对课程实施的评价结果进行检查，参考研究委员会的建议	根据研究委员会的建议对课程进行调整
学位课程	制定预期学习成果、设计学位课程结构、制定教学和考核规则	实施学位课程计划	检查课程评估、学生满意度测评、校友及专业人士意见、质量标准	调整学位课程计划
学院或研究生院	制定年度教学计划	实施年度教学计划，确定由哪些教师完成教学任务	评估年度教育报告、学生满意度测评、与授课者就教育质量情况进行年度磋商	调整年度计划和人员配置
学部	制定条款以及学院和研究生院的年度计划框架	各个学院和研究生院根据学部条款制定年度计划、教学和考核规则以及预算	检查学院和研究生院的年度报告（包括关键绩效指标）、执行委员会会议、管理报告、学生满意度测评、人事监督、投诉、学院和研究生院的年度教育报告	在大学教育委员会对年度报告进行讨论之后得出的改进意见基础上调整政策，每四年确定一项新的条款
学校	制定战略规划以及教学与学习愿景	根据政策框架确定战略规划以及教学与学习愿景的细节	对执行委员会会议、管理报告、年度报告等进行检查	在计划完成情况以及检查结果的基础上对战略规划以及教学与学习愿景进行相应的调整

资料来源：

About the UvA[EB/OL].http://www.uva.nl/en/about-the-uva/uva-profile/mission-and-identity/policy-documents/quality-assurance-framework/quality-assurance-framework.html.

二、美洲地区大学质量文化样态效应

（一）哈佛大学

美国的高等教育自成体系，独具特色。美国宪法规定，州与各级地方政府对各自的教育负责，联邦政府不直接干预高等学校的日常运作，只是通过预算、资助等间接地对高等教育施加影响。这直接促使美国形成了由各级专门机构与民间组织发起高等学校的质量评估，而非由中央政府进行的这一特色鲜明的美国模式，这也造就了美国高校所独有的质量文化氛围。

哈佛大学成立于 1636 年，是美国最古老的高等教育机构，在美国社会中有一种特殊的地位，是世界上高等学问和知识的宝库。在公众心目中，其卓越的办学业绩以及在探求、传播和应用知识上所具有的巨大影响力，是当今其他任何大学都难以企及的。从建校至今，从培养牧师、绅士到培养社会各领域的领导精英，哈佛大学随着社会的发展而不断调整培养目标，以满足社会需要。

哈佛大学致力于取得教学、学习和研究方面的卓越成就，并致力于培养在各个学科产生全球影响的领导者。哈佛大学的校训是"Amicus Plato，Amicus Aristotle，Sed Magis Amicus VERITAS"（要与柏拉图为友，要与亚里士多德为友，更要与真理为友）。校徽为传统盾形，寓意坚守、捍卫，主体部分以三本书为背景，两本面向上，一本面向下，象征着理性与启示之间的动力关系，上面的两本书上分别刻有"VE"和"RI"两组字母，与下面一本书共同构成校训中的"VERITAS"，这个词经常被人翻译为"真理"，它不仅是"真理"，也有"真实""真相"等含义。在哈佛，在知识、世界、社会、人类等种种领域追求"真理""真实"和"真相"乃是永恒的目标。

哈佛大学自 19 世纪下半叶始，将提高学术水准作为大学发展的基本理念，这一理念的实施极大地提高了哈佛大学的学术声誉，为其跻身世界一流大学奠定了坚实的基础。哈佛大学第 27 任校长劳伦斯·萨默斯说："保持哈佛的强大，需要精心地维护和强化致使我们长盛不衰的法宝：保持开放与质疑、探索与服务、传统与创新的有机统一。"

1. 校－院－系三级质量控制体制　哈佛大学实行"校－院－系"三级质

量控制体制，各级分别设立专门负责教学质量监控、管理和评价的机构和部门。校级各行政部门主要对教学质量保障的资金投入、人员分配、技术支持等方面发挥宏观调控的作用，并对教师开设的课程进行严格审批和监管，从而提高整体的课程质量。院、系级的机构则注重对教学过程中培养目标、课程内容、师生评估等项目的贯彻与执行情况进行监管，如哈佛商学院的克里斯坦森教学中心，通过培训、交流、讨论等多种形式推动商学院教学方式的创新和教学质量的提升。同时，哈佛大学各级教学质量保障机构分别制定详细、规范的管理规章制度，对教师、教学助理、教学社区和管理人员的职责和任务进行了规定，为哈佛大学教学质量保障体系的制度化建设奠定了基础。在哈佛大学教学质量保障体系建设过程中，学校各级质量保障机构发挥了举足轻重的作用，它们为教学质量的保障提供专业化的服务和指导，提高了工作的效率，推动了体系建设的制度化进程。

哈佛大学 1975 年成立了著名的德里克·博克教学中心，其核心宗旨是通过向哈佛的教师提供资源、计划和卓越的教学支持，促进大学本科教学质量的提升。作为哈佛大学的教学服务机构，既是质量保障工作的组织者，又是学生评教活动的发动者，更是教师教学质量提高的协助者，在质量保障工作中发挥着重要的作用。其职责涵盖了教学过程的各个环节，通过质量保障体系的制度化建设，对质量保障的各项事务进行系统安排。

哈佛大学教学质量保障体系建设的核心是重视师生共同参与。哈佛大学教学质量保障体系是一个包括引入、监控、运行、评价和反馈各个方面的复杂系统，是全校师生共同承担责任、共同参与建设的结果。教师是教学质量保障的中心力量，哈佛大学专门成立教师发展多样化办公室和教师工作发展中心，对教师的培养、监管和服务进行系统的规划与管理，以提高教师参与教学质量保障体系建设的积极性。学生是教学质量保障的关注对象，哈佛大学除了引导学生参与课程教学评价外，还设立了学生学习咨询处，鼓励学生自行组织同伴辅导与交流，充分发挥朋辈教育的作用，使学生真正参与到提高教学质量的保障体系建设中来。

2. 招收出类拔萃的学生　哈佛大学自建校之始，便定位于面向少数人的精英教育，截至 19 世纪中期以前，哈佛大学的教育只有上层社会的有钱人才有资格享受到，这也是早期哈佛大学在教学对象上精英化的表现。1869年，艾略特担任校长后推行改革，哈佛大学开始致力于培养社会各领域的领导人才，今天的哈佛大学已然成为造就美国乃至全球学术和社会精英人才的摇篮。

在建立"精英型"大学的过程中，原本占大多数的出身显赫的精英已经逐步被那些在智力和人格上出类拔萃的学生取代，现在，每年向哈佛大学递交申请的学生人数超过2万人，但其录取率始终维持在10%～12%，是美国大学中最低的，严格的招生标准保证了他们所招收学生的高质量，有利于从根源处保证培养质量，树立学生的"精英"意识。

这些精挑细选的学生入学后会时时感受到哈佛对于高标准培养的追求，这里每一门课的老师都会布置学生阅读10本以上的图书，学生为了跟上课程进度并完成课程论文，必须认认真真把书目阅读完成。学校还注重培养学生的全球视野与人类责任意识。

3. 建立高水平的教师队伍　教师是教育质量保证的具体执行者，为了更好地培养学生，哈佛大学建立了无与伦比的优秀教师队伍。

为了保证招聘到世界上最优秀的学者，哈佛大学每年都有一批联络员或顾问在世界各地进行调查分析，将各个学科领域最好的学者推荐给学校。在管理上，哈佛大学采取"非升即走"的政策，保证了教师队伍拥有持久的活力和强大的竞争力。学校明确规定了教师教学和进行科学研究的职责，教师需要对课程的内容和结构等负全部的责任，对课程的连贯性负责；对学生在课程中的完成情况做出准确合理的评价，对学生的学习效果负责；并且要求一个教授无论学术水平多高，都必须给本科生上课，以此保证学生受教育的质量。此外，为了营造优良的学术氛围，哈佛大学努力提高教师待遇，给他们提供更为宽松的工作环境，增加教授的学术假期，以便于他们的学术研究。

4. 推行核心课程改革　哈佛大学致力于培养"有教养的人"。普西校长认为："哈佛最希望为国家和世界培养的是有教养的人。"1945年，时任校长的柯南特便开始围绕"什么样的人是有一个有教养的人"进行广泛的调查研究，提出了课程设置的改革方案，在本科生学习的专业课和选修课以外，建立一套共同的基础课程——"核心课程"，1981 年，核心课程开始实施。为适应新世纪的需要，哈佛大学经过一系列的研究，对原有课程计划进行了调整，2009 年实行了新的通识教育计划，其宗旨是使每个哈佛的毕业生接受广博的教育，接受特定的学术专业和集中的训练。哈佛大学对培养内容的探索与改革进一步树立了学校尊崇培养质量的意识，保障了人才培养质量。

5. 物质条件建设与文化环境建设并重　充分的物质条件和良好的文化环境是大学提供优质教育的重要保障。哈佛大学在其走上中兴之路后，持续大兴土木，开展基本建设，完成了一大批教学楼、学生宿舍、实验楼、图书馆等建筑，使办学条件能够满足学科专业不断增加、教学和研究功能不断拓宽、水平不断提高的需要。为了营造良好的学术氛围，世界最大图书馆之一的哈佛大学图书馆以其丰富的图书资源和高品质的服务为师生带来学习研究的便利条件。

（二）加州大学伯克利分校

加利福尼亚大学（简称加州大学）是一个由 10 所公立大学组成的大学行政系统，也是世界上最具影响力的公立大学系统，被誉为"公立高等教育的典范"。其中，伯克利是加州大学的起源和最早的校区，其教学质量、科研成就、师资、硬件设备和学生质量也是 10 个校区中最顶尖的，在众多权威的大学排名里均名列前茅。

加州大学伯克利分校的校训取自《圣经》，Fiat Lux（Let there be light），寓意"愿知识之光普照大地"。加州大学在建校之初，便设立了远大的目标，校方在发展目标上就达成了共识——采取兼收并蓄、自由开放的方针，聚天下贤士于一堂，从而把大学建成世界一流的大学。学校坚持"多元而卓越"的治校理念，早在 18 世纪，加州大学伯克利分校就被定义为"卓越的中心"。

1. 学校内部质量保障组织建设　加州大学遵循了美国公立研究型大学通行的管理机制，由大学董事会、校长为首的行政系统和教授会三部分组成。董事会是加州大学的最高决策机构，并且独立于政府机构，加州新宪法规定加州大学校董事会"全权负责大学的组织和治理"，主要负责大学的重大决策，如提高学费，校长的聘用、解聘及其薪资提升；监督大学的运作等。董事会的成员多元化，有助于广泛了解社会需求，保证决策的科学性。大学的行政职权属于大学校长，加州大学伯克利分校校长下设副校长，以行政副校长兼教务长为例，他的职责是所有学院计划、政策的制定、发展、执行、评价和改进；通过一系列措施确保学校的卓越性，如决定伯克利分校教师的任命、任期、晋升；对学生的教育进行计划，并确保其质量等。教授会又称学术评议会，教授会管理学校的学术事务，不受其他部门的干涉，在学校质量保障中具有十分重要的作用。加州大学伯克利分校教授会是加州大学教授会的分会，受大学系统教授会的领导，下设多个委员会，每个委员会各司其职。可以决定高等教育基本学术政策问题，如学生的录取政策和毕业要求；决定课程设置、课程要求、教学评估等事项。

加州大学伯克利分校建立了自我监督机制以保障大学的教育质量。其中自我评估是自我监督机制中的重要组成部分，主要采取不定期课程评估、教授加薪评估、学术项目评估、定期院系评估等形式对教育质量进行维护和保障。

2. 重视一流师资队伍建设　教师组织是质量保障中的重要部分。伯克利高等教育研究中心的道格拉斯教授认为，伯克利的卓越之道就在于，伯克利有比其他院校更悠久的项目评价历史和更有活力的学术人事过程，而且在20世纪五六十年代形成了追求全面卓越的质量文化。

作为卓越的研究型大学，伯克利在吸引一流师资上具有得天独厚的条件，通过高薪聘请的手段，辅之以优良的工作环境与自由开放的学术气氛，伯克利吸收了大批著名教授和学者，使伯克利的师资队伍在较短时间里得到了极大的加强和发展。拥有一流师资意味着伯克利的高等教育质量在一定程度上得到了保障。

伯克利以对年轻教师的培养闻名。新师资引进基准很高，但是，一旦进入学校，便意味着被鉴定为将成为具有很高创造力的教师。入职早期，学校致力于培养过程，通过项目帮助教师适应，并提供充足的时间去提升个人能力。在培养教师的同时，伯克利还设立了多样化的教师奖励项目以及科学的教师评价与晋升体系，教师评价具体有同行评价、学生的课后评价、教师的自我评价等。在教学评价方面，关键是评价教师是否以一种有效的、具有创造性的、适当的方式完成教学；同时，在教师晋升评价中必须要考虑教师的各种教学能力，考察教师在更广义的质量方面的表现。

3. 推行卓越的教学　加州大学伯克利分校的教学卓越是广为人知的。不同类型的教师在教学中心和新技术的帮助下，通过卓越教学的奖励将卓越教学不断发扬光大。新教师在进入伯克利正式课堂之前，会被灌输一个校园的核心价值观，即卓越教学感，并参加一年的卓越教学研讨会，探讨优秀的教学技术和教学方法，以便日后进行有效教学。而已在职教师也通过教学法、教学讨论和教学评估来不断提升卓越教学的水平。

为保障教学的卓越和教学的质量，伯克利还设立许多卓越教学支持中心和教学支持项目，如教学中心，旨在为教师的教学提供资源和技术支持，对教学进行评估：开放课堂活动、学术伙伴项目、MOOC 和网络论坛可以让教师开设和学习最优秀的课程，分享教学经验。教学改进资助则为教师改进教学提供了充足的资金支持。

在课程设置方面，伯克利遵循美国其他大学对课程运行机制的严谨态度，在开设课程中坚持卓越。课程的生成机制中必须经过课程委员会的层层同意，得到审核才能开设。其课程的一大特色就是将社区服务融入到课程体系中，这也与学校致力于服务社会的办学理念相吻合。另外，伯克利还特别强调通识教育课程，以培养学生的参与能力、多视角的开放性、活跃的想象、正义、对种族不平等结构性思考能力，加州大学伯克利分校培养学生的高质量也得益于其对广域课程的重视。

4. 营造良好的师生关系　大部分的师生交流发生在教学过程中，良好的师生关系可以调动课堂的积极性、增加学生学习的主动性，是教学质量的保障，有助于师生双赢的发展。

加州大学伯克利分校将教师与学生关系的培养作为提高内部教育质量的一种方式，在其内部质量建设中把握主动脉。一是加强教师学生参与，学校80% 的研究生课程和 68% 的本科生课程是由教授完成的，在 2012 年伯克利大学所有的 3874 门课程中，仅有 275 门课程学习人数超过了 100 人，77%的本科生课程学习人数少于 30 人，教授上课和小班化教学有效拉近了教授与学生的距离，加强了师生互动。二是开展新老生研讨会，为师生的研讨和交流提供了一个很好的环境，使教师可以关注到每个学生的思想，培养学生询问和解决问题的能力，激发他们的发展潜力。三是开展同一步伐项目，通过一本书、一部电影或者一个主题，为教师与学生提供直接交流的机会。

师生和谐文化是大学质量文化的重要组成部分，教师和学生精诚团结，一起为学生能力的提升、教师学术和研究的发展努力，为提高大学的质量奉献自己的力量。伯克利以师生和谐文化为模板，向整个大学推行这种和谐、团结和上进的文化，有助于和谐校园和校园质量文化的形成。

制度与文化的共生是加州大学伯克利分校的教育质量保障之道。它通过遵循追求卓越的办学理念及实施质量保障的种种措施，形成了追求全面卓越的质量文化，成就了其世界一流大学的地位。

三、亚洲地区大学质量文化样态效应

（一）新加坡国立大学

新加坡国立大学是新加坡高等教育机构中历史最悠久、规模最大的学府，是新加坡政府全力资助的公立大学，根据泰晤士高等教育学府2020年的排名，新加坡国立大学整体排名世界第25名，位列亚洲地区第3名，也是新加坡排名最高的学校。

20世纪90年代，时任新加坡总理吴作栋便提出把新加坡国立大学建成亚洲的哈佛大学的目标。经过多年的发展，新加坡国立大学的办学愿景、策略与重点发展方针可以浓缩为"成为一所立足亚洲、影响未来的世界级领先大学"。教学目标是让学生的大学学习经历在广度和深度上保持平衡，学生毕业后都能为自己的未来创业做好充分的准备。目的是使学生养成终身学习的习惯，保持激情，引导他们善于发现创造和应用知识。

在教学质量方面，新加坡国立大学认为，教学质量直接影响着人才培养的质量。为此，新加坡国立大学提供并设计了一种变革性的全球教育以及先进的课程质量保障体系以实现人才培养目标。

1.先进的质量保障监测体系　在质量保障体系方面，通过课程质量、教学质量和结果监测三个方面来反馈。首先，各级委员会对课程计划制订、修改、审查和批准过程进行监督，学校发展咨询委员会和学生通过反馈监督课

程质量。其次，教学质量的评估通过学生打分评价及同行评审来实现，所有课程都经过同行定性与定量的评审，包括教师的贡献，对学生学习、课堂教学、课程设计、教材和评估任务等各个方面，评审结果也为教师管理部门续聘、晋升、奖励等提供依据。最后，通过对就业调查、用人单位反馈调查、校友调查、老师和学生获奖情况等成果进行定期监测和评价实现对结果的监测。

2. 推广寄宿制学院　新加坡国立大学将扩大寄宿型学院学习模式作为培养人才的轴心工作。致力于培养能够适应复杂多变又充满未知的世界的新型人才，应该是具有求知心、主动性、坚毅与柔韧、想象力、包容心和气节等"i-国大"特质的人才。每所寄宿制学院都有来自不同院系与背景的学生一起住宿，并在学院内开办单元课程和项目活动，为学生创造在课内外相互学习的环境，以此培养学生的主动性、想象力和挫折承受力。制定了学生自我管理的学生社区管理制度与规范，既充分利用了有限的宿舍空间，又有效推进了学生在宿舍社区的自我管理。

3. 发扬"无墙"文化　新加坡国立大学是世界闻名的"无墙"大学。"人才不设墙""观念不设墙""思维不设墙""知识不设墙"已成为学校的四大铁律。其校园规划布局合理、结构完善，并十分重视校园美化与绿化，使校园成为学生学习活动的最佳场所。这种开放与交流的校园文化根植在教育与管理的理念中，形成了开拓教育转型、培养活跃思想的大学精神，推动了新加坡国立大学的发展。

（二）东京大学

20 世纪 90 年代以来，在国际和国内多种因素影响下，日本逐步建立了包括自我评估、外部评估以及由第三方评估等多层次、多维度、多种衡量标准和多方参与的大学质量保障体系。不同于英美等西方国家，日本现有大学质量保障体系虽然是在市场化和国际化大背景下应运而生，但中央政府的影响和控制始终存在。

东京大学是一所世界级著名研究型综合国立大学，其在全球都享有极高的声誉，在 2020 年 QS 世界大学排名中位列 22 位。其校训是以质取胜、以质取量、培养国家领导人和各阶层中坚力量，体现了世界一流大学的追求，培养出大量的国家栋梁，其中不乏日本首相、诺贝尔奖得主等知名校友。

1. 坚持"教授治校"　东京大学将"教授治校"放在学校管理的核心位置，这也是东京大学各院系保持高度专业性和学术性的一项根本保障。东京大学的各个院系几乎都没有专门的行政人员，没有辅导员、学生会、团委这些组织，每个院系的管理者，就是它们自己的教授和老师。每个院系甚至每个老师都享有高度的自治权，他们的每一个行政措施，都是为教学和科研服务的。这种管理模式，在一定程度上保持了京东大学的学术自由，为师生提供了非常良好的学习和研究的氛围。

2. 重视教养教育　重视教养教育是东京大学教育的最大特征。教养教育是提供跨学科、追求共通知识、涉猎科目广泛的课程，培养学生多角度看待问题、自主综合思考与准确判断的能力，培养对人性、人生和社会关系有丰富知识的人才为理念的教育。

东京大学有着很特殊的教学体系，学生的大学生涯分为前期课程和后期课程两个部分，在前期课程中，所有本科生被分配至东大驹场校区的教养学部进行教养教育，根据入学时的志愿分为文科一二三类和理科一二三类，两年的文科、理科的基础课程之后，再根据成绩把学生细分到各个学部进行专业知识的学习。

3. 培养复合型人才　东京大学的必修课比较少，却有着种类多样的选修课。无论年级、专业，学生都可以根据自己的兴趣和需要任意选择课程，这也导致了不同专业年级的学生常会出现在同一个课堂上，学生们经常碰撞出思维的火花，使学生的思维广度得到较好的拓展。

东京大学还打破常规，将一些看似联系不大的几个专业，如社会学、政治学、文化学、信息工程、统计学、环境学等统合为"信息学环"，并设置"学际信息学府"，推进各学术领域的互相渗透与交融，培养出了一批复合型人才。

（三）清华大学

水木清华，钟灵毓秀，清华大学成立于 1911 年，作为我国顶尖高校，位列"世界一流大学和一流学科"，被誉为"红色工程师的摇篮"。根据泰晤士高等教育学府 2020 年的排名，清华大学位列第 23 名，为亚洲首位。历经百余年的发展建设，从这里涌现出了一大批学术大师、兴业英才、治国栋梁。

清华大学秉持"自强不息、厚德载物"的校训、"行胜于言"的校风和"严谨、勤奋、求实、创新"的学风，构成了清华精神的核心内涵，激励和鼓舞着一代代清华人为了中华民族的崛起与腾飞做出不懈的努力。其"爱国奉献、追求卓越"的传统，"人文日新"的精神，以及"中西融会、古今贯通、文理渗透"的办学特色，在潜移默化中影响着学校的发展，形成了清华大学独特的魅力和深厚的文化底蕴。

1. 一流的师资力量　清华大学老校长梅贻琦先生有句名言："所谓大学者，非谓有大楼之谓也，有大师之谓也。"一流大学的建设必须要有一流的师资队伍，清华大学以其对教学、科研的高标准和高追求培育和凝聚了一批又一批高水平的专家学者，建设了一支一流的师资队伍。为保证教学质量，还鼓励名师上本科讲台，使一大批学术水平高、科研能力强的知名教授活跃在本科教学的讲台上，在向学生传授科学文化知识的同时，最大限度地发挥名师言传身教的作用，使学生能够亲耳聆听教授的治学之道，亲身感受其魅力风范，在潜移默化中感悟为人为学之真谛。

2. 先进的人才培养理念　清华大学秉承着培育"为国家社会服务之健全品格"人才的教育理念，始终把培养人作为学校的根本任务，在本科生培养过程中不断创造更多的机会和更好的条件，为学生的终身发展奠定坚实的基础。

在本科生阶段实行通识教育基础上的宽口径专业教育，推行学分制，突出个性培养与综合能力培养，学生可以在培养方案框架之内为自己定做"个人学习计划"，并与北京大学共同决定2020年互相开放部分本科专业，促进两校学生交流，培养更加出色的优秀人才。

同时，学校还在教学方面不断改革创新，以达到因材施教的目的。自1998年以来，学校先后举办"数学－物理基础科学班""化学－生物基础科学班""人文科学实验班""社会科学实验班""软件科学实验班""经济与金融国际班"，培养各专业领域的顶尖人才。

3. 优越的育人环境　清华大学校本部——清华园，地处北京西北郊繁盛的园林区，是在几处清朝皇家园林的遗址上发展而成的。其周围高等学府和名园古迹林立，其园内苍松翠柏、水清木华，清澈的万泉河蜿蜒而过，勾连成一处处湖泊、小溪，同时也滋养着清华学子特有的志趣和气质。

清华园内不仅有图书馆、科学馆、大礼堂、体育馆、工字厅等"有历史"的建筑，还配备了现代化多媒体教学设施的六教、设施先进的综合体育中心等"高水平"的基础设施，更有万人饮食广场紫荆园、桃李园餐厅、紫荆学生公寓区、畅通快速的校园网等为学生生活、学习提供优质的条件保障。

清华大学还为学生提供了高质量的学术支撑体系。清华大学图书馆馆藏丰富，形成了以自然科学和工程技术科学文献为主体，兼有人文、社会科学及管理科学文献等多种类型、多种载体的综合性馆藏体系；清华大学的实验室也为学生提供了国内最优越的培养科学精神和科研能力的条件。

（四）北京大学

北京大学创办于 1898 年，初名京师大学堂，于 1912 年改为现名。是中国第一所国立综合性大学，也是当时中国最高教育行政机关。北京大学孕育于中国积贫积弱的年代，诞生于民族危难之时，从一开始就担负着"爱国、救国"的历史使命，为民族的振兴和解放、国家的建设和发展、社会的文明和进步做出了不可代替的贡献。100 多年来，聚集了众多的著名学者、专家、学术大师，培养了一代代优秀人才，涌现出大批革命家、思想家、理论家、科学家和教育家，是培养和造就高素质创造性人才的摇篮，被称为思想家和革命家的圣地。根据泰晤士高等教育学府 2020 年的排名，北京大学位列第24 名。

1.兼容并包，广纳人才　北大在建校之初就明定"中学为体，西学为用，中西并用，观其会通"之教育原则。梁启超起草的《京师大学堂章程》提出办学方针是："一曰中西并用，观其会通，无得偏废；二曰以西文为学堂之一门，不得以西文为学堂之全体，以西文为西学发凡，不以西学为西学究竟。"蔡元培出任北京大学校长后，"循思想自由原则，取兼容并包主义"，对北京大学进行了卓有成效的改革，促进了思想解放和学术繁荣。

"兼容并包"这一思想体现在各个方面，尤其是在人才的引用上，蔡元培校长认为，"大学者，囊括大典，网罗众家之学府也"，把"人"的因素作为办学的首要。为了给"青年寻找可以佩服的学问上和道德上的导师",他求贤若渴,延揽了陈独秀、李大钊、鲁迅、胡适等一批人才在北京大学就职或任教,其对各种人才的聘用体现出对学术思想、学科知识、年龄资历各方面的兼容性。

这一传统为现今的北大奠定了基础,使其在不断地发展与积淀中形成了"思想自由,兼容并包"的学术精神。

2. 注重基础培养　北京大学历来将高等学校本科教育看作对受教育者的品格、素质和能力的教育,而非一般的职业教育。坚持人才的培养主要是科学、文化素质的塑造培养,而不是简单的专业知识的堆砌、灌输,培养"志于道,据于德,依于仁,游于艺"的学生。因此,"加强基础"一直被放在北京大学本科教学指导原则的首位。在新时期,加强基础一方面指向业务素质(专业共同基础和实际工作技能),另一方面指向更加重要的文化素质。

通识课是培养学生文化素质的重要途径,北大坚持专业教育与通识教育相结合的理念,把通识教育理念贯穿学生培养全过程,以"懂自己、懂社会、懂中国、懂世界"为目标,构建通识教育课程体系。据 2018 年 12 月北大官网信息显示,北大下设人类文明及其传统、现代社会及其问题、人文/自然与方法三大类课程,涵盖了 62 门通识教育核心课程,开设了数学与自然科学、社会科学、哲学与心理学、历史学、语言学/文学与艺术、社会可持续发展六大领域课程,涵盖了 300 门通选课。

3. 校园环境雅致　北大波光潋滟的未名湖、古朴庄严的博雅塔,以及近年崛起的百年纪念讲堂和理科楼群等有形景观都是北大人的骄傲。曾为北大学子的陈平原说:"踏进燕园,你很容易为这种有历史感因而显得深沉、有现实关怀因而显得生动的少年气象所感动。"北大原来的校园在北京沙滩红楼,建造在清代和嘉公主的旧第,有三院五斋。新中国成立后搬迁到原燕京大学的故址,就是现在的北大校址。两处校园的建筑都古色古香,反映出中国文化特色。曾任燕京大学校长的司徒雷登在回忆录中说:"校舍的本身就象征着我们的办学目的,也就是要保存中国最优秀的文化遗产。"富有历史感的建筑,不仅蕴含了丰富的文化底蕴,还具有浓厚的学术底蕴和文化氛围,北京大学以其所特有的教育资源,在无形之中影响着、培育着北大学子。

（五）厦门大学

厦门大学由著名爱国华侨领袖陈嘉庚先生于 1921 年创办，是中国近代教育史上第一所华侨创办的大学，也是国家"211 工程"和"985 工程"重点建设的高水平大学，并入选国家公布的 A 类世界一流大学建设高校名单。学校以养成专门人才、研究高深学术、阐扬世界文化、促进人类进步为办学宗旨，弘扬"爱国、革命、自强、科学"精神，致力于培养德智体美全面发展的精英人才，被誉为"南方之强""中国最美大学"。

厦门大学将"自强不息，止于至善"定为校训，"自强不息"意味着追求永不歇止，蕴含着雄健浩然之气，体现了民族自立于世界之林的精神和气概；"止于至善"意在表明厦门大学应该始终如一、永无止息地探寻"事理之极致"，抵达科学真理和人格精神的最高境界，在启智与道德上达到完美至善，校训中蕴含的理念与追求彰显了厦门大学对于人才培养的至高追求。

厦门大学是东北亚地区唯一一所入选联合国高校内部质量保障优秀创新实践案例的学校，其对质量保障的创新与实践促进了学校形成良好的质量文化。

学校从创办至今，通过对内部教学质量保障的不断探索，逐步建立起以年度教学评估为抓手，以教学质量报告和教学状态数据为支撑，结合多种措施和手段的较为完善的内部质量保障体系。通过整合内部各类教学资源、协调教学过程的各个环节，构成了在教学质量上能够实现自我约束、激励、改进和发展的有效运行机制。

厦门大学内部教学质量保障体系的特色是以内部教学过程评估为"核心"，强调学校内部评估是外部评估的重要组成部分，也是外部评估的最终目的；强调学校内部评估须参考外部评估的标准，并可通过内部评估的改进来完善外部评估；强调学校内部评估的核心是教学过程的评价，教师、学生以及行政管理者的相互评价，形成了教师、学生以及管理者共同参与的内部质量保障体系。

厦门大学通过一系列措施来保障内部质量保障体系的效能，包括：① 本科教学自我评估。在学院全面自查的基础上，每年对各学院本科教学工作进行检查，通过评估反馈会将评估报告反馈至各学院及相关单位，并督促整改，建立了完善的"自我检查、相互观摩、典型示范、及时整改"的自我评估机制。② 常态数据监测。通过动态采集教学运行基本状态数据，在对数据统计、分析的基础上监测教学质量的状态与发展。③ 本科课程教学测评。以随堂测评的方式对每学期开展本科课程进行教学测评，并将结果反馈相关学院和任课教师，对测评成绩较低的教师实行约谈、听课制度，帮助教师不断改进教学。④ 学生学习经历调查。面向每年的新生、毕业生开展学习经历调查，基于调查结果，形成当年的《学生学习经历调查报告》，为学校进一步改进教学提供实证依据。⑤日常质量监督机制。学校建立了教学督导制度、党政领导干部听课制度、校长听课日制度、日常教学检查制度等一系列质量监督制度，形成了利益相关方相互制约、相互监督、共同参与的监督体系。⑥ 教师教学能力发展。学校教师教学发展中心通过搭建教学观摩平台、开展教师教学培训、建立教师教学档案、促进教学资源共享等系列措施，在促进全校教学质量提高等方面取得了积极的成效。

2018 年教育部直属机关对厦门大学的专题调研活动指出，厦门大学的内部质量保障体系建设具有四大创新：一是从强调外部驱动转向发展驱动；二是推行循证管理、科学决策；三是自下而上开展教学改革；四是正在着力从关注"教"向关注"学"转变。认为厦门大学在质量保障体系建设方面的创新举措，以及学校在解决我国高等教育普遍性问题上的做法，都对全国高校具有重要的示范借鉴意义。

（六）哈尔滨工业大学

哈尔滨工业大学（简称"哈工大"）坐落于北国冰城哈尔滨，始建于1920 年，以"工程师的摇篮"而著称，其在工科人才培养中始终处于国内领先地位，在 2019 年 ESI 中国内地高校工科排名中，哈尔滨工业大学位列内地第 2 名、全球第 8 名，仅次于清华大学。为我国航空航天等领域输送了大批工程实践能力强、具有团结协作精神的创新型人才。

学校在长期的办学过程中，形成了"规格严格，功夫到家"的校训，以朴实严谨的学风培养了大批优秀人才，以追求卓越的创新精神创造了丰硕的科研成果。学校将"规格严格，功夫到家"的办学传统融入教学、科研、管理等各项工作之中，"严"字当头，"实"在其中，既有"严"的要求，更强调求"实"求"精"，以实事求是、追求真理的科学精神不断丰富"规格严格，功夫到家"的内涵和外延。

哈尔滨工业大学在其"规格严格，功夫到家"校训的引导下，坚持个性化培养与柔性化管理相结合的人才培养方法，遵循课程学习与项目学习结合、理论学习与社会实践结合、课内学习与课外学习结合、教师教与学生学结合等原则，注重对学生能力和素质的培养，造就了大批工程实践能力强、具有团结协作精神的创新型人才。

在追求人才培养质量的同时，学校在发展建设中还形成了优良的作风，学校大力弘扬"铭记责任，竭诚奉献的爱国精神；求真务实，崇尚科学的求是精神；海纳百川，协作攻关的团结精神；自强不息，开拓创新的奋进精神"的哈工大精神和"铭记国家重托，肩负艰巨使命，扎根东北，艰苦创业，拼搏奉献，把毕生都献给了共和国的工业化事业"的哈工大"八百壮士"精神，建成了一支高素质师资队伍，为学校创建中国特色世界一流大学奠定了良好的人才基础。这种精神文化也是这所地处北国边疆的高校能够在全国乃至世界立于顶尖地位的重要支撑，是其特有的质量文化。

以上高校仅仅是众多高水平大学中的一部分，但它们的质量文化样态具有一定的代表性，从它们对质量文化的追求和为保障质量所采取的多种措施中，可以窥见这些高校之所以成为高水平大学的原因。通过对这些高校质量文化相关信息的整理与概述，对我国中医药高等学校的质量文化建设具有一定的启示与示范作用。

| 第六章 |

高等中医药院校质量文化追求

新中国成立后，将中医药教育纳入了我国高等教育体系，彻底改变了几千年中医师承教育及历代官办教育的方式，完全按照苏联的西方教育教学模式开办了高等中医药院校，为中医药教育事业的发展开创了前所未有的新局面，为中医药事业的发展培养了一大批优秀的中医药人才，更为中医药学传承创新发展开辟了新天地。但自高等中医药院校创立以后，中医药高等教育事业的发展一直处于不断探索、不断论争、不断实践的过程中。在中医药人才培养目标上，早期中医院校按国家计划经济要求培养中医专门人才，即中医师。而在第一批毕业生即将毕业之际，中医界一些著名专家提出了中医人才培养存在缺陷，中医古代文化知识不够、中医学经典学习不足、中医实践能力不强等，也就是后来的"五老上书"，国家很重视这些意见建议，卫生部组织中医教育专家和院校及时修订了中医学专业教学计划，增设了医古文和内经等课程内容及实践教学课时数量，在教材编写上实现了历史性突破，开始实施国家统编第一版医学专业教材，直到目前中医教材几经改版，几经再编，一直实行国家统编，现在已到了"十三五"规划教材，并还将继续下去。在课程内容与课程体系建构上，首先是按西方医学教育模式分类了中医基础课、中医专业基础和中医专业课，总体上受到"中西汇通派"的影响，这是符合社会发展和时代要求的，但争议与论争的焦点是课程内容的整合。中医药学的很多课程还没有独立成学科，有些课程还不能严格界定为基础课或专业课，只能用经典著作和学科流派的学术著作作为一门课程，整体课程体系是中医、西医两大部分，不仅造成了学术上的论争，更在人才培养目标上产生难以融通的争论。例如在中西医课程目标与设置比例上，曾从 8∶2、7∶3、6∶4 到 5∶5 等进行了不停的调试与实践，到目前为止仍没有一个让人信服的结论。医学教育是有严格的课程开课顺序和逻辑关联的，在中西医课程设置过程中，先开什么课、后开什么课是有要求的，而中西医两个课程体系放在一个教育教学过程中，难免出现运行上的矛盾，由此提出了"先中后西""先基础后临床"或"先西后中"或"适当穿插"开课等提案和运行计划，但到底哪一种运行方式依据更充分也没有定论。医学教育又是一门实践性很强的教育，无论中医还是西医，其人才培养目标在坚持实践方面都是一样的。高等中医药院校在这方面下了更多的苦功夫，多次提出并实施"读经典、跟名师、做实践""早临床、多临床、反复临床"等实践教学要求，但在实践教学过程中效果始终因各种因素达不到满意的程度，特别是在现有附属医院的医疗模式框定下，中医实践教学过程很难得到有效落实。从"早临床、多临床、反复临床"到中医思维培养的提出是中医人才培养解决实践教学的一个创举，并且从人才培养目标上就开始要求，对统领中医药人才培养达成了共识。但怎样将中医思维贯穿中医人才培养全过程，仍处在讨论和探索之中。最终还是一个继承与发展，或继承与创新的矛盾争论，是先继承再发展，还是先发展再继承，或是继承与发展、创新并举也是长期处于论争状态，尤其落在具体教育教学活动中，总是讨论不休。可以说这是中医药教育发展过程中不可超越的焦点问题。

综合以上中医药教育领域的探索、论争与实践，归根结底是质量文化观、质量价值观的反映。中医药学是一个伟大宝库，中医药学是打开中华优秀传统文化与古代科学的一把钥匙。这里的根本基因是它的文化基因，这些基因固化了对中医药学的继承观、发展观和创新观。中医药高等教育教学的一切行为模式、实践模式都要得到这一原创基因的检验，只要中医药教育存在，只要进行中医药人才培养，无论是什么教育教学方式都要受到这一质量文化观和质量价值观的审视。由此，探索高等中医药院校质量文化，明确中医药质量文化追求，树立中医药质量文化观和质量价值观，对传承、发展、创新中医药事业，改革中医药人才培养方式方法，真正实现"传承精华、守正创新"具有十分重要的现实意义和深远的历史意义。

第一节　质量文化的价值基础与导向

一、中医药质量文化价值基础

中医药学有 5000 余年的实践发展历史，有 2000 余年的理论体系建构、

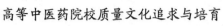
发展与成熟过程，还有中医药学理论与实践紧密融合形成的千古不衰的理法方药的应用结晶，正确处理了人与自然、人与社会、人与疾病、人与生老病死全周期的实践活动的调控，其价值不仅存在于纯粹的文化层面，更是科学与文化高度统一的独特体系。在中医药学体系之中，我们不仅要认知科学事实与科学认识浑然一体、科学内涵与人类精神文明高度融合，更要认知中医药学的文化价值、质量文化和质量价值观，这是中医药学从发生的那天起就形成了的固有的价值追求。

早在春秋战国时期，随着社会的急速变革，社会、政治、经济、文化开始了飞跃式发展，形成了诸子蜂起、百家争鸣、学术繁荣、文化成熟的局面，中国各类科学技术开始自成体系。中医药学在这样的社会外部条件下，以"元气论"的自然观和阴阳五行学说等一系列的哲学思想完成了理论体系的构建，并以此作为中医药学发展的思维方式和说理工具不断积累、创造与发展。《黄帝内经》的问世，标志着中医药理论体系的确立，形成了从自发走向自觉，从感性走向理性，从一般文化走向价值文化的追求。在尊贵生命、择徒选徒、为医要求、习医宗旨等方面都表达了质量文化、质量价值观的约定。《神农本草经》不仅提出中草药的性味功效、四气五味等药学理论，还在质量分类上划出上、中、下三品，并在应用中要坚持君、臣、佐、使、七情和合的质量文化约定。至东汉末年，伟大的医学家张仲景著成《伤寒杂病论》，不仅创立了中医学的临床诊疗模式，使中医药基础理论与临床实践紧密地结合起来，更为重要的是在书的序中提出"感往昔之沦丧，伤横夭之莫救，乃勤求古训，博采众方"。反对为医"但竞逐荣势，企踵权豪，孜孜汲汲，唯名利是务，崇饰其末，忽弃其本，华其外而悴其内"。为医者不能"降志屈节，钦望巫祝，告穷归天，束手受败"。要尊重生命，保重机体，"赍百年之寿命，持至贵之重器，委付凡医，恣其所措""痛夫！举世昏迷，莫能觉悟，不惜其命，若是轻生，彼何荣势之足云哉？而进不能爱人知人，退不能爱身知己，遇灾值祸，身居厄地，蒙蒙昧昧，蠢若游魂。哀乎！趋势之士，驰竞浮华，不固根本，忘躯徇物，危若冰谷，至于是也"。还要求习医者要"自非才高识妙，岂能探其理致哉？"要向前师名家学习，继承学术之长，反对"不念思求经旨，以演其所知，各承家技，终始顺旧"。要按孔子提出的要求"生而知之者上。学则亚之。多闻博识，知之次也"。充分表达了学习中医药学的质量文化价值观。《伤寒杂病论》问世以后，几千年来注释、翻解上千种版本，大都流传至今。《伤寒杂病论》之所以为经典，之所以千年咏诵，最核心的是科学与文明的统一。

首先，中医药学质量文化价值的基础是聚中华优秀传统文化之精华。中医药学从立论起就以"气"为物质基础，以"气一元论"为主体进行思辨，认识人类生老病死规律，认为一切生物均有"精、气、神"，人类进行的一切活动都是"精、气、神"的表象，如聚精会神、纳神静气、气守丹田，这样人们所从事的事务与活动就会出神入化、气宇轩昂、精聚神旺、感人肺腑。中医药善采天地之气，聚万物之精华，强调医食同源、药食同源，以五谷精微之气食养于人，烹制色、香、味、形俱佳的饮食，颐养人之精、气、神，以取得健康养生长寿之效。中医药理论提出"人生有形，不离阴阳"。"阳化气，阴成形"阐述了人的生理状态；"阳胜则阴病，阴胜则阳病"阐述了人的病理状态；"阳为气，阴为味"阐述了人的用药药理状态；"阴平阳秘，精神乃治，阴阳离决，精气乃绝"阐述了人的生命状态。在中医药学辨证大纲上还提出"正气存内，邪不可干""邪之所凑、其气必虚"。中医药学更强调气化作用，"气始而生化，气散而有形，气布而蕃育，气终而象变，其致一也"（《素问·五常政大论》）。《丹溪心法·附录》说："人以气为主……阴阳之所以升降者，气也；血脉之所以流行者，亦气也；营卫之所以运转者，此气也；五脏六腑之所以相养相生者，亦此气也。"李东垣说："气乃神之血，精乃气之子，气者，精神之根蒂也。"这些理论阐明了气为人体的物质基础，气的出入、升降、敛散、开合、固摄统摄作用是人体生理功能的主宰，是神与灵机之源泉，是人体正邪抗争的重要因素。中医药学质量文化价值的基础引导人们认识人体阴阳结构与气化作用，深入阐明了中医药辨证施治的质变与量变的关系，并将气与神统一，形神一致，审视气机变化对健康与疾病的影响。

其次，中医药学质量文化价值的精神积淀融中华优秀传统文化母体之中。中医药学从理论建构到医药实践一刻也没有离开中国优秀传统思想文化这一丰腴母体，并从中源源不断地吸收养料，积淀起深厚的内涵与功力。中医药学之所以形成了固有的特征，或称之为特色优势，就是一直保持着医药实践认识与优秀传统文化哲学之间存在的息息相关、丝丝入扣的亲缘关系，使中医药学保持经久不衰的魅力，实现了具有生物、社会、心理、环境相结合的医学模式。这些中国优秀传统思想文化对中医药学质量文化的形成影响既深刻又久远，中国的儒、释、道文化与中医药文化密切相伴，既相互影响，又相互渗透，更互为所用。如儒家宗师孔子的思想文化一直贯穿在中医药学的发展过程中，在中医药的藏象学说（"心为君主之官，肝为将军之官"等）、君臣佐使的用药和组方配伍原则、辨证施治、理法方药中不仅成为理论支持，更有实践指导作用，要求习医者医儒兼通。以葛洪为代表的道家，坚持"道与术"有机结合，佛家的"欲"与"理"及"形"与"神"的统一等都是中医药学质量文化价值精神体系的重要组成。而中医药质量文化价值基础的表现首先是以"仁"为本，"仁"是中医药人的立生之本，也是治病求本的要求，强调医者仁心，医乃仁术，良医以仁术救世。医作为一种职业，其目的就是治病救人，救死扶伤。"仁"是"术"的前提，"术"是"仁"的体现。医者之仁就是伦理道德与行为规范的最高精神追求。其次是"命"，儒、释、道都关注命，命的立论在中华民族优秀传统文化中独占重位，没有比命更重要的。提出"命贵千金""身体发肤，受之父母，不敢损伤""生命神圣""天覆地载，万物悉备，莫贵于人""二仪之内，阴阳之中，唯人最贵""人命至重，有贵千金，全生之德为大"等。维护生命、养生保健已成为中华民族传统美德，更是区别于其他医学的最重要的质量文化价值观的体现。

再次，是天人合一、人我合一、形神合一的整体观。这既强调人与自然的和谐统一，又强调中医药理论体系的以和为中心，古代"合"与"和"同义，而合和共用。在中医药中不仅忠于儒、释、道的质量文化精神基础，更具有鲜明的功能作用。"和"是中医药学的灵魂和核心价值观，是生命的基础，是中医辨证的纲要，是说理的根据，是处方用药的方针。"和"更表达了中医药质量文化的健康观、学习观、医患观、治疗观和社会观。

最后，是中医要成大医、名医或明医，必须坚持"大医精诚"的质量文化价值观，要求医术精、医德诚，这是唐代药王孙思邈的著名论断，影响深远。学习中医药要精益求精，必须博极医源，精勤不倦，思维体悟要灵敏，医术运用要精湛，反对浮躁偏执，一知半解，浅尝辄止。医德诚是求真务实，医心仁是恻隐为端，慈悲为怀，一心赴救病人的行为规范。大医精诚还要求习医者的思想、品质和学习追求的质量价值体现，要心地诚谨，求业精能，心怀至诚，诚实守信，严守医密，不虚言诳人，不弄虚作假，不以神方秘术炫世惑众，做到凡大医者必当安神定志，无欲无求，先发大慈恻隐之心，誓愿普救含灵之苦。此为苍生大医，为民敬仰。

二、中药质量文化的导向功能

中医药学在长期的中华民族优秀传统文化滋养下，通过在临床实践中不断积累，不断丰富，不断发展创新，构建了两大质量文化体系：一个是中医药本身具有坚实的哲学基础、中医思维、整体观和辨证论治等，建构了系统完整的质量文化样态和理、法、方、药运用上的严格质量文化规制；另一个是在中医药人才培养上形成了系列而又丰富的质量文化约定。这两大体系总体概括是中医药学的"经典"导向和"大医精诚"导向，对中医药事业发展和中医药名医名师和明医的成长具有重要的导向功能。

从神农尝百草，一日可遇七十毒，始有医药起，中医药就没有离开过中华优秀传统文化的滋养与孕育。自医和、医缓与扁鹊职业医师出现，就与自然、与巫医、与鬼神斗争，提出了六气病因学说，排除鬼神病因说。扁鹊六不治思想提出："骄恣不论于理，一不治也；轻身重财，二不治也；衣食不能适，三不治也；阴阳并藏气不定，四不治也；形羸不能服药，五不治也；信巫不信医，六不治也。有此一者，则重难治。"深刻阐明了疾病的早期预防和早期治疗思想，要辨证施治，医术高于神术。《黄帝内经》彻底批判了鬼神病因观，是一部充满医学唯物论思想的医著。《素问·五脏别论》强调："拘于鬼神，不可与言至德，恶于针石者，不可与言至巧。"这就是说与那些迷信鬼神的人，是没有办法同他们研究论述高深的医学道理的，对那些讨厌针石的人是没有必要同他们讲高明的针灸医疗技术技巧的。这样坚定的意志和态度，说明《内经》的作者们和《内经》时代的医学家们，已坚决同鬼神致病的谬论和唯心迷信的观念彻底决裂。中医药在扁鹊、《内经》之后，再也没有出现过鬼神观念统治医坛的情形，使中医药学形成了唯物的、客观的，充满实事求是、实践求真的质量文化价值观，引导着中医药学始终沿着唯物主义质量价值追求方向发展。《神农本草经》是在《诗经》《山海经》《周礼》等文化巨著的影响下著成。《诗经》记述了若干可能来自西周及其以前的药物知识，有植物药50余种，对某些药物的采集、产地及医疗作用等进行了叙述。《山海经》并非药书，但收载药物达126种。《周礼》载有"五药"，即草、木、虫、石、谷，可能为当时药物的初步分类归纳。《神农本草经》全书3卷，共载药物365种，采用上品、中品、下品分类法，以补养无毒药120种为上品，以温病补虚、有毒或无毒的120种为中品，再以除邪多毒药125种为下品，这是中国药物最早、最原始的药物质量分类。在药物理论认识上紧密联系了古代文化和哲学思想，概括论述了君臣佐使、七情和合、四气五味、阴阳配合的质量标准等，并明确了"疗寒以热药、疗热以寒药"的原则，使药物性能与病机更紧密地结合起来，完善了中医药学的治疗用药理论。特别是对药物功效、主治、用法、服法均有质和量的界定，而且指出"当用相须相使者良，勿用相恶相反者，若有毒宜制，可用相畏相杀者"。进一步明确用药质量的相关性，更为后世方剂学配伍理论的发展奠定了基础。同时所载主治病证药物包括了内、外、妇、五官各科疾病药达170余种，并注明药材的产地、采集时间、炮制、质量优劣和真伪鉴别，可谓世界首创的药物巨著，更是中国乃至世界药学质量文化导引。《神农本草经》成书后，陶弘景《本草经集注》、苏敬《新修本草》、唐慎微《证类本草》、李时珍《本草纲目》等几十部本草著作，都是以《神农本草经》作为经典导向，其中有158种药物被选入1977年版的《中华人民共和国药典》，可谓影响深远，导向鲜明。《雷公炮炙论》问世后，十分重视中药材加工、制作，去除非药部分，消除毒性，经过炮制达到减毒除毒的目的，增强药物的效力。历代医家用药无不关注各种药物的炮制方法。中药炮制在2000多年的发展中不断鉴别药材的真伪，不断改进炮制方法，不断总结实践经验，形成了博大精深的质量文化价值内涵，具有独特的质量价值要求。中药质量不断提升，更表现出了高、美、洁、净的品质形象。中药炮制德化与技艺长期导向着中医药学的发展。《伤寒杂病论》是我国医学发展史上影响最大的著作之一，也是历代学习中医药学的必读教科书，本书不仅立论鲜明，其质量文化价值也被历代医学家尊崇。自两晋唐宋以来，先后有王叔和、孙思邈、成无己、韩祗和、朱肱、许叔微、庞安常、郭雍等人，其研习各有所长，造就了名医流派，以此推进了中医药学的全新发展，新中国成立后，高等中医药院校将《伤寒论》《金匮要略》作为学科发展，编写统一教材，作为教科书。其中的113方，被称为"经方"，备受尊崇，沿用不衰，其质量价值与质量文化导向不仅历史意义巨大，现实意义更趋宏伟。张仲景《伤寒杂病论》不仅在国内被立为中医药学经典，而且在世界上尤其是在"中国文化圈"范围更有较大影响力。直至今日日本还有不少医家专门研究《伤寒杂病论》，以汤证为主来进行实验分析，改进方药剂型，推向全世界。日本很多医药学家非常尊崇张仲景，认为他的创造不仅为中国医学做出了杰出贡献，而且也造福了日本人民甚至世界人民。

中药学的发展，关键是中医药人的培养，历代中医药名医、名家、名师的成长都受益于中华民族优秀传统文化的熏陶，建立了雄厚的文化底蕴，具备了高尚的医德和精湛的医术。特别是中医之师徒传承、师徒授受形成了光辉的历史、优越的传统、丰厚的质量文化价值导向。中医药人才培养在晋唐以前其学术继承、发扬、创新、进步主要靠师徒传承教育方式而发扬光大。中医第一名家扁鹊师从长桑君，得长桑君之传，十分重视对弟子的培养，带徒有子阳、子豹、子同、子明、子游、子仪、子越、子术、子容，在师父的指导下，各施其术，取得了卓越的成绩。淳于意原本是一位齐国管理粮仓的地方小官，喜医药。当时公乘阳庆已七十多，膝下无子，认为淳于意品学皆好，授予经书禁方。淳于意后又拜师公孙光，其称淳于意有"圣儒"风度，"必为国公"。淳于意他秉承师父遗风，十分重视传授弟子，名医宋邑、高期、王禹、冯信、杜信、唐安等皆得淳于意之学成后世名医。郭玉精针灸，他医术高明、品德高尚、仁爱不矜，虽贫贱厮养，必尽其心力，他师承程高。华佗游学徐土，与众多徐土先贤交往，名显于世，带徒广陵吴普、彭城樊阿及李当之。张仲景少时跟随同郡张伯祖学习医学，尽得其传，私淑弟子不计其数，后人卫汛传其学、精医术、有才识、名著当时，相传撰有《四逆三部厥经》《妇人胎藏经》《小儿颅囟经》等。晋代王叔和以整理《伤寒杂病论》分《伤寒论》与《金匮要略》而著称，有人疑其为仲景弟子。我国中医药学从战国到东汉是禁方流传比较盛行的时期，不轻易传给他人，所以《灵枢·禁服》谓"此先师之所禁，坐私传之也，割臂歃血之盟也"。包括诊断疾病、知生死、决嫌疑、定可治之类的书籍，并多列入禁方之中。如长桑君传扁鹊、公乘阳庆传淳于意，师父都十分审慎，要长时间考察，验明其人品、智能和诚信的可靠性，才愿以禁方授之。我们虽然未见割臂歃血之盟，但其严格、严肃、严谨、审慎之观察不仅令后世敬慕，更表达了古代医家对中医药人才培养的质量文化追求与约定。其后历代名医名师，包括徐之才八代名医，金元四大家及中医药学各个流派的形成无一不是师徒授受传承。虽然唐以后兴起了官办教育，直到宋、明、清的中医学校还都在培养学生过程中兼用师徒传承方式教学，对中医药学传承发展做出了巨大贡献，是十分优越的传承与发扬模式。这一传承历程历时几千年，积累了丰富的文化遗产，拥有十分广泛的文化价值，更为现代高等中医药院校改革人才培养模式，坚守质量文化传统，树立质量意识，起到鲜明的导向作用。

中医药质量文化在人才培养的导向功能核心是"大医精诚"，它不仅是古代中医药学对人才培养的价值导向，更是现今高等中医药院校人才培养必须坚持的质量文化方向之一。历代中医药名医、名家和名师的成长成才历程从未脱离这一宗旨，历代中医药名医、名家、名师无不倡导"大医精诚"，主张读经典、跟名师、做临床、悟妙道。回顾中医药高等教育60年总结的经验，以及现代国家对中医药的立法和中共中央国务院关于促进中医药传承创新发展的意见，都是在坚持"文化自信"，坚持高质量发展，发扬中医药文化，建设中医药质量文化，以质量文化导向中医药人才培养。中医药质量文化在行为层级的导向功能：首先要坚持目标导向，学校发展目标是行为的起点和归宿，优秀质量文化是高校思想凝聚力和情感凝聚力最有力、最持久的动力，是高校潜在的宝贵资源。高校质量文化具有凝聚全校师生员工精神意志和行为方式的功能，通过质量文化建设形成对学校质量目标、质量观念、质量规范的认同感、使命感、自豪感和归属感，以潜移默化的方式将学校的发展与个人发展联系在一起，把个人的离心力变成向心力，自觉地将自我命运与学校发展命运捆绑起来，为了一个目标，激发工作和学习热情，为推动学校各项工作进步打下精神基础，为中医药事业培养更多更好的人才。其次要坚持文化自信导向。中医药文化自信要读懂中医药的经典理论，这一理论不仅是中医药学的几部经典书籍，更重要的是中医药学的文化根基，即中华民族优秀传统文化，中医药的历代名家大都熟知中国古代的经史子集，都文理兼修，医文哲史并进，只有建立起丰厚的中华民族优秀传统文化基础，才能更充分地认知中医药是打开中国古代科学的钥匙的功能，也只有具备中医药文化自觉自信，才能成为中医药的优秀人才。再次，要坚持培养学生热爱专业、持之以恒的导向。中医药学历史悠久，源远流长，它来自于人民用之于人民，与人民的生老病死息息相关。中医药学又是一门高深的科学，它拥有浩如烟海的文献典籍，浸透着历代医学对疾病斗争的结晶，是取之不尽，用之不竭的宝藏。但现代人学习中医药仍然会有或多或少的不适应，也会以不同认识能力看中医药，更有在学习过程中有难懂、离世遥远的困惑，这就要求要坚持中医药文化的价值导向，向优秀的古代名医名家学习，以现代为中医药事业做出贡献的先进人物为榜样，投身到中医药事业之中。将人民的需要、社会的需要，与个人奋斗目标有机结合，培养热爱中医药的自觉意识。以实践为动力，持之以恒，不断积累，不断完善自己，端正学习态度，纯洁学习动机，矢志不渝，达到成功的彼岸。再其次，要坚持培养学生勤奋学习、重视实践的导向。勤奋学习是成功之本，重视实践是练就本事的第一道门槛。唐代大学问家韩愈说过"业精于勤，荒于嬉"，中医名家普遍认为"熟读王叔和，不如临证多"。试观历代中医药学家，也包括古今中外有成就的科学家、文学家、医学家都是焚膏继晷地勤奋学习。学习中医药也毫不例外。同时中医药学是一门应用性、实践性很强的科学，要边学理论边坚持临床实践，使理论学习与实践密切结合。这是由于中医药学的理论来源于实践，反过来又指导实践，不实践不能验证理论，更不能发展理论。最后，要坚持中医思维培养的导向。中医思维是中医药文化的精髓，是中医药文化价值的瑰宝，更是中医药从业者必备的思想武器。高等中医药院校要在中医药质量文化建设中将中医思维纳入中医药人才培养的全过程，要从培养目标、教学过程、教材编写、教学体系及管理体系上贯穿中医思维，推进中医药人才培养具有中医药特色与优势，促进中医药人才培养高质量发展。

第二节　质量文化追求的基本内容

高等中医药院校质量文化追求是一个渐进的过程。自高等中医药院校建立以来，由于历史和现实的诸多因素我们并没有给予高度的关注，而是随着中医药高等教育的发展进步，人们在实践中逐渐认识到大学质量文化建设的重要性。高等学校质量文化追求、建设与经营既是内部创新，又受社会外部的制约，它是一个艰难的、长期的、有序的积淀过程。一所新建学校不可能具有丰厚的质量文化底蕴，需要在长期的办学过程中适应社会发展，尊重民族特征，坚持文化自信，依据法律政策，顺应社会心理的探索与实践积累而成。高等中医药院校的办学过程之所以在人才培养目标、专业课程设置、实践教学过程及教材编写，以及最终的人才培养结果上长期有不同的声音，其核心是质量文化价值观的反映。这是因为几千年来中医药人才的成长成才有其质量文化的约定，当中医药人才培养的结果没能达到这一约定时，人们固然会提出，或修正以及改进中医药人才的培养过程。中医药学自起源到今天，其深厚的文化底蕴始终约定着各个时代的中医药人才培养。早在春秋战国至两汉时期的禁方流传就要求学习中医者的人品、智能、聪慧，否则不能授方。《内经》中又提出严格的择徒选徒要求，唐代孙思邈"大医精诚"将中医药人才培养的质量文化追求推向了高端。其博大精深，胸怀天、地、人，其严格、严肃、严谨，要求上医医国、中医医人、下医医病，等等。这一质量文化体系对中医药人才培养不仅是取之不尽用之不竭的丰厚资源，更是未来中医药人才培养质量文化追求的价值导向。

一、目标高远的质量文化追求

历代中医药人才培养其目标都是统一的，无论师承教育、家传传承、官办教育，还是私淑、实践、书院等，只要从事中医药职业，都有其质量文化的追求方向，而且目标博大高远。要树立济世仁民、报国修身的理想，要"为天地立心，为生民立命，为往圣继绝学，为万世开太平"（宋·张载之）。张仲景《伤寒杂病论》开篇序中就讲"不为良相，当为良医"，要有良相的修身，要有良医的医术，要"留神医药，精变方术"。唐代孙思邈说："上医医国，中医医人，下医医病。"这里的上医医国，既要胸怀国家，为民救死扶伤，又要治未病，未病先防，要站在国家兴衰的大局上来当好医生；中医医人是重视人的作用，关注人的伦理道德和心理变化，尤其注重人的个性和心理过程，把握人的"七情"和"六欲"的动向，调适人的心理情绪等；下医医病是在前两者的基础上针对人与社会、人与自然、人与人之间的关系来认知疾病、处理疾病、治疗疾病。所以《景岳全书》概括为："传承医道，济世仁民，利济群生，修身立德"是习医者必须追求的质量价值目标，可谓立意深远，高瞻远瞩。也正因为树立这样的胸怀目标，中医药历代医家都怀有医国医民之志，来修得医高术精，并把普及医道医术作为修身立德之本，也因此涌现出历代名医大家，堪为榜样。

二、尊贵生命的质量文化导向

尊贵生命是中医药文化的重要组成部分，也是中医药质量文化价值观念的重要内容。中医药人才培养的首要问题就是尊贵生命、认识生命规律、掌握人的生老病死过程。由此，早在《内经》中就有详细论述，历代医家又不断地丰富其理论，这也是在世界医学体系和世界医学教育中独树一帜的优秀文化表达。"天覆地载，万物悉备，莫贵于人"，这是从人类与疾病抗争中演进而来的中医药文化，认为生命是尊贵而神圣的，并将其贯穿整个中医药理论体系之中，只有在敬畏生命的前提下，才能热爱生命、珍惜生命，用心经营自己的生命。作为医生也只有懂得尊贵生命，才能知命、知性、知病、治病。特别是中医药以"格致"的态度，从客观知识的角度探讨生命的自然规律，认识生命的神圣性。同时认为生命虽然具有不以人的意志为转移的客观定律，但后天因素的修养、尊重、养心养命也是非常重要的。古代名医陶弘景在其《养生延命录·卷上·教诫》中就说道，人的智力差别是天生的，而后天的生命是由人们自己把握的，提醒人们不遵循生命规律，胡乱挥霍生命将导致"不终其寿"。医学之术关乎生命，谓之医乃仁术，认为"人命至重，有贵千斤"，要爱护生命、珍惜生命，这也是自古以来从医者的基本职业道德。将生命放置于社会，放置于医药执业者和人群中加以尊重不仅是中医药文化对人类生存发展的重要贡献，更是未来社会发展的重要基础。中医药学之所以千年不衰，就是抓住了尊重生命重要性的本源，也恰恰是在此基础上中医药学积累了宝贵而丰富的临床治验和理论体系。中医药学追求尊贵生命的质量文化导向，还表现为"天道自然，人道自己"的提高生命修养和追求生命境界的观点，其吸收了儒、释、道各家之长，修身养性，追求真善美与和谐统一的生命境界。对提高生命价值提出"未死而先死，由死而观生"，秉承了中国文化"从修己安人来讲人事"，强调"重己贵生"的思想。特别是《灵枢·师传》中云："人之情，莫不恶死而乐生，告之以其败，语之以其善，导之以其所便，开之以其所苦，虽有无道之人，恶有不听乎？"提出了医者对病者死亡态度的关照，是一个鲜明死亡观的阐述。还要"安时处顺"，把生当作"时"，把死当作"顺"，彻底看透生死问题。由此可知，中医尊贵生命的质量文化导向是中医药人才培养的重要价值导向，是中医药教育中必须设置的教育教学内容，更是中医药教育区别于其他教育的根本所在。

三、大医精诚的质量文化目标

《大医精诚》出自唐代孙思邈《备急千金要方》第一卷。这是论述医德的一篇极其重要的文献，它广为流传，影响深远。它又是一篇体现中医药质量文化价值的重要文献，是中医药学习者质量价值观形成的追求标准与目标导向。其原文讲道："凡大医治病，必当安神定志，无欲无求，先发大慈恻隐之心，誓愿普救含灵之苦。若有疾厄来求救者，不得问其贵贱贫富，长幼妍媸，怨亲善友，华夷智愚，普同一等，皆如至亲之想；亦不得瞻前顾后，自虑吉凶，护惜身命。见彼苦恼，若己有之，深心凄怆，勿避艰险、昼夜、寒暑、饥渴、疲劳，一心赴救，无作功夫形迹之心，如此可为苍生大医，反此则是含灵巨贼。自古名贤治病，多用生命以济危急，虽曰贱畜贵人，至于爱命，人畜一也。损彼益己，物情同患，况于人乎！夫杀生求生，去生更远。吾今此方所以不用生命为药者，良由此也。""夫大医之体，欲得澄神内视。""夫为医之法，不得多语调笑，谈谑喧哗，道说是非，议论人物，炫耀声名，訾毁诸医，自矜己德，偶然治瘥一病，则昂头戴面，而有自许之貌，谓天下无双，此医人之膏肓也。""所以医人不得恃己所长，专心经略财物，但作救苦之心，于冥运道中，自感多福者耳。又不得以彼富贵，处以珍贵之药，令彼难求，自眩功能，谅非忠恕之道。志存救济，故亦曲碎论之，学者不可耻言之鄙俚也。""故学者必须博极医源，精勤不倦，不得道听途说。而言医道已了，深自误哉!"《大医精诚》的问世，将中医药人才培养和从事医药职业者的质量文化推向了高端，深入到作为医生的精神层级，表达了大医精神。从医德医术上要精诚统一，要求医生必须有精湛的医术，认为医道是"至精至微之事"，习医者必须"博极医源，精勤不倦"，同时要求医生要有高尚的品德修养，以"见彼苦恼，若己有之"感同身受的心，策发"大慈恻隐之心"，进而发愿立誓"普救含灵之苦"，且不得"自逞俊快，邀射名誉"，"恃己所长，经略财物"。这是中医药质量精神文化对中医药人才成长的目标追求，表现出在一定的社会文化背景、意识形态下的一种精神成果和文化观念。大医精诚对中医药后世的影响极其深远，直到目前，高等中医药院校在大学精神塑造、文明单位建设和质量文化建设中都以大医精诚为目标，营造文化氛围，追求质量文化目标。因为质量精神文化决定着高校质量文化的性质和导向，对大学物质基础、政策制度和行为文化的形成发展起着决定性的作用。精神文化形成后就会处于一种很稳定的状态，所以经久不衰、影响深远就是"大医精诚"精神文化闪光之处。

四、为医素质的质量文化约定

对中医人才的要求及医者的素质早在《内经》中就有明确的约定，要求习医者需明道正术，教得其人，十分重视习医者的选择。认为"得其人乃言，非其人勿教""传非其人，漫泄天宝""得其人弗教，是为头道"。唐代孙思邈称"古之善医者，上医医国，中医医人，下医医病"，还说"上医听声，中医察色，下医诊脉"。这是对医者水平的评价，同时也是习医者要追求的目标。《内经》还提出："故圣人不治已病治未病，不治已乱治未乱，此之谓也。夫病已成而后药之，乱已成而后治之，譬如渴而穿井，斗而铸锥，不亦晚乎!"强调"上工救其萌芽""问其病，知其处，命曰工""善调脉者，不待于色，能参合而行之者，可以为上工。上工十全九，中工十全七，下工十全六"。这又是对医者或习医者水平高低的分类评价。古代

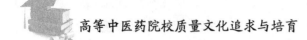

对中医药学习者和执业者不仅评价有差别，而且对每一个等级都有综合素质的要求并有相对应的评比和比较，可谓用心精到。自《内经》和孙思邈之后的历代医家，不断丰富与创立各种学说流派，诠释中医药人才成长成才的要求，形成了独具特色的系统完整的质量文化约定，更是丰富了为中医药者应具备的综合素质水平。如孙思邈强调："不读五经，不知有仁义之道；不读三史，不知有古今之事；不读诸子，睹事则不能默而识之；不读《内经》，则不知有慈悲喜舍之德。"坚持了医德并举，寓德于医，践行方术与医德并修；坚持医文融合，寓文于医，践行习医与习文并重；坚持医史兼通，博贯古今，践行学医与学史一致。还要医儒互助，援儒入医，以儒学作为中医的重要内容互相补充，达到既通医道，又明人道。《医门补要》提出："医贵乎精，学贵乎博，识贵乎卓，心贵乎虚，业贵乎专，言贵乎显，法贵乎活，方贵乎纯，治贵乎巧，效贵乎捷。知乎此，则医之能事毕矣。"清·徐灵胎《医学源流论》的"医非人人可学论"说："医为人命所关，固至难至极之事，原不可令下愚之人为之也。""其理精妙入神，非聪明敏哲之人不可学也；非渊博通达之人不可学也；非虚怀灵变之人不可学也；非勤读善记之人不可学也；非精鉴确识之人不可学也。"这些论述说明做医要上工知道、大医精诚，既成标准，又为优秀文化传统。作为医者必须具备谦诚逊让、恭闲尊道、胆大心小、行方智圆的思想道德修养和习医做医的作风。同时作为医者要具备聪明敏哲、渊博通达、虚怀灵变、勤读善论、精凿确实之能力，还要"正心术""明道术""心思灵变"，这明确要求了习医者不仅要有道德、医术和思维的质量文化，更把中医药人的素养、素质教育提升到了相应的高度，是中医药质量文化对中医药人才培养素质约定的精华所在。

五、名医明医的质量文化养成

中医药历朝历代对怎样学成一个名医名家或明医的论述十分丰富，构建了一个庞大的质量文化养成教育传承体系，这一体系不仅被各朝代均予以认可，从官办上也赋予其名号，如"太医""大医""御医""待医"等，其名位是相当之高。民间也多称"医生""先生""儒医""世医"，等等，说明医生是有文化、有德性、有修养的人。历代对"名医"与"庸医"都有严格的区分和评价。对"世医"要求"医不三世，不服其药"。三世指的是"父子相承三世"，或"一《黄帝针经》，二《神农本草》，三《素女脉诀》，不习此三世之书，不服其药"。南北朝时，徐家是世医的光辉代表，其第八代传人徐之才继承发扬徐熙、徐秋夫、徐道度、徐叔响、徐文伯、徐謇、徐雄等，家学渊源，以高超医术，应北魏帝诏，授金紫光禄大夫等职。儒医始于宋，他们多受范仲淹"不为良相，便为良医"的影响，因儒仕不通而改为业医。儒医知识渊博，多能系统研读、掌握医理、医术，思考、探索与研讨医学理论，他们贡献卓著。后世感悟道："吾闻儒识礼义，医知损益。礼义之不修，昧孔孟之教，损益之不分，害生民之命，儒与医岂可轻哉？儒与医岂可分哉？"名医、良医、明医之论认为，"良医处世，不矜命，不计利，此其立德也；挽回造化，立起沉疴，此其立功也；阐发蕴奥，聿著方书，此其立言也，一共而三善盛备，医道之有关于世，岂不重且大耶！"（《临证指南·华序》）"今之明医，心存仁义，博览群书，精通道义，洞晓阴阳，明知运气；药辨寒凉，因病制方，对证投剂，妙法在此，活变不滞，不炫虚名，唯期博济，不计其功，不谋其利，不论贫富，药施一例；起死回生，思同天地。如此明医，芳垂乃世"（《古今医鉴明医箴》）。对"名医""良医""明医"与"衔推""铃医""走方医""坐堂医"等之分别也很明确，这些医者常兼巫术算命之术，或以其行医招示、行医方式而称之。另有根据医术高低或有否欺诈，称呼也有区别。例如明朝徐春甫《古今医统》："俗云：明医不如时医。""明医"，即明白之医，或称"名医"。所谓"时医"，即时来运转之医，或靠权贵捧成名医，一般均系医术不高明，甚至为庸医之流，反而门庭若市者。所以《保生宝鉴》一书称"委命于时医，亦犹自暴自弃，甘于沟壑者何异哉？"时医亦称"福医"，即医术低下，但有福气之谓。明朝缪希雍《本草经疏》言："外此则俗工耳，不可以言医矣。"明医的质量文化养成还要求达到"医之为道，广矣大矣，精矣微矣，危乎危矣！举凡古今中外，学问事业，无有难于此者矣"（清·孟金氏《医医医·自叙》）。"医，仁道也，而必智以先之，勇以副之，仁以感之"。（清·吴瑭《温病条辨序》）。由此，明医的质量文化养成要医德并举，大医精诚；要博

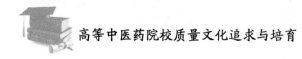

贯古今，穷极医理；要博采众长，百家争鸣；要崇尚经典，强化实践；要良师指导、口传得妙；要由博返约，返约知要的修炼，才能走上苍生大医之路。

第三节　质量文化追求的定位

高等中医药院校质量文化追求的定位方向，应坚持培养什么样的中医药人，怎样培养和为谁培养的根本文化价值导向。大学质量文化永远根植在学校内部，影响着学校以及教职员工对完成人才培养任务所持有的态度、信念、价值观和行为准则。人才培养的质量管理与评价规程是大学管理的基本纲要，而质量文化是大学文化、大学精神的魂，卓越的大学或一流大学必须拥有优秀质量文化的基因。这些基因就是大学质量文化追求的定位要素，更是大学办学定位的理性依据。当前，中共中央国务院给中医药事业的发展提出了基本的定位方向，那就是传承、创新、发展。高等中医药院校是中医药事业传承、创新、发展的重要基地，用什么样的质量文化追求定位是今后培养什么样的中医药人的关键所在。

一、大学质量文化定位的内容和目的

大学质量文化建设是一个系统工程，尽管我们看到了大学质量文化是在不断积累、不断沉淀、不断传承，以及质量文化建设的载体不断完善，但质量文化追求这个永恒的主题没有改变。为了提高人才培养质量，各所大学每年都要设计质量计划，每 5 年要制订发展规划，每年还要发布质量报告和就业质量报告，这些都是学校发展过程中要进行的质量文化建设工作。但这些质量文化建设工作需要根据学校发展目标进行调研、需求预测、定位、提炼、提升、总结、实施、评估与改进，从而构成科学的系统过程。在这些环节中，大学总是围绕要培养什么样的人、怎样培养人和为谁培养人的根本问题，研究培养这样的人需要倡导和塑造何种大学文化，这就是大学文化工作要怎么做、要向哪个方向做、要做到什么程度的定位问题。大学质量文化定位的目的是确定学校质量文化发展方向与追求的目标。如果大学没有对文化

建设进行准确定位，对于要建设什么样的质量文化都不甚明确，或者不重视，甚至错误定位，那么就失去了办学成功的基础。

大学质量文化定位与大学的功能紧密相连，也是一个多目标、多层次的结构体系。大学的功能是要实现人才培养、科学研究、社会服务、文化传承创新，中医药院校还要为传承、创新、发展中医药事业培养优秀人才。这些功能和工作内容是大学实施各种职能职责战略的重要基础和保证。通过质量文化建设定位，大学把倡导的质量价值观变成所有教职员工共有的价值观念，通过共有的质量价值观念的宣传、传播与实践，渗透到大学功能之中和教职员工的行为之中，让大学质量文化和价值观成为教职员工的一种行为准则，自觉监督和调整自己的工作行为，增强学校办学的凝聚力、向心力和能动性，齐心协力去实现大学发展的各项战略规划和战略目标。大学只有通过质量文化定位，才能充分认识学校发展的过去和现在、方向和目标、长处和不足以及特色与优势，以应对社会发展的竞争。才能提炼出最有价值的并有别于其他大学文化的要素，最终构建出独具特色的大学质量文化。正确的大学文化和质量文化定位还能将大学长期坚持并形成的优势不断放大，呈现在公众面前，起到宣传学校形象、形成品牌专业课程和名师等，通过互相借鉴起到扬长避短的作用。

二、大学质量文化定位的约定

大学质量文化定位是根据学校发展历程、发展战略和发展目标而定。大学的发展任务总是来自于满足社会的需要，而大学的发展历程决定着承载任务的能力、发展战略和发展目标能否适应社会的发展需要，需要解决学校管理、人员构成、完成任务的时间等突出问题。在大学文化建设中进行培植和设计，从而树立起具有自身独特个性，有别于其他学校的独特形象和位置的大学战略活动及战略目标实施计划，是学校发展和优化大学质量文化的首要一环。

大学质量文化定位要受以下几个方面的约定：首先是影响大学质量文化的外部因素和内部因素。大学的发展受高等教育的外部规律和内部规律制约，大学发展要适应社会政治、经济、科技、文化、人口的需要，要培养社会主义现代化的建设者和接班人，这个背景制约着大学质量文化的定位，也规定着大学的发展目标和人才培养目标，还制约着大学的教育目标与价值观，是经济社会基础决定质量文化积淀与表达，制约着教学活动和行为模式。由此，大学质量文化定位要适应这一基本规律制约，要在尊重规律的基础上确认学校质量文化建设的优势和特点，明确定位的内涵与范畴；其次要根据不同行业和学校类型选择自己最具特色的或比较有个性特点的文化要素，加以重点培育和规划，并确定适当的质量文化定位战略。有的高等中医药院校选择了医史馆、博物馆或校史馆，还有的在文化氛围上下功夫，建设文化校园等。都是选择了本行业特色的文化内容，有的学校开展"大医之路"文化雕塑群和名医文化园等，都具重要的样态化特征；最后是大学质量文化定位要以质量文化活动为载体，要选择恰当的方式把质量文化定位的观念或要素融入全校教职员工中并准确地传播给社会公众，它可以是物质活动、心理活动以及精神活动的多种载体的综合，来推进大学质量文化定位与发展目标和战略目标协调统一。如哈佛大学"教育程度代表收入""没有艰苦，便无收获""狗一样地学，绅士一样地玩""幸福或许不排名次，但成功必排名次"等，这不仅是大学质量文化的定位，也是实践的结果。世界上还有很多大学都根据自己的行业和类型做出了质量文化的定位。如哈尔滨工业大学，刚建校不久就提出"规格严格，功夫到家"，培养了大批的工程精英和巨匠。在企业中也一样，日本丰田公司以"生产优良产品，提高质量声誉"和"既要造车，又要造人"的经营方式和经营理念，确立了其在世界汽车制造行业中的位置。大家熟知的中医药老店"同仁堂"，它的中成药以"树百年老店，货真价实，童叟无欺"驰名于全国各地乃至全世界华人之中。可见，无论是大学还是企业，明确质量文化的定位是一项根本性的发展策略。

三、大学质量文化定位的途径

大学本身就是一个文化样态的表达，那么大学还需要质量文化定位吗？大学虽然是一个重要的文化载体，但世界上的大学多种多样，有文理差异的专业不同，还有大学办学类型不同，所服务的社会行业也不尽一致，怎样去给大学质量文化定位呢？就大学本身而言，它的使命是明确的，要培养好人才；它的愿景是每一所大学为满足社会和家庭的期盼；它的价值观都是追求质量的最优化。这里的每一项追求不仅是学校管理要完成的，更重要的是教育思想基础的质量文化约定。每一所大学都有明确的发展目标，尤其是老牌大学或办学历史悠久的大学，它们的发展目标随着时代的变革、文化的进步不断追求完美；树立在人们面前的形象就是底蕴深厚。每一所大学都有其办学指导思想、办学定位和质量方针，这是学校向自己的员工和社会发出的全部意图和方向，并且还要将这些理念物化到大学的管理过程中、物化到每一位教职员工身上和管理者身上，向社会承诺并以人才培养的结果体现质量水平，而这些内容的本质内涵仍然是质量文化的定位要求。还有我们的大学都把质量视为生命线，这是质量价值观的表现，包括了哲学与理念，质量精神、质量原则、质量道德观。大学在运行质量价值观的过程中，不能停留于抽象的概念过程，要明确质量信念层级、指导原则的分类、实践与行为模式的框定等。这些内容都需要进行质量文化的准确定位，才能更有效地进行质量文化追求的落实、质量文化建设的有的放矢和质量文化经营的准确到位。

大学质量文化定位的途径，其一是要准确把握学校发展的功能。尽管大学功能面对每一所学校有所不同，甚至有许多学校的大学功能并不完善，或者大学功能的发展正处在递进过程中，这就更要求其质量文化定位要根据学校发展实事求是地进行定位研究，不能好高骛远、揠苗助长，否则不仅不能很好地推进学校质量文化建设，反而会造成学校发展脱离社会、脱离实际。其二是要着眼于大学的行业特征进行质量文化定位。不同行业体现出不同的办学特征和人才培养要求，这种差别也正是进行质量文化定位的着力点和着眼点。我国的专业分类庞大而复杂，现已有92个专业大类教学标准，这是因社会岗位的需要而必须设置的专业类别。在这些专业大类中我们提出了要建设新工科、新医科、新农科、新文科等，要培养卓越人才，卓越就是质量文化的定位。其三是着眼于大学教职员工的质量文化定位。大学教职员工的质量价值观是大学质量文化的核心，并随着经济社会的发展和科技文化的进步，必须不断更新教育教学理念，必须通过质量文化的导向不断校正自我实践行为模式，必须发挥教师的主导作用建构学生学习质量价值体系，引导学生自主学习、自我完善，这是大学质量文化定位的关键环节。其四是着眼于大学类型与个性特征进行质量文化定位。世界上任何一所知名度较高，具有活力的大学都具有鲜明的特色，而一种特色的形成需要长时间的培育，并不是一蹴而就的。特色又表现出对任何一种变化都不能采取"拿来主义"的态度，必须坚持继承、消化、创新、发展的辩证态度。中医药高等教育更是如此，它的文化根基是去不掉、拿不来的，必须是在继承的基础上不断寻求创新发展，必须抓住中医药教育的传承性、时代性和创新性的定位原则，深入到办学类型和个性特征上开展质量文化定位。只有这样才能真正建立起适应大学发展要求的质量文化，也只有这样质量文化才能为大学的发展起到保驾护航的作用。

第七章

高等中医药院校质量文化培育

大学质量文化是大学文化的重要组成部分，是促进大学人才培养质量不断提升的最持久、最深沉的力量，它反映了一所高校的质量观和对人才培养的价值追求，解决的是"培养什么样的人、怎样培养人和为谁培养人"这一重大和根本性的问题。近年来，国家在多个文件中明确提出要推动高校构建自觉、自省、自律、自查、自纠的大学质量义化，将质量价值观落实到教育教学各环节，将质量要求内化为全校师生的共同价值追求和行为自觉。

当前，中医药振兴发展迎来天时、地利、人和的大好时机。中医药的传承发展关键在人才，人才的培养关键在教育，高素质中医药人才的培养迫切需要对中医药质量文化进行挖掘、整理，传承、发扬，培育中医药院校的质量文化，树立全员质量意识，发挥质量文化的柔性约束作用。

第一节　质量文化培育的现状分析

党的十九大报告明确提出，要优先发展教育事业，实现高等教育内涵式发展。而质量文化培育是新时代高等教育内涵式发展的核心。

我国高等中医药院校在发展建设过程中一直重视质量文化建设，通过自身的文化标志和文化行为不断地将质量文化的追求渗透到全校师生和教育教学过程中，形成了院校特有的文化价值体系和质量文化氛围。如北京中医药大学将"勤求博采，厚德济生"作为校训，不仅表达了对学校师生勤奋研求、广博采搜、汇通中西、学贯古今的治学态度和治学方法的要求，也提倡学生在品德修养方面要宽厚仁爱、品德高尚，以仁术普济苍生，全面服务社会；学校还开设"岐黄国医班"的九年制教育，实行导师制，发挥名老中医的学术传承作用，传承中医药思维与文化。上海中医药大学的校徽图案外形为"鼎"，寓意中医药文化的传承与鼎盛；内形为"炉"，象征岐黄学子在校内淬炼成才，图案形似篆书"东"，暗含中医药文化源起东方之意，而中央蕴含的"中"字造型，也体现了学校的中医药特色。黑龙江中医药大学秉承"勤奋、求真、博采、创新"的校训和"大医精诚，止于至善"的医学精神，注重培养学生的"大医"精神，引导学生成为具有良好道德品质和医学技能的人才；修建大医之路文化园、经方小道、中医药文化浮雕群、中医药博物馆等，充分发挥校园环境文化育人功能。国内高等中医药院校紧跟人才培养需求，积极培育质量文化，奠定了一定的基础，但还存在一些不足之处。

一、质量文化的认知欠缺

质量文化的主要目的和任务是将质量管理及保障活动提升至文化理念的层面，以强调利益相关者对高等教育质量的认知和重视，帮助质量管理的顺利进行和高等教育质量的良性提升。随着国家越来越重视高校的质量文化建设，尤其是在全国教育大会和新时代本科高等学校教育工作会议之后，对塑造质量文化的需求更加明确，很多学校开始逐步将质量文化的培育与建设作为学校发展建设的重要环节，但仍然存在高校各环节的质量文化意识不够高、对质量文化的认知程度不一致的情况。有的高校对质量文化的重视多停留在管理层面，或将其列入发展规划及管理文件之中，而在具体推行与实施的过程中，理论指导实践还不够充分，各基层部门与师生员工还没有树立较强的质量文化意识，没有完全激发起广大教职员工和学生的主动性、积极性和创造性，全员质量文化意识不够高。如有学者曾指出，"目前在高等教育管理实践中，现有的质量监控与管理基本上都被限定在行政管理的范畴内，侧重于方法与工具、程序与技术、体系与制度的监控，并没有真正触及高等教育质量管理的核心，即将全面质量管理作为大学与大学人（大学教师、大学生与管理人员）的一种生活方式"。有的高校在培育质量文化意识时，未能对质量文化进行深入的了解与研究，对其中蕴含的内涵、意义与培育方式认识不够，还有的高校虽然开展了研究与学习，但多局限于教育质量管理的相关部门，其他职能部门、教职员工对质量文化的认知深度与高度不够，由此导致对质量文化的追求不够高，不能充分发挥质量文化对治学质量、育人质量、教学质量等的约束和引导作用。

我国在对质量保障体系不断的探索与实践中形成了外部质量保障与内部质量保障相结合的质量保障体系，推动了我国高等教育质量的提升与发展。但在现行的由教育行政部门主导的自上而下进行的外部教育质量评价中，外部评审专家组在整个质量评估过程中扮演着主要角色，而高校则扮演着旁观者角色。高校对高等教育质量保障的主体地位被弱化，只是被动接受质量评估和问责，致使一些高校存在着对照评估指标抓质量、应付质量评估、逃避质量监控、投机行为甚至弄虚作假、短期效应、丧失持续质量改进的动机和动力等行为。这也导致了高校对质量文化的忽视，学校上下专注于完成各项质量保障"任务"，而没有真正形成能够融入组织内部、深入组织中所有人内心的质量文化。

真正高质量的教育不仅是正式的质量保障程序的结果，而更加是高等教育社区里所有成员共享的质量文化生发的结果。高校应通过文化的力量推动高等教育的质量保障从被动的外部要求规约，转变为主动的内部需求动机。由此，高校在办学过程中需注重质量文化的培育，把其作为推动大学不断前行、不断超越的内生动力，实现高等教育质量的文化约束。

二、中医药文化特色凸显不足

中医药教育经过了几千年的积累、沉淀和发展，形成了独具特色的质量文化价值观。将中医药质量文化价值观根植于中华民族优秀传统文化的中医药文化中，其悠久的历史和深厚的人文底蕴，对高等中医药院校质量文化建设具有积极的引领作用。

现阶段，我国高等中医药院校的质量文化培育活动，是在学习、吸收了我国其他高等院校质量文化培育的经验与特色中不断发展的。虽然高等中医药院校在实践中一定程度上融入了中医药院校的特色，但在质量价值观、质量方针、质量态度、质量行为准则、质量结果等具体层面，中医药文化特色的融入还不够凸显。

中医学中蕴含着丰富的隐性知识，始终带有直觉、体悟和实践经验的特点，因此在知识的传承和人才的培养过程中就需要尊重中医学的隐性知识特征，需要在学生学习、研究与实践中不断培养中医药思维，使其具备丰厚的中医药文化底蕴。因此在中医药人才培养过程中，学生中医药思维的培养是中医药文化是否融入教育教学活动的典型代表。中医药思维是指以中国优秀的传统文化为思想基础去观察认识世界，在中医理论指导下认识和诊治疾病，并按照学习中医所必需的知识结构、实践行为和文化环境等要求，创立中医药人才培养的教学模式和中医药学术思想的传承模式。而现阶段的高等中医药教育在学生中医药思维的培养上还存在不足，容易导致中医教学西医化、中医临床西医化、中医科研盲目化，使一部分学生对中医学之不深、学之不精，对中医缺乏信心，临床能力薄弱，其中有少部分中医毕业生甚至背叛中医、攻击中医，或成为伪中医、庸医，这种状况严重影响了中医药事业的传承和发展。

因此，迫切需要高等中医药院校通过培育具有中医药文化特色的质量文化，形成具有中医药特色的、全面的质量文化氛围，将中医药思维培养渗透到学生学习的各个环节，推动中医药高等教育可持续发展。

三、校园质量文化系统化培育不够

校园文化培育是一个系统性的活动，需要将其融入教育教学的全过程。而现阶段，很多高校在培育校园质量文化的过程中，还存在以"点"代"面"的情况，仅在教育教学的某个环节培育质量文化，缺乏整体的构架与设计，不符合质量文化的整体性和渗透性，不利于其在潜移默化中持续对培养对象产生影响。

现阶段，高校在教育过程中采取的质量文化培育主要有：入学教育时主要采取认识学校文化标志（校徽、校训、校歌等）、参观学校校史馆或博物馆、学习校规校纪等形式，有些院校也会根据专业特色，开展医学誓词宣誓活动、拜师活动等；在培养过程中主要通过考试、评学、评教等形式进行质量的监控与反馈，质量文化仅在一些活动中被间接培育；在毕业就业阶段，学生的就业与升学是检验培养质量的主要标准，有些高校会在此阶段进行校园归属感的宣传与引导。由此可见，多数学校在入学教育中对质量文化的培育较为重视，形式比较多样，对学生在入学之初树立较好的质量文化观具有较好的引导作用，但在人才培养过程中和毕业就业阶段的质量文化多体现在以客观指标衡量质量水平，柔性的质量文化培育多会出现在个别的活动中，对质量文化进行集中的、突击性的培育，不能很好地将质量文化贯穿人才培养的全过程。

校园质量文化培育的系统性不强还体现在对利益相关者质量文化价值观的培养与管理不够系统，导致院校师生员工对质量文化培育的参与度不够，没有完全形成管理者－教师－学生全员参与的质量文化培育系统，不利于形成教育教学各环节共同参与的质量文化。

第二节　质量文化培育的目标与原则

一、中医药文化自觉自信培育

几千年的中医理论与实践，不断汲取历代中华文化精华，有效地与人的生命、健康、疾病防治规律相结合，形成了人文与生命科学相融合的系统整体的医学知识体系，升华并丰富了中华文化内涵，展现出鲜明的中医药文化特色。

文化自信是凝聚中华民族力量的向心力和实现中国梦的原动力。习近平总书记在全国哲学社会科学工作座谈会讲话中指出要"坚定文化自信"。中医药学是中国古代科学的瑰宝，也是打开中华文明宝库的钥匙。高等中医药教育只有坚定中医药文化自信，才能搞好中医药的传承和创新。

中国传统文化中哲学、史学、文学、儒家、道家、佛家等思想都对中医药文化核心价值的形成和发展起到了不可低估的积极作用。因此，开展中医药高等教育工作，应大力弘扬中国传统文化的核心理念、价值观念和思维方式，借助传统文化的精髓，引领学生树立医药文化信仰。通过教育、引导学生坚守自己的道德责任和职业宗旨，充分吸收"爱众亲仁"的传统人文精神，切实做到"以人为本"，让学生充分认识到自己肩头的责任，把这种仁爱的精神体现到未来的医疗活动中去。

高等中医药院校的学生，其接受着更广泛、更深入、更专业的中医药知识教育，对中医药文化有着更为全面的理解，是新时代中医药事业建设的生力军，是未来中医药文化传承与发展的中坚力量。高等中医药院校应培养学生主动承担起弘扬中医药文化的责任，坚定中医药文化自信的历史使命，做到情感上认同、思想上坚定、行动上一致。

在中医药文化自信培育过程中，高等中医药院校需要明确两个根本性问题：一个是中医药文化自觉、认同到自信的逻辑演进，其主线是大学生中医药文化价值取向的培养；另一个是课堂教学、实验教学、实践教学、社会教学的路径依赖，其主线是大学生中医思维的培养。换句话说，中医药文化价值取向和中医思维是中医药文化自信的主导与内核，是达成中医药文化自信最重要、最核心的组成要素。因而，高等中医药院校应以中医药文化价值取向为目标，以中医思维培养为关键，积极有效地探讨大学生中医药文化自信教育的多样化路径和方法。

高等中医药院校承担着培养高素质中医药人才的重任，培养的是能够救死扶伤的医学人才，其人才培养的质量是关乎生命的大事。而崇尚生命、重视生命、维护生命健康自古便是中华民族的传统美德，也是中医人文思想的核心价值观。早在《黄帝内经》中便提出了"天覆地载，万物悉备，莫贵于人"的观点，孙思邈在《备急千金要方》中也强调"二仪之内，阴阳之中，唯人最贵""生命至重，有贵千金"。因此，在中医药院校，对生命的尊重是最基础也是最重要的文化，一切对于质量的追求都应建立在对生命负责的原则之上。正是源于对生命的重视，因为医生所面向的对象是"至贵之人"，而医道是"至精至微之事"，所以孙思邈在《大医精诚》中提出，习医之人必须"博极医源，精勤不倦"，要有精湛的医术。因此，医学教育高度重视从医者的综合素质，对医学人才培养有较高的标准。高等中医药院校在质量文化培育过程中，应继续发扬"大医精诚"的理念，传承中医药文化精华，培养尊重生命、大医精诚、济世仁民，维护人民生命健康的中医药学专业人才。

中医药教育在长期的实践中深受中国传统文化的影响，倡导"医者仁心"，重视习医和行医者的伦理道德、文化素养对医术学术、诊疗过程的影响和指导作用。儒家思想强调"医乃仁术"，提倡医生要对人的生命具有崇高的仁爱精神。《黄帝内经》中将医生分为上工、中工和下工，习医和从医

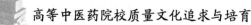

者的目的就是要达到上工之境界，上工是指德高术精的医学人才，也就是不仅要有扎实的医学理论和全面的诊疗技术，还应有良好的哲学素养、较强的思维能力和广博的多学科知识。孙思邈也提出医者有精湛的医术的同时，还要有高尚的品德修养，以"见彼苦恼，若己有之"感同身受的心，策发"大慈恻隐之心"，进而发愿立誓"普救含灵之苦"，如此才可成为"苍生大医"。医学教育的目的就是培养能够治病的仁医，承担救人的重任，"夫医者，非仁爱之士不可托也，非聪明达理不可任也，非廉洁淳良不可信也"。高等中医药院校作为传承发展中医药事业的重要环节，不仅要传承其医术经验，更应传承其在人才培养上的理念。因此，新时代高等中医药院校在教育工作中，要将"医德双修""德业相辅"渗透到整个习医和业医的全过程，致力于培养具有仁心仁术的医术精湛、道德高尚的苍生大医。

二、本性原则

德国当代人类学家兰德曼指出"人是文化的存在"，这一命题有两层含义，即我们是文化的创造者，同时又为文化所产生，也就是说，没有文化就没有做人的起码条件，没有文化就没有人的存在，同样没有人去实现文化，也就没有文化的存在和发展。因此，高校的质量文化培育，首要前提便是坚持以人为本的原则。

以人为本就是把"人"视为质量文化培育的主体，将其作为学校质量文化培育的出发点，充分反映人的思想文化意识，树立以人为中心的理念，关注人的需求，凝聚人的智慧，激发人的潜能，提升人的技能，促进人的发展，提升师生对学校的归属感，调动师生员工的积极性和创造性，引导全体师生积极参与，树立全员质量文化观，并充分发挥人在文化中的主导作用，通过每个人的力量，共同培育追求卓越、医德兼修、以学生为中心的具有中医药院校特色的质量文化，使学校更有生命力，能够持续、健康、高质量地发展。

同时，作为以人才培养为主要职能的高等院校，在质量文化培育中应时刻注重以学生为中心。从质量文化培育的各个方面入手，加快树立以学生为中心的质量意识，注重在办学理念中融入以学生为中心的质量文化精神，在教育教学过程中培育以学生为本的质量文化、强化为学生服务的质量文化意识，在质量保障体系中彰显鼓励学生参与的质量文化特色，使以学生为中心的理念始终贯穿人才培养的全过程。

三、整体性原则

文化是知识、技术、思想和观念的积淀和幽沉，需经长期的选择、弘扬与传递方可形成，因此质量文化的培育是一个长期而复杂的系统工程，需要学校各部门、各环节在整体规划的基础上共同完成。从制度文化、精神文化、物质文化、行为文化各方面全面地、系统地进行培育，注重各种文化有机结合。比如，一所学校在其办学定位、理念等方面有较为清晰的规划，校徽、校训等校园文化标志也富有内涵，能够较好地发挥文化的影响力，但如果没有完善的制度支撑和优质的物质条件保障，质量文化培育不仅会阻力重重，而且培育生成的质量文化的持久性、稳定性也很难得到保证。

四、持续改进原则

质量不是一种达到后就一劳永逸的状态，而是一项持续的工作，需要人们不断地去追求，质量文化亦是如此。有学者指出，质量文化具有动态性（发展变化性），在当今信息传播极度发达的社会，这个特征表现得尤为突出，如果一种文化一直坚守不变，不能顺应时代的发展，必将被淘汰。在社会发展的不同时期，对于质量的标准必然会存在差别，比如在即将到来的5G时代，大众对于网络衍生产品的服务质量，相较于3G或4G时代必然会产生变化，对于质量的要求会越来越高；又比如在国民经济高速发展的当下，人民对物质生活的需要已转变为对美好生活的向往，人们对生活质量和商品质量的追求不断提高，这些改变正逐渐催生出与时代相适应的质量文化。

对于高等教育质量来说，质量文化也必然要适应时代发展，不断去追求更高的质量标准。在我国高等教育由精英教育向大众教育转变的背景下，随着对招生质量、培养质量需求的变化，高校内部的质量文化也在逐步改变；进入新时期后，国家提出"以本为本""四个回归"等理念，伴随着各高校的宣传与推进举措，高校内部对本科人才培养的质量文化氛围正在逐步转变，质量文化将发挥更强大的引导作用，激励更多的师生员工加入教育教学改革的行列，提升教育质量。因此，高等中医药院校应立足于校情，根据国家高等教育改革要求，不断探索与完善质量文化内涵，使其顺应时代发展，推动人才培养质量持续改进。

第三节　质量文化培育的核心内容

一、提高质量文化追求

在高等中医药院校开展教育教学活动过程中，对质量文化的追求是客观存在的，但这种追求可能还更多地处于自发状态或自然状态，这就需要中医药高等教育工作主体要进一步有目的地提高对质量文化的追求，树立正确的中医药质量文化观。

南京师范大学教育科学学院王建华教授指出："质量文化对于高等教育质量拥有巨大的影响力，文化决定质量，质量是文化的结晶，只有通过先进的质量文化才有可能生产出优秀的产品，才能培养出优秀的人。"树立卓越的质量文化理念，塑造全体成员共同追求的"质量愿景"，是高校卓越质量文化建设的核心。"高等教育质量理念的真正问题，一方面是源于高校在制定自身质量标准时往往存在惰性，易与社会发展和实际需求相脱离；另一方面是外部制定的质量标准难以符合每个高校的实际与特色，高校在追求'达标'的过程中，容易出现过于关注利益取得，导致手段置换目的的情况，且难以确保真正符合高等教育发展的规律"。卓越质量理念的核心是"顾客满意"。"高等教育真正需要发生改变的是质量文化，是要在组织中树立起顾客满意的质量理念"。在高等中医药院校中，树立"顾客满意"理念就是达成以教育教学质量为核心的全面、全员、全过程的质量文化观，并贯穿在学校自身的质量文化建设之中。

高等中医药院校的质量文化追求需要通过塑造"共同质量愿景"来达到从自发走向自觉的过程。潘懋元说过："如果学校没有自己的理念，只看统一的、规范的排名榜，然后跟着排名榜的指挥棒转，为建立一流大学而建立一流大学，那你永远建不成一流大学。""共同愿景"也就是"共同的理念"，可以认为是"当一群人执着于一种心中的愿景时，便会产生一种力量，做出许多原本做不到的事情……共同愿景是一个方向舵，能够在遭遇混乱或阻力时，继续循正确的路径前进"。这是学校全体员工对学校未来质量文化建设的目标、任务和使命所达成的共识，是一种发自内心的意愿和共同描绘的景象。具体到实际工作中，主要体现在具有明确的办学理念，合理的人才培养目标，涉及有关质量的共同价值观、信念、期望和承诺等。通过全体师生员工明确"共同质量愿景"，并在各自岗位付诸实施的过程，最终使高校教育质量文化从"自发状态"走向"自觉阶段"，最终达到正确树立中医药质量文化观的目的。

二、培育质量文化意识

建设中医药高等教育质量文化不能仅仅停留在制度和管理层面，它要求从文化本质出发，一方面将那些僵硬的规章制度转变为教职工自身的习惯，让教职工与此融为一体；另一方面则通过人为提炼的思想道德价值，相较于一些死板的规范制度，让人感觉到像是日常生活的一部分，不需要面对制度规范时进行谨慎地防范与迎合，因此也更容易与环境融为一体，在相对自然、和谐的环境中，使组织成员在一种互为渗透与交融的情形中"无意识"地被已经弥漫的文化价值所同化。

质量是高校一切活动的根本，具有全局性意义。当前，中医药高等教育面临着前所未有的发展机遇，但是高等中医药院校要想在机遇中寻求发展，在竞争中长期处于不败之地，就要从战略发展的高度注重质量文化意识的培育，通过树立质量意识、提高认知水平，使大学里的管理者、教师、学生等全体成员都能够充分认识到质量文化的重要性。质量意识与质量行为相互作用，是一切质量活动的源泉和动力，树立良好的质量意识，能够使教职员工在教学活动中自觉地形成质量第一的思想，围绕提高质量的目的采取行动。因此，我们必须加大力度培育质量意识，开展质量教育。

首先，要树立质量竞争意识。适当的竞争意识有助于振奋精神，努力进取，促进事业的发展。高校成员应认识到社会竞争无处不在，大学及其所培

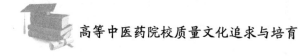

养的学生想要在竞争中立足，首要任务便是要注重提高教育质量，其中教学质量和管理质量尤为重要。同时也要处理好竞争与质量的关系，避免盲目地追求竞争结果。

其次，要树立质量责任意识。教育质量的优劣更多地取决于教师的责任心，教职员工在教学过程中是否本着认真负责、精益求精的态度，坚持"质量就是生命"的信念，将追求高质量作为师者的责任，将极大地影响着高校的整体质量。

再次，要树立质量忧患意识。质量对大学的生存和发展至关重要，必须不断增强全体成员的质量危机感和紧迫感，了解自身存在的不足，才能更好地激发质量行为，高质量地完成教学和管理工作。

再其次，要树立质量创新意识。当今，创新意识已成为发展能力的代名词，富有创新意识可以使大学在竞争中永葆青春，大学的创新意识不仅体现在学术水平、学生创新意识培养等方面，在质量方面也要富有创新意识，在质量管理、质量氛围等方面突出自身特点，才能产生差异化的高质量。

最后，要树立全面的质量管理意识。全面的质量管理强调组织协调、综合治理，遵循质量客观规律，结合学校预设的质量计划与目标，形成全面的质量管理方法与体系，有助于推动教学质量稳步提高。

三、制定质量文化目标

目标是对活动预期结果的主观设想，明确的目标有助于引导组织成员形成统一的行动。因此，在建设质量文化之前，首先要清楚地知道应建设什么样的质量文化。确定了合适的质量目标，质量文化建设才能向预期的方向发展并取得较好的效果。质量文化目标还应尽量做到科学合理，要有一定的层次性和递进性，要适合学校自身情况和发展需求，目标定得太高或太低，会造成目标难以实现或资源浪费。质量文化的目标要与学校的办学定位、发展特色相适应，与自身的教学能力、教学水平相适应，与教职工对质量的追求和学生对学习的期望水平相适应，也要与社会环境和人才培养需求相适应。学校要首先对自身整体情况进行客观合理的评估，明确人才培养的责任与目标，了解社会需求和利益相关者的期望，查找出需要提高与改进的地方，结合自身实际，对本校质量文化进行合理的定位，并在此基础上制定相应的质量文化目标。同时还要分析师生员工对质量目标的理解与执行能力，以便使学校的质量目标内化为他们自愿追求的目标。从而产生强大的凝聚力，使学校所有成员共同为之奋斗。

进入新时代，如何认识和把握中医药高等教育的质量目标，应该重点关注以下几个方面。

应坚持统一性目标与多样性目标的结合。在中国，需要也必须强调高等教育的统一性，这是中国高等教育的特色，也是中国高等教育的优势。高等教育的统一性体现在三个方面：① 体现在人才培养方面。立德树人是教育的根本目标，培养什么样的人、怎样培养人是教育的基本任务。中医药高等教育也是如此，高层次中医药人才的培养，必须要按照党的教育方针，培养德、智、体、美、劳全面发展的社会主义事业的建设者和接班人，培养数以千万计的高素质专门人才和一批拔尖创新人才。② 体现在服务方面。高校要为社会主义现代化建设服务，为人民服务。根据这一教育宗旨，高校无论是培养人才还是服务社会，都应该统一到社会需求导向上来。只有适应并服务于社会经济发展和人民群众需要，才是最好的高等教育，才是有质量、有价值的高等教育。③ 具体到中医药人才培养规格，应有基本质量目标标准，也就是教育制定的专业标准和业内共识的岗位胜任力标准等。

多样化是中医药高等教育的发展之路。经济社会发展和对中医药人才的需求是多种多样的，人民群众对于中医药卫生保健和相关服务的需求也是多样的，这就要求各中医药院校根据不同的社会需求来进行科学、准确定位，确立各自的发展方向，形成自己有特色的教育理念、教育标准、教学管理、育人环境、文化修养、生活保障、师资建设、教学条件等标准，为学校教育教学质量提供基本保障。因此，质量标准的多样性是高等教育大众化质量目标标准的核心。

但是，多样化的目标标准与高校自身的共同的质量标准并不冲突，统一性是多样化的基础，多样化是统一性的前提，二者互为根本。在多样化质量目标的建立上，应注重二者辩证统一的关系，坚持统一性标准与多样性标准的有机结合。而其中的关键就是各高校的"特色"，即各高校定位要准确，特色也要鲜明。现阶段，质量标准的多样化的主要特点还体现在学术性标准与职业性标准共存上，高校在确定质量标准时还应兼顾不同标准之间的差异。

在高等教育发展的新趋势和多元化高等教育质量观的背景下，高等中医药院校应顺应发展潮流，建立适应大众化要求的多样化的质量目标标准。

首先，学校应根据自身的办学定位和办学目标，结合学校主体专业国家标准，确定学校人才培养总目标，一方面可以将其作为高校办学的基本条件的基准和人才培养的方向，另一方面也可以将其作为评价学校整体教学工作水平的标准。

其次，学校应根据不同教学环节的要求和差异，建立完善本科各个教学主要环节的质量标准，对课堂教学、实验教学、实习实训、课程设计、毕业考核和考试管理等方面提出具体要求。全校师生在教与学的活动中共同遵守这些质量标准，学校也可以通过这些标准对各个教学环节进行自查与评估。

最后，学校各个院系还应根据院系的各专业培养目标与专业特色，建立能够体现出各专业的专业特色与人才培养目标差异的质量标准，使质量标准能够满足不同专业的发展需求。

四、规范质量文化管理

高等中医药院校与其他高校一样，应在《高等教育法》《教师法》和《中医药法》等法律框架下，通过制定和实施学校章程，以制度建设为载体，开展质量文化实践，规范质量文化管理。

在高等学校质量文化中，制度文化是连接人与物、人与高等学校管理制度的关键环节，制度既是人的意识与观念形态的反映，又是由一定的物化形式所构成。制度文化是精神文化的产物和物质文化的工具，高等学校制度文化在精神与物质间具有中介性，决定了它既是适应物质文化的固定形式，又是塑造精神文化的主要机制和载体。制度文化中介性所具有的固定、传递功能，决定了其对于规范质量文化管理，推动高等学校质量文化建设的重要作用。

制度文化的建设主要包括质量管理制度、质量评估和奖惩制度以及质量预警和监控制度建设三个部分。

质量管理制度可主要分为三个方面：一是领导制度，其确立直接制约着其他制度的制定和执行。二是组织机构制度，是规范高校质量相关组织结构的设置与调整，使其高效严明、职责明确的制度，如工作制度和教学制度等，是教职员工行为的准则。三是管理制度，是保证高校教学实践活动正常运行的强制性手段，也是保证高等教育质量的重要途径。

质量评估和奖惩制度。建立一套以质量为中心的评估和奖惩制度，定期评估质量文化的有效性，有助于约束成员的行为，树立价值标准，能够在教职工的教育实践中产生竞争和压力，从而促使教职工提高工作效率，不断巩固质量文化建设成果。在制度标准的框定下对高质量的工作给予适当奖励，有助于激发教职工的工作积极性、自主性和创造性，提升工作热情和自豪感。同时，对损害学校形象和质量的行为给予一定的惩罚，能够对破坏质量的行为起到震慑作用，降低损害质量行为的发生概率。通过这种奖惩结合的方式，促进教职工的工作质量和效率的提升。

质量预警和监控制度。预警和监控要同时进行，通过制度的建立，提前预测并预防存在的质量问题，时刻警惕，以便提前掌握主动权，及早行动，确保质量文化能够始终朝着正确的方向发展，最大限度地减少质量问题的产生。

五、营建质量文化氛围

和谐的环境和浓厚的氛围是生长和孕育大学质量文化的土壤，是大学质量文化建设的重要基础。浓郁的大学质量文化氛围，能够通过环境的熏陶，使全体师生逐渐形成对质量根深蒂固的一致理解，树立追求质量的崇高理想，从而把对质量的追求转化为自觉行为和内生动力。

马克思主义哲学提出，人与环境之间具有双向互动性，人能够创造环境，环境也能够制约和影响人。质量文化的培育和建设过程是全体成员自省自思、自觉自愿、共同参与、动态生成和不断创新的内生过程，是每个大学人的责任。在质量文化氛围的营建活动中，我们应充分认识到大学质量文化的主体是全体师生，充分调动他们的主观能动性与积极性，使全体成员持有对质量的共同信念与追求，每个人都为质量的提升而不断努力，对于加强质量文化建设、持续改进质量有着举足轻重的作用。因此，要加强队伍的引导与管理，在全校形成教书育人、服务育人、管理育人的共同理念，全员、全程、全方位的营造尊崇质量的氛围。中医药院校要充分结合中医药行业特点，通过多种渠道和形式，营造浓厚的质量文化氛围，引导全体师生主动关心质量文化建设，全面提高师生的内在的质量价值观，实现外在到内在、被动到主动的转化，从而有效地提升质量文化建设水平，更好地实现质量文化建设的目标。

良好的质量文化氛围不仅需要将质量文化深入到学校的每个环节、每名成员，还需要注重成员对质量文化的认知是否符合学校最终的质量目标，是否能够从根本上转变对质量的态度与追求。因此，在加强质量文化宣传的同时，还应坚持对学校成员开展关于质量的教育培训活动。通过宣传卓越的质量文化与教育培训相结合，使学校成员逐步从单纯追求符合标准的质量观向"以顾客为关注焦点、满足和超越顾客需求"的卓越质量文化观转变，最终营建一种"既把提高教育质量视为学校成员的责任和担当，又把提高质量并追求卓越视为学校成员的义务和使命"的卓越质量文化氛围。

校园文化也是体现质量文化氛围的重要载体，具有互动性、渗透性和传承性，一般可分为精神文化、环境文化、行为文化和制度文化，包括办学理念、人才培养目标、教风学风、管理制度、校园环境与建筑风格，乃至学生团体、学习组织等多个方面。在校园文化建设的各环节中融入质量文化元素，使生活在校园之中的人时时处处可以感受到，能够对营造质量文化氛围产生持续深远的影响。

校园内部质量文化氛围营造的同时，还要注重外在文化的宣传与氛围的营造，积极开展高校品牌整合营销与传播，通过汇集各种新闻宣传力量和宣传渠道，使全体利益相关者能够持有对质量文化的共同追求和共同信念，并共同参与到质量文化氛围营造与质量提升的行动中，如通过举办大型活动与学术会议、成果展览与宣传以及网络传播等方式手段，把学校的名师名家、学术与教学成果、服务社会成效、优势学科与专业、优秀校友、大学精神与文化、正面影响力的社会事件等传播推广开去。同时，提高学校机构、管理人员、全体教职员工和学生的品牌公关意识；积极参与或承办国际国内教育教学管理与研究、教学质量评价与监测等相关交流活动，以扩大高校的影响力和知名度。

　　高校教育质量文化的涵养需要"以内为主，以外促内，内外结合、上下结合"，最终要落到内部，沉到下部。唯有自上至下、由内而外的全体成员与利益相关者共同弹奏"同一根质量文化之弦"，方可彰显持续提升高等教育质量的"文化的魅力"，触及质量文化之于保障教育质量的真正内核，实现质量文化引领大学走内涵式的发展道路。

第八章

高等中医药院校质量文化建设

质量是高校生存之本，是提高教育教学水平的永恒主题。在高等中医药院校全方位开展质量文化建设是学校办出特色、回应党和人民需求和期盼、履行新时代高等教育使命的必然选择。

第一节　质量文化建设的指导思想

指导思想又是行动指南，是指导人们全部活动的理论体系及理念的社会应用。在高校质量文化建设中一方面要按照党和国家总体要求确定行动指南，并不折不扣地贯彻落实；另一方面又要结合学校特点和行业特色，突出个性和办学风格，并以此为原则确立行动目标和具体实施办法。

一、坚守立德树人的教育宗旨

习近平总书记在全国高校思想政治工作会议上指出："要坚持把立德树人作为中心环节，把思想政治工作贯彻到教育教学全过程，实现全员育人、全过程育人、全方位育人。"围绕着培养什么人、怎样培养人、为谁培养人这一根本问题，坚持立德树人，提高高等教育质量，推进教育改革，办人民满意的高等教育，是当前高等教育改革发展的紧迫任务。要保证和提高中医药高等教育质量，全面落实立德树人的根本任务，要坚持以"学生为中心"的教学理念，遵循中医药人才成长规律，将"以人为本、医乃仁术、大医精诚、和合致中与天人合一"的中医药质量文化价值观融入立德树人的根本任务中，引导学生形成正确的世界观、人生观、价值观，做到以文化人、以文育人。

高等中医药院校的质量文化体现于学校的办学思想体系、环境建设和教育教学活动引领中，在"立德树人"的教育思想理念引导下，形成良好的育人氛围，全面发挥质量文化的育人功能。

质量文化是一所学校"精、气、神"的集中体现，是学校氛围和办学风格的集中反映，是高校历史和人文的真正写照，是高校可预见性未来的动力基础。质量文化不仅对师生具有巨大的感染作用，而且由此培养出的人才的高素质也是全面深刻和持久的。通过学校质量文化建设，将"立德树人"教育思想融入质量文化建设中，对师生起到潜移默化的陶冶作用。以其独特的精神和文化魅力引领高等中医药院校质量提高，将起到非常重要的推动作用。

二、树立质量是生命的质量意识

教育质量是高等教育发展的生命线，提高高等教育质量是高等教育改革与发展的核心任务。博洛尼亚后续小组曾指出："致力于更高质量的最基本动力必须来自高校本身——它们内部的质量保证系统和质量文化。"近年来，不少高校将全面提高教育教学质量作为学校工作重心，不断强化学校教育教学质量管理，积极开展教育质量文化建设，以确保教育教学质量稳步提升。高等中医药院校作为高等教育体系的重要组成部分，把质量和质量文化建设作为学校生存和发展的重中之重。质量是高等教育的永恒主题，是中国高等教育的共同追求，更是中医药高等教育的主旋律。

我国高等教育的快速增长期，出现了不同程度的人才培养质量下降的现象。高等中医药院校的教学资源的增长跟不上扩招速度的增长已是不争的事实，中医药高等教育质量备受社会关注。在新形势下，各个高等中医药院校的教学理念、教学指导思想有了新的变化，必然会带来人才培养目标和培养模式的变化。不同层次、不同类别的人才培养模式，其教学方法不尽一致，甚至大相径庭。衡量教学质量的尺度和方法也在不断变化，作为高等中医药院校教学质量观的相关知识、能力和素质的价值取向等核心要素也相应发生变化，高等中医药院校的教学质量将面临新的挑战。高等中医药院校培养的人才肩负着护佑人们健康的重大责任，不允许教育质量下滑，必须保证人才培养质量。一旦中医药高等教育质量下滑，得不到社会的基本认可，高等中医药院校"所授予的资格和技术不能适应社会的需求时"，社会将不会接受"制度化教育所产生的成果"，高等中医药院校将无生存和发展的空间。如何有效保障人才培养质量，促进高等中医药院校的内涵建设，保证高等中医药

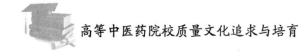

院校的生存和发展活力，已成为当前高等中医药院校改革与建设的焦点。

党的十八大以来，以习近平同志为核心的党中央，始终将教育摆在优先发展的战略位置。刘延东副总理在教育部第 26 次咨询会上提出："要扎根中国大地办大学，巩固本科教学基础地位，全面提高人才培养能力，切实向课堂教学要质量，主动向社会要教学资源，以质量文化营造良好环境，推广以学生为中心、产出导向、持续改进的三大先进教育理念。"教育部提出，"把全面提高教育质量作为核心任务"，不断深化教育改革，探索教育内涵式发展的道路。陈宝生部长提出，立德树人要落实在提高本科教学水平上。没有高质量的本科，就建不成世界一流大学。高校领导不抓教学，不是失职就是渎职，至少是不称职；抓质量就是抓责任、抓标准、抓激励、抓评估；建设质量文化，引领质量发展。国家的"十三五"教育发展规划将提高质量作为主线，未来中国高等教育战略任务是提高教学水平和创新能力，是争创一流大学和一流学科。

当前，很多高等中医药院校高度重视质量管理，建设质量保障体系。将高等中医药院校有特色的质量管理理念和意识有效融入全体教职员工自身的质量意识和质量价值观中，强调要回归本科教育，重视教育教学质量，推广以学生为中心、以产出为导向、持续质量改进的三大先进教育理念，形成了"质量是高等教育发展的生命线"的共识。在质量是生命的质量意识指导下，加强质量文化建设，保证和提高高等中医药院校内涵式发展。

三、坚持以人为本的建设理念

高等中医药院校的主要任务是人才培养，人才培养离不开教与学，教师和学生是教学活动中的两个重要角色。高等中医药院校质量文化建设的目的是养成质量文化的自觉自信，提高学校人才培养质量。在学校的质量文化建设中要特别注重人的因素，坚持"以人为本"，通过对于师生员工人性的尊重，最大限度地挖掘教职员工和学生的潜能，激发学习和工作热情，营造一种良好的学习和工作环境，这种环境能够激发员工改进质量、追求卓越的积极性、能动性，从而确保组织的质量管理活动能够有效、高效地达到预期的目标和效果。

一是坚持以生为本。在学校质量文化建设中要树立以学生为中心的理念，将中医药高等教育质量文化建设的核心目标定位为培养高质量高素质的中医药人才，关注学生的学习成效，尊重和保护学生的合法权益，赋予学生管理的自主权和参与权，通过完善相关机制、丰富载体形式等措施，引导、规范和维护学生在质量管理中的参与度，坚持以"一切为了学生，为了学生一切"的办学理念，培养高素质的中医药合格人才。

二是坚持以师为本。教育教学活动的组织者和主导者是教师，教师的教育理念、教学水平直接影响着教育教学质量，教师的质量思想和质量行为也潜移默化地影响着育人效果，可以说教师的观念、认知、行为、习惯是一所学校质量文化生成的重要来源，是质量文化样态的基本构成。无疑，教师就成了大学质量文化构建的中坚力量。教师是学校内部质量文化的创造者和建设者，大学质量文化是教师们集体行动的呈现。教师是大学的真正主人，是质量文化的建设主体。因而，高等中医药院校的质量文化建设，必须以教师为本，在教师的主动、自觉的质量意识和行为基础上建立质量管理要求，使质量观念、质量意识、质量思维成为全体教师共同信奉的价值，以宽松的质量文化氛围激励教师实现自我超越，探究教育教学的真谛，并最终实现教学质量的提高。

高等中医药院校质量文化建设必须践行以人为本的理念，唤起全体成员质量意识，自觉认同学校的办学理念、质量追求与发展愿景，并成为引导自身的价值追求和行为导向。

四、践行全面质量管理的建设思想

全面质量管理是指"一个组织（学校）以质量为中心，以全员参与为基础，目的在于通过让顾客（学生、学生家长）满意和本组织所有成员及社会受益而达到长期成功的管理途径"。全面质量管理理论提出了"全过程管理""全员参与管理"的思想，即每一个工人既是生产者又是质量监督员，这样就可以把产品的不合格率降至最低。在高等中医药院校质量文化建设中，尤其是在建立高等中医药院校内部质量保障体系的过程中，将教育质量保障落实到学生培养的每一个环节中，落实到每一个相关人员身上，营造质量文化建设氛围，从而有效地提高教学质量。在全面质量管理思想指导下，发挥质量文化规制作用，全方位规范和加强学校管理，进一步健全各项规章制度，让制度管人、管事和管物。全面质量管理的核心环节是教学过程，而全面质量管理实施的基本途径是课堂教学与实践教学。因此，在课程设置、教学方法改革、教学效果检验、师德师风建设等各个教育教学环节设立质量监控点，通过强化质量监控来实现教学过程的全面质量提高。而全员质量管理则是全面质量管理的核心内容，全员质量管理将教学管理工作从传统的教学管理人员承担的职责下移到每位教师，把教师从被管理者上升到管理者，增强主人翁责任感，明确职能职责，各司其职，密切配合，形成一个高效、协调、严密的质量管理工作系统。坚持全面质量管理的思想，树立全员参与的质量保障理念，充分发挥全校师生的主观能动作用，加强全过程管理，推动教育教学质量不断提高。

第二节　质量文化建设的目标

质量文化目标是质量文化建设的终极结果，是实现质量文化建设的终极体现。只有明确了适当的目标，质量文化建设才能取得预期的效果，而不切实际或夸大目标或没有正确评估导向的目标，都会导致质量文化建设无法落实或资源的浪费。

一、形成质量文化的内生动力

"文化"是一个国家、一个民族的灵魂，彰显的是一种民族精神，而"自信"则源于一种文化自觉。"文化自信"就是对于民族文化精神的自觉和自识，习近平同志在十九大报告中指出："文化自信是一个国家、一个民族发展中更基本、更深沉、更持久的力量。"大道之行，文化引领。中医药文化是中华民族生命健康力和医药智慧的结晶，是中华传统文化的精髓。坚定中医药文化自信，引领中医药文化发展方向，这是新时代赋予中医药人的光荣使命。质量文化自信是中医药高等教育质量保障体系建设中最持久的内生动力，形成质量文化的自觉自信是高等中医药院校质量文化建设的总目标。因此，高等中医药院校应自觉地建设"学生中心、产出导向、持续改进的自觉、自省、自律、自查、自纠的质量文化"。把质量标准落实到教育教学各环节中，唤起教育过程中各主体的质量意识、质量责任，并将质量要求内化为学校共同价值和自觉行为，逐步形成以学校为主体，教育行政部门为主导，行业部门、学术组织和社会机构共同参与的中国特色、世界水平的质量保障制度体系。由此，为适应中国新时代发展的需要，更是为高质量发展中医药事业培养更多更好的中医药人才的需要，必须养成全员质量文化自觉自信。高度的质量文化意识、文化自律和文化自信，必须通过师生员工内心接受与转化，才能产生现实的教学质量，形成质量改进的原动力、持续性、认同感与获得感。

高等中医药院校的质量文化从其文化底蕴看，需要一定的榜样引领和时空跨度，需要依靠各类校园文化活动、教育教学活动和人才培养过程等载体来表达和体现、贯彻和执行。质量文化建设发展路径是从自立到自觉，从自觉到自信，从自信到内生。通过师生中间榜样的力量，发挥标杆作用，达到质量文化自立；通过师生内在心灵的积极追求，依靠个人内在的、自律的、自觉的和主动的追求，形成质量文化自觉。在质量文化建设的自觉自律阶段，需要资深教师的传帮带，也需要年轻教师的创新发展和不懈追求，共同协作带动学生的自律自觉。自信是质量文化发展的一种较高阶段。学校以往所取得的客观成就、既往的成功经验、他人的评价和指导、个人对办学质量及其运行环境的理解和认识等都有助于增加质量文化自信，同时质量文化自信源自每个师生员工对自己所从事的各种工作的感性评估。全校师生员工对质量建设、质量生产、质量效能的感性评估，综合起来，则会形成高等中医药院校"质量文化"自信，最终形成了质量文化建设的内生动力。

二、建立中医药质量文化观

在数千年的中医药实践活动中，中医药学形成了道法自然的生命观、形神兼顾的健康观、整体平衡的思维观、辨证论治的诊疗观和大医精诚的道德观等核心价值观。在中医药文化价值观的影响下，中医药教育经过了几千年的积累、沉淀及发展，形成了独特的质量文化价值观。同时，其独特表达约定了中医药人才培养的质量要求。中医药质量文化价值观根植于中医药文化，其深厚的人文底蕴引领着高等中医药院校质量文化的建设。质量文化的凝聚、约束、牵引和变革作用指引着中医药高等教育的改革与发展方向，通过质量文化建设，形成中医药特色的质量文化氛围，提升全员质量文化素质，促进中医药高等教育可持续发展。

高等中医药院校要实现高质量发展，必须树立科学质量观，必须以正确的质量文化约定质量意识和质量行为。中医药教育教学质量文化在不同的历史时期形成了医德质量观，提倡"医乃仁术，仁术济世、仁心立术"；素质质量观，要求要"上工知道，大医精诚，医德与医术相辅，医德双修，医贵乎精，学贵乎博"；择才质量观，要求"得其人乃传，非其人勿言，非其人勿授，是谓得道"；育才质量观，提出医德并举、医文融合、医儒兼通；传教质量观，提出要重视实践、尊重实践，必须亲治其症，屡验其方，万无一失，方可传于后人；治学质量观，提出要"勤求古训、博采众方"；教学方法观，提出要坚持循序渐进，由博返约，寓教于学，寓教于医，启发传授，因材施教等。当今，社会主义核心价值观是中医药高等教育质量文化的本质约定，更是高等中医药院校的质量文化建设的指导思想。党的十八大以来建设有中国特色的社会主义要坚持文化自信，高等中医药院校要树立质量文化价值观，形成从上到下、从内到外的质量文化。

三、丰富学校质量文化实践

（一）创新高等中医药院校制度文化

质量文化中的制度文化是为贯彻质量方针、实现质量目标而提出的，是对质量行为的规范化与程序化要求，是大学质量文化的重要构成。具有基础性、约束性、强制性、稳定性和严肃性等特征。制度文化是大学质量文化的一种表现形式，也是质量文化行为化的前提和保证。只有把高等中医药院校的质量文化融入学校的各项规章制度中，才能使质量文化由"虚"变"实"，由"无形"到"有形"，更具可操作性和执行性。

学校制度包括质量管理制度、质量行为准则和规范、质量标准和管理标准等。通过有形制度的载体产生无形的约束力、激励力、创造力及影响力，依靠其有效和高效的质量管理模式，将要素管理转变为过程管理，这是质量文化长效管理的内在推动力。高等中医药院校的制度被教职员工内心所接受，而逐渐内化为以自觉性、主动性为特征的习惯时，制度就成为行动准则和规范，进而凝聚升华为制度文化。因此，高等中医药院校要以创新制度文化为基础，构建中医药高等教育质量文化自信自觉的长效机制。根据高等中医药院校自身的特点建立健全科学、合理、可行的各项质量管理制度，彰显中医药大学质量文化的力量，将管理制度规范内化为师生员工自觉的行为准则，提升其对学校制度文化的认同感。

（二）养成高等中医药院校行为文化

高等中医药院校行为文化是学校师生在教育教学的实践过程中产生的活动文化，是学校管理的动态体现，也是学校精神和办学理念的折射。学校行为文化主要包括管理文化、教学文化和学习文化等。学校管理文化是指学校在特定的办学条件和环境下学校管理者对学校工作进行组织管理的思维方式及行为习惯。管理文化是学校办学理念、管理理念、领导作风的基本体现。学校管理文化建设应着眼于科学、民主、尊敬、期望等4个方面，遵循中医药教育规律和中医药学生成长特点、求同存异，尊重师生，服务师生，保持管理的不断创新。教学行为文化是教学过程中依据自身的教学思想、教学能力、教学实践、人格特征等，来应对具体教学情境、解决教学问题等诸多因素所采取的教学操作方式的总和。学校通过制度管理和文化管理来体现教学行为文化，构建教学行为文化是加强学校文化建设的根本所在，也是学校文化建设的重要途径，通过教学行为文化的建设，将物质文化、制度文化升华为学校的精神文化，用文化的力量去影响师生的教与学行为。

学校学习行为文化是学校文化特质中的核心力量，是学校在特定的办学条件和环境下管理行为、教学行为共同作用下，学生在学习过程中所养成和遵循并逐步形成的弥散于校园的学习氛围。学习行为文化着眼于勤学、好问、慎思、笃行4个方面。

高等中医药院校应当强化质量行为文化建设，将学校管理行为文化、教学行为文化、学习行为文化内化为师生自觉、自发的行为准则，激发行为文化的推动力，构建自我转型超越的质量行为文化，养成高度自治的、成熟有效的、持续提高的质量文化。

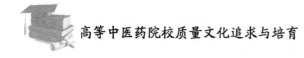

（三）建设高等中医药院校精神文化

精神文化是质量文化的核心和精髓，是高等中医药院校在长期的人才培养过程中逐渐形成的一种精神成果和文化现象。学校的历史传统，师生员工的文化观念、价值观念、生活观念等的共同认同，这些意识形态是每所高等中医院校的特质和精神面貌的集中反映，具体体现在学校的办学理念、校训、校风和学校人际关系上。精神文化发挥其导向、凝聚、整合、推动和约束力，使学校所有成员产生认知力、辐射力、感染力甚至征服力。学校的精神文化一经打造形成，师生的所有教学活动和行为都变成自觉、自动和自发，在精神文化支撑下，教育质量、社会评价、学校声誉等一切尽在"桃李不言，下自成蹊"的境遇中呈现。

中医药教育的独特质量文化，已渗透到每位中医药人的肌肤和血脉中，成为高等中医药院校人理想抱负的动力之源。高等中医药院校进行质量文化建设，应以厚植精神文化为核心，凝聚质量自觉的广泛共识。依据中医药学科特点、中医药人才成长规律，抓住学校自身的办学特色及文化积淀，设计与规划学校文化，打造精神文化基础；从学校办学传统中汲取养分，传承精神文化，用独特的文化精神培育学生；把社会主义核心价值观和优良的校风、学风和教风融入教育教学活动中，引导教育师生，让教师成为课堂的引领者，让学生成为课堂的主人，让课程成为精神文化的载体，持之以恒，形成一种积极向上的精神文化，达到教育的最高境界，并以一种潜移默化的方式影响中医药人的理想、信念、道德、意识、价值观等，约束着中医药教育者的行为，并为高等中医药院校人的发展提供精神力量。

第三节　质量文化建设的任务

一、加强"五自"大学质量文化建设

中医药高等教育事关中医药事业的传承发展，事关人民群众的健康福祉。中医药高等教育的改革发展遇到了难得的历史机遇，同时也面临新的挑战和更高要求。十九大报告中强调，"加快一流大学和一流学科建设，实现高等教育内涵式发展""坚持中西医并重，传承发展中医药事业"。高等中医药院校要立足新时代对中医药高等教育发展的新任务和新要求，遵循中医药高等教育规律和中医药人才成长特点，深化教育改革，加快教育现代化，办好人民满意的教育。办成让学生满意、家长放心、社会认可的学校，要坚持内涵发展、质量发展、特色发展。质量建设是实现中医药高等教育内涵式发展建设的重要支撑，是制度建设的重要基础，是学校高水平管理的重要依据。2018 年教育部发布《关于深化本科教育教学改革全面提高人才培养质量的意见》指出，要将质量建设作为实现内涵的重要途径，建立学生中心、产出导向、持续改进的自省、自律、自查、自纠的质量文化，遵循质量管理共同规律，以学生满意为目标，以循环改进为手段，将质量要求内化为师生的共同价值和自觉行为。

大学质量文化建设与培育是新时代高等教育内涵式发展的核心，是顺利实现"培养什么样的人"和"怎样培养人"的前提与关键。高等中医药院校要树立科学的教育质量观，强化质量意识，在学校内部形成自我发现、自我纠正、自我完善的质量管理机制，提高办学活力，提高学校教育教学质量，更好地利用学校的办学资源，提高毕业生的岗位胜任力，把质量管理融入学校各项工作，把全校质量管理作为内涵建设的突破点，把建立质量文化成为实现各项目标的方向指引，全面推进高等中医药院校的质量文化建设。认真执行专业认证制度，推进学校的专业认证工作，努力争取各专业在认证过程中保合格、上水平、追卓越。全面落实学生中心、产出导向、持续改进的先进理念，继续完善学校内部教学质量监控体系，建立以本科教学质量报告，学院本科教学评估、专业评估、课程评估、教师评价、学生评价为主体的全链条多维度学校教学质量保障体系。持续推进本科教学工作审核评估和各专项评估，完成质量改进。充分利用评估、认证等结果，将其作为学校政策制定、资源配置、改进教学管理等方面的重要决策参考。构建自觉、自省、自律、自查、自纠的中医药大学质量文化，把质量意识、质量标准、质量评价和质量管理等落实到教育教学各环节中，内化为师生的共同价值追求和自觉行动，使其成为推动课程与教学改革的内生动力，全面提升人才培养质量，为高等中医药院校建设成一流大学奠定坚实的基础。

二、完善大学质量文化建设运行体系

质量文化建设是质量管理工作的灵魂，是指导行动的准则。质量文化要素是质量文化建设的基本单元，建立自觉、自省、自律、自查、自纠的中医药大学质量文化，一要明确质量文化建设的中心是什么，二要有具体的建设方法，三要明晰建设的方向，四要掌握质量文化的建设关键。可以概括为：一个中心、两个方法、三个层面、四个关键的质量文化建设体系。

一是质量文化建设的一个中心。质量文化建设的中心就是要持续营造高等中医药院校质量改进紧迫感的氛围。"一代质量宗师"克劳士比（Philip Crosby）指出，大多数人犯错是由于缺少关注，而不是缺少知识。要想真正把质量持续提升引起教职工的关注，养成改进习惯，仅仅描述质量有多重要是不够的，特别需要想办法让教职工都了解它的紧急性，只有真正了解了质量文化建设的重要性和紧急性，才能知道其必要性，而持续营造一种紧迫感的氛围是保持这种忧患意识的好方法。

二是质量文化建设的两个方法。一阴一阳是质量文化建设的两个基本方法。从质量改进的顺序、改进的阶段、改进的方向、激励的手段等不同维度，来体现阴阳之道，建设质量文化。第一，"从改进的顺序"看，自上而下的改进是"阳"，自下而上的改进是"阴"。采用"阳"之法，聚焦顶层设计的短板、top问题，强调领导参与，体现的是学校管理层的决定和组织行为，实现自上而下的质量文化建设。运用"阴"之法，聚焦工作中细小的改进，强调全员的参与，体现的是基层的创新、民间的行为，发挥教职员工的作用，完成自下而上的质量文化改进。第二，"从改进的阶段"看，预防是"阳"，救火是"阴"。"阳"是未雨绸缪，"阴"是亡羊补牢。第三，"从改进的方向"看，正向改进是"阳"，逆向改进是"阴"。"阳"根据组织的愿景、目标、战略，按照质量管理流程把输入、输出梳理清楚，再把组织、角色、能力、方法、工具配上，告诉大家如何把事情做成。"阴"从关键问题入手，通过回溯，根据对结果产生重大影响的核心业务流程，分析过程的关键节点，给出改进措施。第四，从激励的手段看，"胡萝卜"是"阳"，"大棒"是"阴"。"胡萝卜"是正向激励、使命感和责任感。"大棒"是负向激励、质量问责。建设高等中医药院校质量文化，抓住了阴阳，也就抓住了根本，就可以掌握、遵循质量形成规律，实现质量文化的自觉、自省、自律、自查、自纠。

三是质量文化建设的三个层面。质量文化建设包括人理层（质量意识、价值观）、事理层（QMS，闭环质量保证系统）、物理层（质量方法、工具）等3个层面，这也是质量文化建设操作层面的要素。从人理层来看，人类有物质文明和精神文明两大文化模式。克劳士比指出，改变心智是最难的管理工作，但它也恰恰是金钱和机会的隐身之处。这就是人理层要解决的问题。事理层面，包括质量文化中质量管理系统（QMS）、闭环质量保证体系、质量管理原则等，这个层面强调的是如何正确地做事，是质量文化建设的系统。物理层面，即能力和技术层面，相对应的就是质量方法和工具，是具体的操作层面，通过质量方法和工具理顺思路，找到原因，解决问题。

四是质量文化建设的四个关键。即理解客户（学生、用人单位）、领导带头、全员参与和夯实改进成果。第一是要理解客户、了解客户需求。高等中医药院校质量文化建设要全面实施以学生为中心的教育教学改革，提高毕业生的岗位胜任力，保证人才培养质量，了解用人单位和社会需求，发挥外部质量监控作用，瞄准靶心，聚焦问题，打通客户声音的传递渠道。第二是领导带头。质量文化建设要有顶层设计，进行质量计划，明确各方的质量需求并将其有机整合到学校的发展规划之中，制定出大学质量建设的使命任务。第三是全员参与。以全员质量管理思想为指导，全员统一思想、统一行为，形成合力，培养团队良好习惯。第四是夯实改进成果。质量改进是质量文化建设的目的，只有逐步夯实质量改进成果，才能有效地发挥质量文化的作用，在螺旋式上升的质量文化建设中保证改进的成果得到有效的固化。

三、构建大学质量文化层级结构体系

中医药高等教育经过多年的发展已形成独具特色的现代中医药高等教育体系，成为我国高等教育的重要组成部分，实现了由传统教育方式向现代教育方式的转变，初步形成了以院校教育为主体，多层次、多类型协调发展的办学格局。高等中医药院校在人才培养、科学研究、社会服务和文化传播上发挥着重要作用，在办学实践中逐渐形成了自身的特色，形成了独特的中医药质量观。高等中医药院校开展质量文化建设，既要关注整体教育质量，也要重视不同办学层次的相对质量，要突出特色，要体现立多元化、多层次、多样化。从质量文化的物质、精神、制度、行为等四个层面建设，逐步形成有助于教育教学质量保障的条件，成为一种由内而外的自发性的质量追求，形成了质量文化的价值观念、行为准则、制度规范、教风学风等精神因素及其物化形态所构成的有机整体。质量文化体系的构建，必须充分考虑到管理者、教师、学生乃至家长等多元利益相关者的诉求，要通过多元化的质量文化体系建构，通过交流、对话达成学校成员对质量价值、质量观念、质量道德、质量追求的共识，这样才能积极、有效，才能保障质量文化的不断提升。

（一）夯实质量文化的物质文化基础

物质层面的质量文化是高校质量文化结构中的表层部分，但它却通过外在的形式体现了高校质量文化的水平和特色，同时也是大学质量文化建设的基础和支撑。质量物质文化的建设，需坚持"以教学为中心"的思想，在基础设施建设、图书资料建设、教学实验室建设、教学设备建设等方面，向教学工作倾斜，真正体现教学中心地位。物质层面质量文化的建设，还需坚持"环境育人"的理念，注重校园文化的育人功能，积极打造校园文化，使学校的环境彰显出其特有的育人品位、优良传统和价值观念。通过办学理念、办学定位和校风校纪等对教职员工和学生进行思想意识熏陶，提升学校全员对质量文化的关注与认识，激发他们的质量管理意识，自觉规范自身行为，树立追求质量的精神目标。通过创造以人为本的校园环境，促使他们身心健康、精神愉悦，提升学习与工作的热情。通过建设智慧型校园，运用互联网思维促进各项质量管理工作开展与整合，强化网络平台建设，积极促进资源共享，提升教育质量管理人员的网络素质和信息化水平。夯实质量文化建设的物质文化基础，使师生在潜移默化中受到中华民族优秀文化与思想道德教育等质量文化的熏陶，增强使命感、责任感和创新意识，在工作和学习中升华情操。

（二）强化质量文化的制度文化约束

在质量文化建设中为了贯彻质量方针、实现质量目标，出现了质量制度文化，并对质量行为的规范化与程序化提出了具体要求。质量制度文化通过基础性、稳定性、约束性、强制性和严肃性的特征，推进质量文化建设。质量制度文化是建设中医药质量文化的有效措施和必要手段，是大学质量文化建设的有力保障。

高等中医药院校进行制度质量文化建设，第一，完善高等中医药院校质量管理组织结构，采用科学、合理的质量管理方式，明确学校教学管理部门与教学单位的质量职责；发挥学校二级教学单位作用，从微观角度建立质量监督与评价机构，促进质量制度文化建设的公开性、全员性、参与性与积极性。第二，注重质量制度文化建设的顶层设计，创建自上而下的质量文化制度体系，在质量管理制度的精细化、标准化和规范化上下功夫，制定具有中医药特色、符合大学发展要求和区域特色的专业建设标准、课程建设标准、质量管理规程、质量行为规范、质量评价体系，推动制度建设体系化和系统化。第三，建立健全协同的制度制定机制，体现学校成员共同的质量管理理念，让各相关利益者如教师、学生、家长及社会专业评价机构参与学校质量管理制度的制定。第四，完善激励措施，增强管理制度的人性化程度，使质量制度为学校全员所接受，并内化为以自觉性、主动性为特征的习惯，使制度凝聚升华为一种制度文化，促进师生及工作人员形成自我监督、自我发展和自我进步的意识。

（三）促进质量文化的行为文化同化

大学质量文化的行为文化是学校教育的行为模式，是在物质层质量文化基础上，在制度层质量文化约束下、在精神层质量文化的支配下所形成的质量行为，是质量文化的生动体现。先进的质量行为文化，能将学校成员的质量价值、理念转变为良好的教育质量行动有效促进教育事业发展。质量行为文化分为制度行为文化和非制度行为文化。制度行为文化的本质是"精神的他律"，非制度行为文化的本质是"精神的自律"。质量行为文化建设，是通过促进"他律"和"自律"的融合，促进"刚性管理"和"柔性管理"的融合，最终达到"无为而治"的境界。

高等中医药院校质量文化追求与培育

大学通过质量文化建设，强化制度建设，充分发挥教学质量管理制度的约束功能，规范了教职员工及学生的质量文化行为，学校的质量文化成为全体成员共同遵守的行为准则。通过质量精神文化的引领，在质量制度文化约束下，使质量文化内化于心、外化于行，形成正确的质量行为文化。当质量文化建设条件成熟时，大学可以采取一系列有针对性的教育教学活动，在无形中渗透和传播质量文化，引导师生从被动的质量管理向主动的行为文化转变，增强教职员工的质量责任感、紧迫感和荣誉感，形成人人心中有"质量"的状态，促进质量行为文化同化。

（四）培育质量文化的精神文化养成

精神层面的质量文化，是大学在学校的发展壮大的历史进程中逐步积累而形成，是质量行为的价值取向，包含办学思想、大学精神、人才培养质量标准、校风、教风和学风等。大学的这种质量价值得到师生员工认同和信守，就为高校质量保障提供了内在动力和精神支撑。养成质量精神文化，有助于改变教师教学理念，有助于改进教学管理人员的管理理念和方法，有助于提升师生员工对质量文化建设的重视度和参与度，主动融入质量文化建设中，形成统一和共识的质量精神文化，促进学校办学质量和办学水平的有效提升。

高等中医药院校自进入高等教育序列以来，就特别重视教育教学质量，不断进行质量工程建设，在教育实践中逐渐形成了较强的质量意识。这种质量意识，自觉地转化到行动中，主动地改进自己的工作质量。通过广泛开展生动活泼的质量意识教育和实践活动，加速转变全体教职员工旧的质量观念，树立新的质量意识，向教学要质量，向科研要质量，向管理要质量，促使质量管理得到落实，有效促进教师在教学工作中主动地改进和提高教学质量。树立质量道德意识，遵循质量客观规律，追求质量文化建设的最高目标，将质量文化自觉内化成符合质量要求的行为、意识和习惯。把追求质量作为使命，自觉地心系质量、维护质量、践行质量。在文化环境影响下，通过形式多样的、广泛的质量文化宣传、质量教育培训、质量管理实践等活动，引导师生员工主动关心和参与质量文化建设，强化质量意识，形成学校共同的质量追求与价值观，将质量理念化作自觉行动，养成质量文化自觉，以自身的行动不断丰富质量文化的内涵，促进学校的质量精神文化建设。

四、建设质量文化管理体系

（一）明确质量文化定位

高等中医药院校开展质量文化建设，必须明确我们要建设什么样的质量文化，也就是要明确发展方向和期望目标，明确质量价值观，确定质量方针，设定成效标准。我们所要建设的中医药高等教育质量文化应该是一种以学生为中心、以产出为导向、持续改进的质量文化。所以，第一，践行以学生为中心的教育理念。高等中医药院校的质量的核心是人才培养的质量，培养高质量高素质的中医药人才是高等中医药院校的终极追求。学生是教育教学活动的主体，我们要全面落实"以学生为中心"的现代教育理念，注重激发学生的学习兴趣和潜能，只有全体的学生参与到质量文化建设中，高等中医药院校的质量文化建设才能充满生命力，学生的主人翁意识和能动作用才能够得到最大限度的发挥。鼓励并保障学生参与院校评估、学科认证、现场考察、制订评估计划等，切实提高学生在学校管理系统中的全方位参与度。第二，坚持产出导向的理念。质量文化建设要突出产出导向，在质量文化约束下高等中医药院校要主动对接经济社会发展需求，科学合理设定人才培养目标，完善人才培养方案，优化课程设置，更新教学内容，切实提高人才培养的目标达成度、社会适应度、条件保障度、质保有效度和满意度。第三，坚持持续改进的方针。传统质量文化的核心是过程监控，过程监控只是保证质量的基础、必要条件。高等中医药院校的质量文化建设应该在持续改进的质量方针指导下，建设具有中医药特色的可持续改进的质量文化。在办学过程中坚持持续改进的质量方针，不断地改进培养目标，使其符合内、外部需求；持续地改进人才培养要求，保证其与培养目标的符合度；持续地改进教学活动，确保其与人才培养要求的符合度。第四，建设具有中医药特色的质量标准。从地方政府、高校、用人单位、学生、家长以及教师等利益相关者的多元角度出发，以国家《普通高等学校本科专业类教学质量国家标准》为蓝本，依据中医药学科特色和人才培养质量目标制定符合高等中医药院校各自实际的质量标准，质量标准的制定要与质量目标的达成度高度契合。

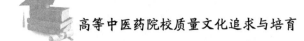

（二）确定质量组织与管理

在质量文化建设中必须重视质量组织与管理，这有助于进行质量文化建设的组织架构，形成推进机制。高等中医药院校开展质量文化建设必须重视坚持自上而下的领导，从顶层设计上确立总体质量发展战略。在组织体制上，要建立校长领导下的质量建设与管理组织，实行校长负责制；完善教学督导与评价系统、教学管理系统和教学信息反馈系统的运行机制；在人事管理上，加强管理力量，稳定教工队伍，完善监督考核，健全激励机制等；在教学和学生管理上，以学生为中心，加强与师生的沟通，提升师生满意度；在组织机构设置上，实现质量组织结构扁平化管理，明确质量文化建设的日常管理部门及其主要职责，落实各层级、各部门在质量文化建设方面的相应职责。自下而上的参与，以质量总规划为依据制定切实可行的质量分目标。增强基层组织的自主性，减少单向度的苛刻问责，赋予各基层组织、学术专业人员和学生自主权与参与权，建立领导层与基层组织、学校与学生间的信任。学校的领导层要通过生活态度与行为方式将质量意识传递给全员师生，形成上下结合的质量意识，最终实现行为的转变。

（三）重视质量文化推进

质量文化推进是质量文化建设的必要过程，能推动质量文化变革与发展。高等中医药院校建设质量文化，要充分认识到质量文化推进过程的重要作用，把质量文化推进过程的推动和支持作为质量文化建设的着力点。认真做好中医药高等教育质量文化推进过程的四个子过程，开展教育与培训，进行沟通与宣传，强化行为规范与制度建设，激励员工。第一，根据高等中医药院校的质量目标进行质量文化培训需求分析，从质量目标、战略需要、质量文化建设存在的问题、工作情况与目标差距、知识和技能与工作标准的差距、教职工表现与质量文化建设要求的差距、教职工职业发展的内在需求等方面来分析，根据需求进行相应的教育与培训；第二，把学校的质量文化建设的方针、目标、战略、意识从上而下地进行宣传，通过会议、培训、审核、文件、讨论、规章制度、调研等方式进行沟通与宣传，让全校教职员工建立质量意识，形成质量自律自觉自信；第三，高等中医药院校应建立和实施质量行为规范与制度，落实质量主体职责，明确各级人员的质量行为，评价并改进行为规范与制度建设的成效；第四，建立有效的激励制度，通过有效的激励激发师生员工的热情，营造良好的质量氛围，让师生员工产生自我认同的自豪感和荣誉感，提高积极性、主动性和创造性，激发教职工的原动力。

（四）完善质量文化测量、评价与改进

质量文化建设开展到一定程度后，需要建立一套系统来定期评估质量文化的有效性，以确保质量文化始终朝着正确的方向发展，从而巩固质量文化的成果。第一，进行成效测量，依据质量文化建设的期望和成效标准明确测量对象、指标和方法。比如主动开展专业认证，完善高等中医药院校内部教学质量评价体系，建立以本科教学质量报告、本科教学评估、专业评估、课程评估、教师评价、学生评价为主的多维度、全链条的高等中医药院校教学质量保障体系。开展本科教学工作审核评估和合格评估。第二，建立数据与信息系统。运用信息技术管理，集成办学过程中产生的动态质量数据，教学状态数据库的建设、学生学习质量测量系统、教师教学质量评价系统等，实现智能化采集、处理、分析、反馈和有效利用。让数据信息转变为质量文化信息，并能实时分类处理、有序公开，促进工作效率和质量提升，确保教职员工自觉执行质量管理规程，主动讲求质量管理实效，从而为有效实施民主和谐、踏实进取的管理创新提供文化支撑。第三，质量文化评价、改进与创新。持续推进高等中医药院校质量文化建设，应从质量文化定位的适宜性，质量文化建设的组织架构、管理方法与手段的适宜性，质量文化推进工作的有效性，质量文化建设测量体系的充分性和有效性来确定每项工作的成熟水平。根据对实施效果的测评，为质量文化持续改进优化提供决策依据，养成自觉、自省、自律、自查、自纠的质量文化。

五、规范大学质量文化样态建设

中医药教育经过几千年的积累、沉淀和发展，形成了以中华优秀传统文化自觉自信为根基的中医药质量文化。高等中医药院校要坚持以质量文化价值观为导向，树立全员质量意识，不断追求、培育、创新中医药质量文化，从办学理念、校歌、校训、校风、校园文化、教学质量管理文化、中医药文

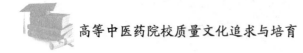

化研究与交流传播等方面持之以恒地推进和规范中医药质量文化样态建设。

（一）形成独特的办学理念

有学者认为，大学的教育教学理念是人们对大学精神、大学性质、大学功能和大学使命的最基本认识，是对大学与外部世界诸元素之间关系的规定以及内部管理及运转的哲学基础。姜绍强认为办学理念是学校文化的灵魂和统帅，是对学校的人才培养观、教育思想和发展等基本模块进行总结、提炼、重塑和提升的结果。因此，学校的办学理念是在积累丰富的办学经验、沉淀厚重的文化底蕴、养成优良传统的基础上，逐渐内化形成的。中医药高等教育，有其独到的特色和规律，因而有其科学的办学理念。继承中医药学遗产，广泛吸纳现代科学成果，重视医德品行培养，传承弘扬中医药学术，这是高等中医药院校办学理念之核心内容，"启古纳今，厚德精术"。

高等中医药院校办学理念是高等中医药院校发展的顶层设计。办学理念一旦形成，就要能被学校教师所理解、所认同，变成一种学校师生的共同追求，被认同并付诸行动的信念。高等中医药院校以办学理念为指导学校工作的核心，并贯彻于学校的教育教学全部活动之中，内化为全体教职工的一种自觉的行动。培养学生认同向往、热爱追求中医药文化的"仁道""仁爱"思想，塑造学生"仁爱之道、术业专攻、勤勉治学、和而不同"的中医药学子的优良品格，孕育并逐步形成了独特中医药教育的育人理念；将思想政治教育与专业思想教育相融合，坚持立德树人，培养学生勤求古训，做精诚大医；不断丰富校园文化载体，将独特的中医药教育办学理念内化为广大师生的自觉行动。

（二）制定承载中医药院校特点的校训

校训是大学的灵魂、大学精神的集中体现，承载了每所大学的办学特色和历史传统，折射出每所学校的办学方向、育人理念和目标定位。校训是师生员工遵守的行为准则与道德规范，是一个学校的办学理念和治校精神，是教风、学风、校风的集中体现，是学校文化精神的核心内容。

高等中医药院校担负着弘扬中医药文化、传播中医药知识、培养中医药人才的重要历史使命，肩负着传承、传播和创新中医药文化的重任，中医药文化建设与中医药高等院校校园文化建设具有高度契合性。高等中医药院校校训的制定应符合自身发展规律，设计的校训既要突出中医药学科特点又要突出中医药专业特色，同时结合中医药教育特色和医学伦理道德的要求；要深入挖掘中医药学古籍文化，展现中国传统医药文化风采；要紧扣时代脉搏，与时俱进，不断充实新的内容，赋予校训新的内涵。通过深度挖掘和凝练，将上述元素融入高等中医药院校的校训用词释义中，凸显高等中医药院校校训特色，积极发挥校训的作用，使中医药学子在潜移默化中将其内化于心、外化于行，形成一种人人知校训、人人懂校训的质量文化氛围，引导树立正确的医德观，形成良好的职业素养，成为有灵魂、有温度的中医药传承人。

（三）制作中医药特色的校歌

大学校歌是大学的文化符号，对内号召和激励师生员工，对外展示形象和宣言。校歌反映出办学者和教育者的理想与要求，也体现了学生的感受、追求和成长心声。校歌是高校校园文化的有机载体，是学校办学理念的浓缩体现、校园精神的直接展示及学校特色的集中呈现，是该所学校的精神文化建设的重要组成部分，是优良校风及教风、学风的高度凝练，是引领学校发展方向的精神宣言。它在激励学生成长、凝聚学校精神、推动校园文化建设等方面发挥着重要作用。

1933年秦伯未先生为上海中国医学院撰有院歌曰："春风暖，桃李开，吾院何多才。启迪炎黄绝学，灿烂散光辉，如琢如磨更栽培。前程期千里，独步国医坛。讲课散，歌声扬，橘井长流芳。阐发轩岐岳训，富丽复堂皇，如切如磋费商量。前程期无限，永峙春申江。"词真意切，表达了对中医事业的坚定信心，寄予岐黄传入殷切希望，对师生皆有鼓励作用。

（四）培养凝聚大学灵魂的校风

校风是大学的立校之本，是大学师生的共识凝聚，是大学的灵魂和气质，更是学校特色的重要体现。校风是治学、治校风气的高度体现，非自然形成的，非一朝一夕培养起来的。良好校风的形成是全体的教师、学生和管理人员共同努力的结果。高等中医药院校养成良好的校风，要将校风建设融入治校的理念之中，增强物质文化建设力度，加大实验室建设、新专业建设、重点学科建设、校园网络建设以及教学系统管理与改革等内涵建设力度，营造良好的育人氛围；加强制度文化建设，治理校风建设中可能遇到或出现的各种失范现象，包括教学秩序、行政管理和后勤工作，逐渐形成自律文化；强化精神文化建设，弘扬中医学"以仁存心""大医精诚"的人文传统，使"仁德""仁术""仁人"等教育理念深入人心，开展富有中医人文精神、大学精神的校园文化活动，凝聚人心，营造健康活泼、奋发向上的育人氛围，形成求真务实，学做真人的良好风尚，增强办学实力和核心竞争力。

（五）建设中医药特色的校园文化

大学校园文化是在特定文化氛围里教师和学生从事各种教育教学活动中形成的一种风格，是校园精神与环境及所创造的物文化的总和。校园文化是大学最鲜明的标志，更是大学的风骨和灵魂，是蕴含大学精神、体现学校办学理念和弘扬价值追求的软实力，凝聚并传承代代师生的共同情感。

高等中医药院校的校园文化建设关乎于学校内涵建设的全局和根本。因此，加强校园文化建设必须紧紧围绕中医药高等教育"立德树人"的培养目标要求，大力营造医者仁心的、风清气正的、独具韵味的校园精神文化、物质文化、生活文化和制度文化。高等中医药院校通过新生入学教育、医学誓言教育、医德教育，以及校训、校歌、校风等媒介培养学生高尚的医德，强化校园精神文化建设；通过学校建筑、校徽、中医药文化廊、中医药文化墙、图书馆及具有中医药元素的校园文化设计等方式进行校园物质文化建设；通过体育运动、文艺会演等丰富的校园活动进行校园生活文化建设；通过不断完善管理制度，严守工作流程，健全监督、反馈、奖惩机制等方式来强化学校的制度文化建设。

校园文化的建设是每位教职工的责任和义务，在"立德树人"育人观和"以学生为中心"的教育教学理念指导下，结合深厚的中国传统文化和中医药文化底蕴，营造良好的教风、学风、校风，通过制度规制、氛围熏陶、机制引导，建设更为具体、显性、内容丰富的校园文化载体，形成特色的校园文化，让师生自觉将校园文化内化于心、外化于行，在潜移默化的影响下形成良好的价值取向和行为规范。

（六）开展中医药文化研究与传播

中医药文化作为中华优秀传统文化的瑰宝，对中华民族的繁衍生息及人民卫生健康事业的发展做出了不可磨灭的贡献。中医药文化是中华优秀传统文化的载体和结晶，"以人为本、医乃仁术、天人合一、调和致中、大医精诚"等理念在中医药的传承与发展已形成了中医药文化的基因，同时也阐释了"仁、和、精、诚"的内涵。

习近平总书记强调"育新人，兴文化"。中医药文化蕴含着深邃的哲学思维和丰富的人文精神，高等中医药院校应深入挖掘中医药文化的育人价值，通过中医药专业教育，探索新的教育模式和途径，实现以文化人、以文育人。积极探索中医药文化育人模式，把中医药文化融入教育教学全过程中，通过专业教育、人文教育、素质教育实现文化育人；激发教师的中医药文化育人意识，督促教师学习中医药文化经典，将中医药文化与教学相结合，用经典的魅力和教师的实践引导学生；通过中医药文化主流媒体宣传中医药文化，丰富学生了解和认知中医药文化途径；建设中医药文化研究与传播中心，利用中医药文化宣传教育基地，搭建起中医药文化传播、学术交流、中医药文化研究的平台，推进中医药文化的创新和继承。

中医药文化有其民族性和科学性，因此，它成为中华优秀传统文化国际传播的先导。高等中医药院校要充分发挥中医药文化的载体和先导作用，促进中华优秀传统文化的国际传播，推动中医药学术与中医药文化的世界认同，提升中华文化软实力。

（七）建设全员质量管理文化

高等中医药院校全员质量管理是指在教育教学质量形成过程中，为实现教育教学质量目标所必须发挥的质量管理功能及其相应的质量活动。教育教学质量管理职能职责的核心是依据中医药人才的培养目标要求，根据质量标准，明确质量管理的功能与活动内容。高等中医药院校全员质量管理职能职责是"全面质量"的基础，全面的质量管理与服务，要求学校的每个人都是教育教学的质量管理者，人人是质量的责任人，中医药人才培养好坏、质量高低要人人有责。

全员教育教学质量管理是由学校各组织机构来落实的，学校各组织机构设置是根据办学层次、规模、体制和相应的社会环境来确定的，其宗旨是完成质量目标。质量管理组织应分为两大部分。一是高等学校内部质量保障组织机构的设置，包括所有相关的组织机构和质量监控组织机构，是主体、是核心；二是外部质量监控组织，包括用人单位、行业和有关主管部门及第三方评价组织等，是路径、是手段等。两者相互沟通、相互协调、相互促进来实现质量目标。全员教育教学质量管理的主要任务，就是把散布在各个机构中的质量管理职能职责通过质量管理目标有机地联系起来，共同努力实现教育组织的预期质量目标。

落实全员教育教学质量管理要做到：一是开展中医药市场和教育市场的研究职能职责；二是专业设置与培养目标的制定；三是加强校园基础设施建设；四是招生与人才培养质量管理职能职责；五是教育教学质量评价与监控；六是加强党组织对教育教学质量的全面管理。全员教育教学质量管理职能职责形成过程是教育教学质量形成规律的基本要素范畴，它是由高等中医药院校在提供教育服务中各个环节之间质量形成方面所担负的不同职能职责链接而成。它们是彼此相互制约的一个质量管理职能职责关系网络和相互作用的机制。

第九章

高等中医药院校质量文化经营

质量管理专家朱兰曾经说过："21世纪是质的世纪。"质量是高等教育的生命线，随着社会经济的不断发展和科学技术的进步，中医药高等教育已经由规模扩张转向内涵式发展，对人才培养质量也提出了更高的要求。"大学之道在明明德，在亲民，在止于至善"深刻揭示了大学的质量文化，为高等中医药院校质量文化经营指明了方向。

第一节　质量文化经营面对的挑战

中医药人在长期的医疗实践过程中，对于质量的追寻就未曾停止过。中医药高等教育质量文化不但是对古代医药学家的质量意识的传承，而且对于当前中医药高等教育教学质量的改进和人才培养质量的提升，乃至引导学校在办学过程中不断修正质量文化经营方向形成办学特色，都发挥了重要作用。因此中医药质量文化经营对于推动高素质中医药人才培养和高等中医药院校高质量发展具有重要的战略意义。然而，在高等中医药院校质量文化经营过程中，由于尚未完全厘清质量文化经营的内涵和中医药质量文化的特殊性，且受传统教育质量观、管理体制等主客观因素影响，导致目前中医药质量文化经营的实践存在一定偏差，影响了效果。

一、质量文化经营认知的偏差

目前高等中医药院校仍然是以内向型的质量管理代替外向型的质量经营，教师和教学管理者对于高等教育的质量内涵以及学校自身的质量文化建设的特色、薄弱环节及改革的重点难点等问题缺乏正确的认识与理解。

大多数人对于高等教育质量一般是秉持"是否符合规定"的质量观，即人才培养的过程与结果是否达到人才培养目标；"是否符合需求"的质量观，即"教育教学改革的结果是否得到学生和用人单位的认可",但都是一种被动"适应性"的认识角度。在上述质量观的影响下,高等中医药院校推动教育教学改革一直受到"自身质量"这一隐形框架的约束,产生了改革惯性,而忽视了随着社会经济发展和科技进步高等教育必须寻求的改进、突破与超越,忽视了中医药事业发展对人才需求的前瞻性,中医药高等教育教学改革进入了一种维持自身质量的、具有一定封闭性的循环体系。高等中医药院校承担着为中医药事业和大健康产业发展培养高素质专门人才,推动中医药科技进步,满足人民日益增长的对高质量医疗健康服务的需求,推动中医药理论、技术和文化走向世界的重大任务,如果仅仅停留于被动地适应既定标准阶段,是无法适应党和国家的要求和社会企业的期盼的。高等中医药院校质量文化经营要主动引领和创新,满足和超越现实需要。大学在社会服务中,应该理性面对两个重要问题:一是适应社会需求的能力;二是是否具有超越单纯的适应需求,能够在全世界发挥创造性和革新的作用。而能否解决这两个问题将决定大学的前途。

(一)质量文化经营主体的定位不够准确

当前,高等中医药院校大多是采取"自上而下"的条状质量管理模式,一般来说学校领导是质量管理的领导者和决策者,中层管理人员是质量战略规划设计的直接参与者和分步实施的组织者,负责质量战略规划的设计与实施,而广大教师、学生则是执行者、服从者,来自师生的期望和需求并没有在质量战略规划的设计中得以体现。长此以往,教师在主观上认为学校质量管理如何运行、如何改革都与自身关系不大,教师只需按照相关规定完成教学和科研任务,且保证达到任务要求即可。事实上,教育质量涉及方方面面,学校的一砖一瓦、一草一木都与教育质量息息相关。高等中医药院校质量文化经营的目的是在学校内部形成一种全员质量文化氛围,上至学校领导,下至教师、学生,甚至包括学校的维修人员、后勤工作人员,都能够自觉地关注教育质量,将提升教育质量作为规范和约束个人质量行为方式的准绳。从质量战略规划的顶层设计、推动实施,到让教师、学生、教学管理者、教学辅助人员清楚地认识到自身的质量责任和质量文化经营任务,从质量目标在教学全过程的体现,到教室、实验实训场所、图书馆、体育场馆等

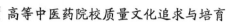

与教育教学活动直接相关的场所的质量保证，都需要学校的每一份子的共同参与和努力。

（二）质量文化经营的内涵理解不到位

目前，部分高等中医药院校质量文化经营的理解存在一定的偏差，简单地把质量文化经营等同于质量管理活动，直接照搬或套用学校质量管理的理念、模式、方法等。目前，高等中医药院校的质量管理大多还是"符合标准"的管理。根据教育教学基本状态信息，教师的教学行为，学生的学习行为和教育资源的运行、维护情况，对教学质量进行综合的判断并提出改进的措施。而质量文化是一个集体意识形态，高等中医药院校质量文化经营，就是要以中医药质量文化观来约束个人的质量行为，让学校中的每一个人形成一种发自内心的工作、学习方式，形成一种具有学校自身特质和办学特色的全员质量意识。高等中医药院校质量文化经营，就是要以文化约定来规范质量管理、组织运行、教学活动、科学研究、医疗服务、学生全面发展等。以中医药独特的质量文化价值观为引领，推动高等中医药院校质量管理由重技轻能向知识、能力、素质协调发展转变，实现以文化人。

二、质量文化经营的形式化倾向

在高等学校教育质量文化经营过程中，由于片面追求可以物化的质量目标的达成，而忽视了追求的质量目标与学校办学实际的契合性，导致出现"两张皮"的现象。目前高等中医药院校质量文化经营的形式繁多，在某种程度上流于形式。

（一）质量规划设计流于形式

提到办学理念，研究者总会不停地讨论是以理念指导办学实践，还是在办学实践中凝炼出办学理念，也就是先有"鸡"还是先有"蛋"的问题。而作为亲历者，教师和学生则大多认为办学理念过于虚无缥缈，不必过度关注，导致学校办学理念仅仅停留在"口号"层面，大多数教职员工尚未能内化于心，更无法谈及外化于行。办学理念是质量规划设计的指导思想，目前高等中医药院校的质量文化经营存在学校质量规划或是质量建设工程的设计未能与学校办学目标、发展战略以及人才培养目标相结合；学校质量文化建设工程仅停留在制度层面，可操作性不强，特别是在质量理念凝炼上过于抽象，不能够贴合学校的教育教学实际，和教师发展、学生成长实际，导致无法有效引领和规范全员形成质量意识，规范质量行为。

（二）确立质量目标的形式主义

多数学校的质量目标可以说是"前途光明、希望没有"，为了确立质量目标而确立，对于为什么要建立这样的质量目标、质量目标的前瞻性和可持续性、采取何种方法与路径、需要配置什么样的教育资源等问题缺乏系统、深入的思考。比如，有些学校将"适应区域中医药事业和中药产业发展""培养卓越的中医药人才或培养应用型、复合型中医药人才"作为学校的人才培养目标或者教育质量目标，但对于卓越性、应用型、复合型人才的内涵界定、素质要求、知识能力结构特征，如何在教育教学过程中实现，如何评价教育教学结果的达成度等问题，往往缺少深入的思考，对于实践方式和路径、评价体系和方式也缺乏系统设计。

（三）质量管理机构的形式壁垒

目前独立设置的高等中医药院校大都成立了教学质量评价中心、教学质量管理科，或者质量监控办公室，构建了基本覆盖教育教学各环节的内部质量保障体系。大多数中医药院校由书记、校长作为质量第一责任人，分管教学工作的校领导、教学管理部门、质量监控部门、教学与教辅机构以及各教研室等构成组织保障体系。这种以质量管理机构承担质量管理责任的方式，在质量保障体系运行过程中，往往出现由于权责不够明晰，职能行使不到位，导致出现了质量问责淡化的问题。在我国，教学质量评价开展较晚，基础相对薄弱，教学质量评估中心大多是为了迎接教育部本科教学水平评估需要应运而生的机构，带有一定的时代性和政策性，对其职能职责尚未明确，因而未能直接确定学校教育质量目标以及制定质量制度；在履行质量监督职责时，也因质量评估与改进、质量宣传与质量教育培训等相关工作隶属关系不清，导致重复开展或无人问津。高等中医药院校质量文化经营是一项长期、艰巨和复杂的系统工程，需要从中医药事业发展需求和学校实际出发，结合学校自身办学优势特色，系统分析教育教学质量及相关质量管理现状及其需求，紧密结合国家和区域中医药事业发展对人才的需求，做出系统质量战略规划与设计，避免为了满足政策或行政管理要求一哄而起，流于形式。

三、质量文化经营方式系统化不强

质量概念源于企业，质量经营实践也是在企业先落地后才被高等中医药院校引入到教育质量管理中。在实施的过程中，难免忽视了高等中医药院校自身的组织特性，常常把一种机械的标准规范强加在教职工身上。

（一）质量文化经营的"拿来主义"

高等中医药院校将企业质量文化引入到学校质量文化经营，或者是简单照搬国外大学的质量文化经营成果，抑或简单套用其他同类院校的具体做法，而忽视了质量文化经营的本土化。学习和借鉴国内外大学、成功企业在质量文化经营方面的优秀经验与成功做法有利于加快高等中医药院校质量文化经营进程，但是不应该脱离学校文化传统和办学实际，只是简单地照抄照搬、生搬硬套、机械套用，使学校的质量文化经营与自身发展形成"两层皮"，从而难以达到质量文化经营的预期目标。

（二）以质量形象建设代替质量文化体系建设

目前，有些高等中医药院校在质量文化经营的过程中用力过猛、揠苗助长，总希望能够以最少的付出获得最大的回报，一次性培育出较为完善、运行顺畅的教育质量文化体系，马上做出实际效果和显著成就，一些学校在质量形象工程上重点发力，大量投入资金进行学校的校舍、图书馆、教学楼等教学基础设施及相关设备等的改造，而忽视了教职员工和学生的质量观念、质量意识、质量制度与行为规范等隐性质量文化内涵的建设和培育。高等中医药院校质量文化是由物质层、精神层、行为层、制度层构成的有机整体，蕴含了中医药博大精深的质量文化观，是中国传统文化在学校的应用与升华，是中医药高等教育事业发展的内生动力。一所学校的质量价值体系是在长期的办学实践中不断修正和完善的，在质量文化体系的建设过程中，脱离中医药文化内涵和质量约定的表层、硬件建设，将极大地影响和制约高等中医药院校质量文化向纵深发展，难以形成具有中医药文化内核的高等中医药院校质量文化体系。

（三）质量文化经营的非连续性

高等中医药院校质量文化经营仍然受政策的被动推进，需要开展各类评估、认证就扬起质量的大旗，制定各种规章制度，准备各类支撑材料，短期内召开研讨、交流和学习等，而评估认证一过各种质量文化经营活动就束之高阁，未能系统梳理学校的质量文化经营历程，深入分析成功经验及存在问题，通盘考虑学校当前的办学实际、未来发展以及社会需求，结合中医药质量文化观的特点和特色，对今后一段时间学校质量文化经营的方向、指导思想、工作方针、主要任务、保障措施等进行顶层设计和合理规划，更不用说推动质量改革并取得成效。事实上，高等中医药院校质量文化经营是以中医药质量价值观、学校的质量理念为核心，通过不断累积、改造才能螺旋式上升的动态过程。文化具有无形性的特点，因此以质量文化经营形成以文化人的氛围不可能一蹴而就、立竿见影。

四、质量文化经营与大学文化兼容不够

一些高等中医药院校在质量文化经营过程中，往往将其简单化，片面地认为质量文化经营是学校宣传部门或者是质量管理部门的工作。这种非系统化的经营模式，对于形成以我为主、兼收并蓄的高等中医药院校质量文化体系，并使之融入学校文化生态体系，产生了负面效应。

（一）质量文化经营层次的分离

高等中医药院校教育质量文化经营包括精神层、物质层、制度层、行为层等4个层面，每个层面有其符合自身质量文化经营的要素，且同一层面的不同要素和不同层面的不同要素之间，随着质量经营产生相互制约、相互作用、相互影响。非系统化的质量经营模式必然导致各层面、各要素之间顾此失彼，出现单列式、片面化建设。目前高等中医药院校质量保障体系偏重于教学质量监测制度和内部质量评价体系的建设，而忽视对人才培养规格、课程质量标准、卓越质量激励制度、教师的质量文化培训制度和学生的全程质量规范等相关制度的建立和完善。此外，学校教育质量文化建设未能统领科研质量文化、社会服务质量文化、文化传承创新质量、国际交流合作质量，顶层设计不突出和统筹兼顾能力不强，导致高等中医药院校在完成人才培养

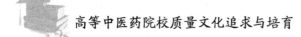

的根本任务时，其他职能未能实现协同发展。

（二）质量文化经营环节的脱节

目前，高等中医药院校大多是以质量管理行为代替质量文化经营活动，强调质的评估与监督检查。而对于基于质量文化内核的经营理念、经营目标、经营方式缺乏深入的思考，质量文化经营未能渗透到学校的方方面面，导致质量文化对于中医药人才培养不同阶段、不同环节、不同要素、不同对象的约束力存在差异，甚至不能发挥作用。一般而言，教育质量文化体系建设主要包括顶层设计、论证启动、推行实施、评估改进4个基本阶段，每个阶段又有不同的推进工作环节，环环相扣、层层递进，形成循环往复、持续改进的质量保障的闭环。如果没有统一的质量理念指导与引领，很容易造成教育质量文化经营的资金与人力浪费；而如果没有质量实施与质量评估改进环节，质量文化经营也容易流于形式。

（三）质量文化经营与大学文化建设的脱离

目前高等中医药院校的质量文化经营工作与学校教师文化、校园文化、行政文化、学术文化等缺乏统筹规划与有机整合，基本处于各为自政、自成一家，分管负责工作状态。大学文化是一个多元的文化生态系统，各种不同子文化系统互补共生、协调发展。潘云鹤先生曾指出："高水平大学发展的一个任务是营造一个优秀的学术生态环境。在这个环境中我们希望教学、科研和为社会服务这三项功能能够达到生态的优化，彼此之间相互促进、相互支撑。高等中医药院校质量文化经营应贯穿和融于大学文化生态体系建设之中，必须要建设完备的质量经营体系，是一个复杂的、系统化工程，要注重顶层设计、整体规划、统筹兼顾，使中医药质量文化生态中的每个要素都能得到良性、可持续发展。"

第二节　质量文化经营战略

质量文化经营是高等教育市场发展的必然选择，是一种开拓性的质量战略。中医药学是中华民族的伟大创造，是中国古代科学的瑰宝，也是打开中华文明宝库的钥匙。中医药理论和技术中包含了人生观、世界观、价值观，蕴含了丰富的质量文化内涵，既强调"大医精诚、医乃仁术、济世仁民、报国修身"，也坚持"取其地、采其时、遵其古、炮其繁""修合无人见、存心有天知"，对于高等中医药院校开展质量文化经营的工作具有重要作用。

一、质量文化经营的指导思想

2018年教育部印发《关于加快建设高水平本科教育　全面提高人才培养能力的意见》中提出要"加强大学质量文化建设"，强化高校质量保障主体意识，完善高校自我评估制度和质量评价保障体系，强化质量督导评估，形成以提高人才培养水平为核心的质量文化。2019年，教育部出台了《关于深化本科教育教学改革　全面提高人才培养质量的意见》再次强调要"全面推进质量文化建设"，完善专业认证制度和高校内部教学质量评价体系，构建自觉、自省、自律、自查、自纠的大学质量文化。

高等中医药院校质量文化经营要以形成独具中医药特点和学校办学特色的质量文化为目标，既要吸收国际高等教育质量改进、提升过程中形成的有益的理念和做法，也要保持中医药质量文化价值观的丰富的思想内涵，要通过深入挖掘、系统思考、顶层设计、统筹推进，形成具有持续改进功能的高等中医药院校质量文化经营体系。高等中医药院校质量文化经营的首要任务是要明确目标与原则，厘清质量文化经营的主要内容和可拓展的维度，学校质量文化的测评与改进等确立质量文化经营的基本步骤、方式方法和组织保障，构建高等中医药院校质量文化经营成效评估标准等。

世界著名质量管理专家哈灵顿博士说："质量战略经营不是质量经营和战略经营的简单结合，而是使企业迅速找准方向，不断抓住机遇、取得意外效果的知识经济管理模式。"作为高等中医药院校的质量文化经营必须做好长远发展规划，重点规划学校的质量进步和质量发展。美国波多里奇国家质量奖提出卓越绩效模式11项价值观：一是，以远见卓识的领导；二是，以顾客需求为导向追求卓越；三是，培育学习型组织和个人；四是，尊重员工和合作伙伴；五是，灵活且具备快速反应；六是，关注未来；七是，创新管理模式；八是，实事求是地开展管理；九是，明确社会责任与公民义务；十是，注重结果及创造价值；十一是，系统的整体观。将上述观点引入中医药高等

高等中医药院校质量文化追求与培育

教育质量文化经营中，将对提高中医药高等教育质量起到事半功倍的效果。

二、质量文化经营目标与任务

高等中医药院校质量文化经营的关键就是要树立卓越质量文化经营的目标，首先是让学校的师生员工对"质量是高等教育的生命线""培养卓越中医药人才"的质量理念与质量精神达成共识，促进学校制定的质量制度与规范得以实施并且持续推进质量改进，为卓越的高等中医药院校质量文化经营提供动力。其次是要明确追求卓越是高等中医药院校质量文化经营的终极目标，对于提升学校教育质量、促进卓越质量文化形成至关重要。高等中医药院校通过质量文化经营形成巨大的凝聚力，将学校与个体、责任与信念融为一体，培育以质量为核心的价值观和以提高质量为核心的发展观，增强全员质量意识，激励并指引学校全员奋勇前进，最终达到全面提升中医药人才培养质量的教育目标。

高等中医药院校质量文化经营的目标体现了教育目的和人才培养目标，学校领导者必须对卓越中医药人才、复合型中医药人才、应用型中医药人才与社会经济和中医药事业发展的契合性进行广泛调研与深入研究，把握好人才培养的规格的统一性和人才培养类型的多样性之间的平衡。新时代中医药人才培养要始终坚持党的教育方针和社会主义办学方向，坚持落实立德树人的根本任务，坚持中医药理论自信、技术自信和文化自信，坚持传承创新发展中医药的基本原则，这也是高等中医药院校质量文化经营的价值抉择。质量文化经营是中医药高等教育改革发展的重要保证，发挥了凝聚、约束、牵引和变革作用，为中医药高等教育教学改革指引方向，凝聚力量。通过质量文化经营，高等中医药院校不仅可以约束、规范师生员工的行为，更为重要的是，在各个发展阶段的战略转折点，可以借助质量文化发现，避开成长陷阱，正确决策，实现可持续发展。

三、质量文化经营实践

高等中医药院校在人才培养、科学研究、社会服务和文化传承创新过程中形成并取得了质量资产，包括有形资产和无形资产。一直以来，平均主义和功利主义思想影响着我国大学的教育资源配置，一方面为了避免分配不均引发教职工产生怨言影响工作，选择了"摊大饼"；另一方面，由于"申博""升大"等指标体系的要求，将教育资源过多地投入到能够短期得到时效及成果的科研项目或社会服务项目中，导致教师将更多的精力投入到科研和社会服务中，而在人才培养、教育教学改革方面出现了因投入不足产生的"被软"现象，影响了高等中医药院校的社会影响力和长远发展。高等中医药院校质量资产经营就是要紧紧围绕质量这一核心，坚持以人才培养为中心，以教育教学为中心，科学、合理地配置学校教育资源，要根据学校质量战略规划确定实现质量目标的资源配置方案。

《高等学校财务制度》规定"高校资产是指高校所占有使用的，能以货币计量的各种经济资源的总和"，我国高校主要分为教育部直属高校、省部共建高校、普通高校和民办高校，其中前三种类型高校的资产来源主要是依靠国家和地方的教育事业费拨款，来保证教育教学运行、教育教学条件维护与改善等。20世纪80年代，我国高校以校办工厂的经营形式开始了弥补教育经费不足的探索与实践，一时间校办企业如雨后春笋般遍布大江南北。由于产权不清、责权不明、管理不善等问题，2001年起教育部以清华大学、北京大学为试点，开始了校办企业向全资企业的公司制改革工作，这轮改革在2005年达到高潮，校办企业数量和规模出现断崖式下跌，同时也斩断了高校通过校办企业获得资金补偿教育经费的途径。目前，我国主要采用条状管理的模式进行高校国有资产的监管，一般多是由上级主管部门和学校相关的财务处、资产管理处等行使管理责任，管理模式主要是"统一领导、分工管理、层层负责、合理调配、管用结合、物尽其用"。当前，由于种种原因，学校国有资产维护有待健全，资产的综合经济效益有待提高。

高等中医药院校的无形资产主要包括高校声誉、能够解决中医药事业和产业发展过程中特定技术问题的具体方案、知识产权、教材、论文、设计等。高等中医药院校的无形资产具有增值性、辐射性、技术密集性、非实体性等特点，是学校"软实力"的象征，代表了学校的核心竞争力。随着社会经济和中医药事业的发展，高等中医药院校逐渐认识到无形资产的价值和其对学校发展的重要作用，对于无形资产比如专利权、核心技术、著作权等的

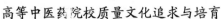

管理越来越重视，但对于无形资产的管理仍处在低水平徘徊中。中医药是我国独有的自主知识产权，中医药学术研究对于中医药传承发展具有重要意义。因此，高等中医药院校要正视学校无形资产管理不足，切实维护高校的合法权益，杜绝无形资产的流失。

人的需要是随着人类社会进步持续发展的，是人类从事一切实践活动的最终动力。马克思在《共产党宣言》中指出："代替那存在着阶级和阶级对立的资产阶级旧社会的，将是这样一个联合体，在那里，每个人的自由发展是一切人的自由发展的条件。"而《资本论》是马克思一生中最主要的著作，是马克思主义人的全面发展思想逐渐成熟的标志。可以说人的全面发展是马克思著作的永恒主题之一，主要包括人的需要的全面发展、人的能力的全面发展、人的社会关系的全面发展、人的个性的全面发展。

新中国的成立使马克思主义人的全面发展理论在中国的实施有了制度保障。毛泽东同志提出青年人要"德智体"全面发展；邓小平同志指出要培养有理想、有道德、有文化、有纪律的"四有"新人；江泽民同志提出，建设中国特色社会主义最本质的要求就是要实现人的全面发展；胡锦涛同志为核心的党的第四代领导集体又提出了科学发展观，坚持以人为本，把实现人的全面发展作为一切工作的最根本的目的和评判标准；习近平总书记提出中国梦和以人民为中心的发展思想，让一切工作以促进人的全面发展为出发点、落脚点和评价标准。马克思主义人的全面发展理论对我国的高等教育改革与发展产生了深远的影响。改革开放后，素质教育被教育工作者重视的程度不断提高，随着时代变化、学生变化，素质教育的内涵也在不断地变化。教育部原周济部长曾在接受《人民日报》记者采访时提到所谓素质教育，就是要培养什么人和怎样培养人这两大问题。可以说，素质教育就是促进人的全面发展。

教育质量是由学生定义的，学生能否成长、成才是高等中医药院校教育教学质量的根本体现。坚持以学生为中心的教育理念，引导大学生扣好人生的第一粒扣子，提升学生思想道德素质；激发学生的学习动机、引导学生转变学习方式，培养中医药思维，提升中医药理论和技能；引导学生增强锻炼意识，加强体能训练，提高身体素质；营造"三全育人"格局，构建全员育人氛围，加强引导，提升学生心理素质；根据每个学生个性不同的发展规律，突出学生的个性化培养；搭建国际交流平台，拓展国际合作，推动中医药走向世界，提升学生国际化素质。总之，高等中医药院校质量文化经营必须以学生为中心，以学生学习效果为中心，以学生发展为中心，将德育教育贯穿于人才培养全过程，为社会主义经济建设培养合格建设者，为中医药事业传承创新发展培养可靠接班人。

四、质量文化经营创新

创新是人类社会发展和进步的根本动力。古代的"创新"是指"创造新的东西"。随着科技的发展和人类文明的进步，为创新注入了更丰富的内涵，新思想、新观念、新产品、新方法、新技术、新业态、新资源，乃至新的生活方式、生活态度，都可成为创新。而质量创新是指以更高的质量目标和标准的要求，推动质量经营实践更符合人们对优质服务的追求。中医药高等教育质量创新是对关于中医药高等教育质量的新思想、新理论或新内涵等因素深刻挖掘、整理、凝炼，使其能够发挥质量文化引领作用，并得到认同的过程，具有知识密集度高、互动频繁、主客体性和被动性等特征。中医药质量文化价值观是高等中医药院校固有质量管理模式推进质量创新的精神基础。中医药高等教育质量创新的要素包含资源、制度、组织，彼此间相互联系又相互制约。从教育资源角度来说，中医药高等教育质量创新是对教育教学各环节涉及的教育资源的重新调配，特别是用于质量创新的专项资金的投入、分配以及对推动高等中医药院校质量创新的人才的激励。从组织角度而言，要建立创新型质量组织，为质量创新提供组织上的支撑。从中医药事业和大健康产业需求角度而言，要充分把握中医药事业和大健康产业对人才、技术和科技成果的需求，进行开放式创新；从高等中医药院校内涵建设角度而言，要构建以课程创新为核心的高等中医药院校质量创新体系，从而形成强大的质量创新体系的合力，共同促进卓越教育质量的生成。此外，还要注重人才培养模式创新、学科创新、专业创新、教育教学方法及手段创新等内容。

第三节　质量文化经营策略

高等中医药院校质量文化经营是一个系统、持续的过程，需要正确认识和把握质量文化的价值，构筑质量文化经营的管理体系，营造良好的质量文化建设氛围，开展质量文化引领的课程创新，探索符合中医药特点和高等中医药院校特色的质量文化经营新模式，从而推动高等中医药院校质量文化经营的进程。

一、正确认识和把握质量文化的价值

高等中医药院校质量文化是一种以质量为核心，以提高质量为根本目的的、特殊的学校文化，是由物质层、精神层、行为层、制度层等不同要素构成的文化系统。任何学校在教育实践过程中，都会潜移默化地形成一种对于教育质量的共识和态度，由于这种共识和态度缺乏系统的设计，导致其对学校的教育质量只能产生一些片面的、不连贯的影响，而不能形成有利于学校的教育向更高、更好的方向发展的自生动力。只有当学校的每一个人都能够对学校的教育质量观有一定的理解和认识，具有明确的质量意识和质量追求的方向，并从学校发展的全局考量，对质量文化经营体系进行整体的设计与规划，分步骤、分层次、分阶段地有序实施，并对质量负责人进行多角度的直接或间接的质量教育，高等中医药院校质量文化经营才能够从"自在状态"走向"自觉阶段"。

二、构筑质量文化经营的管理体系

高等中医药院校质量文化经营是一项以最终实现超越质量追求为目标的文化实践，需要对高等中医药院校质量文化经营的目标、原则进行清晰的界定，厘清质量文化经营的主要内容和可拓展的维度及质量文化的测评与改进等确立质量文化经营的基本步骤、方式方法和组织保障，构建质量文化经营成效评估标准等。

（一）明确中医药高等教育质量标准

质量标准在中医药高等教育质量经营过程中起到导向、诊断、基准等作用。《教育大辞典》明确提出："衡量教育质量的标准是教育目的和各级各类学校的培养目标。"2018 年 1 月教育部正式发布了《普通高等学校教学质量国家标准》，涵盖普通高校本科专业目录中全部 92 个本科专业类 587 个专业，这是全国乃至全世界第一个教学质量国家标准，是普通高等学校本科专业类教学质量评测标准。《普通高等学校教学质量国家标准》紧紧把握世界高等教育发展的最先进理念、专业建设和人才培养的核心指导、专业办学质量的核心监测，明确了教学质量评测的主要方面的标准，使高等教育教学质量的引导、监管、问责有本、有据、有准。高等中医药院校应结合中医药学术传承和事业发展需求，充分考虑办学实际和中医药高等教育质量标准的价值取向，融合学术性、职业性和个适性，制定各专业的质量标准。高等中医药院校的教学质量明确人才培养规格、人才培养模式、毕业生应达到的基本要求以及人才培养方案；要规范教学过程，围绕人才培养目标要求设定课程目标，根据人才培养方案要求开展教学设计，针对课程目标和教学设计，整合教学内容、优化教学策略、创新教学方法、健全考核评价方式、开放教学资源、完善教学条件、营造教学氛围等。同时也要建立健全与之相适应的教学管理、学生管理、教学质量监控体制机制。

（二）完善高等中医药院校质量管理

"质量经营必须借助现已成型的企业质量管理理念、理论、方法和实践经验来进行'经营'。质量经营过程中，还将推动当前主流的质量管理理论向更广、更深、更适用的方向发展。"高等中医药院校质量管理的关键是要回应"为什么培养人、培养什么样的人、怎样培养人"的关键问题，将其落实到教育的各个环节。教育质量的提升是靠不断优化教育过程、提高教学效果和学生学习满意度来评价的，而不仅仅是通过毕业生质量来确定。因此，高等中医药院校质量管理要从教学环节设计是否科学、合理，对教学过程中可能发生的质量问题是否有预判和预案，出现质量问题是否及时进行反馈、反思和改进等方面进一步完善。

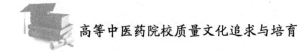

（三）设计全方位的质量管理体系

高等中医药院校质量管理要做到系统化、规范化和制度化，将与教育质量相关的影响因素质量管理组织结构、质量管理程序、质量过程管理、教育资源等，全部纳入管理体系；按照大学质量文化层级结构和中医药质量文化约定的相关规定和要求来进行质量管理活动，实现规范化管理；同时将质量管理体系的各环节以制度文件的形式固化下来，做到有章可循、有"法"可依。高等中医药院校质量管理体系建立后要在有效运行的基础上对其进行监测、评估和完善。

1.转变质量管理方式　学术要形成质量文化，首先要让学校的领导者有质量意识。培育学校领导卓越领导力最重要的是要提升学校领导的专业素养，要坚持党的教育方针和社会主义办学方向，坚持立德树人的根本任务，遵循高等教育规律和中医药人才成长规律、知识传承规律、教育教学规律，要有明确的质量意识，能把主要精力和工作重心聚集到提高教育教学质量水平、促进学生全面发展以及满足中医药事业发展对高水平的中医药人才需求上来，要致力于中医药文化传承和创新，推动中医药走向世界。要不断转变和优化教育质量管理理念，加强团队建设，通过民主决策和科学管理，形成卓越的质量组织和卓越团队。同时不断提高自我发展与更新能力，通过增强自身修养、完善知识结构，来提升思维水平与领导管理能力。在质量管理过程中，要提倡人本主义的管理方式，通过民主、合作、共享，使共同的质量目标得以实现。

2.建立健全质量组织　高等中医药院校质量文化经营的一项重要工作就是要建立健全"质量组织"，厘清组织职能，通过确定质量目标，实施质量战略规划，建立质量管理系统，制定质量标准和质量评估计划，推行质量评估、分析与改进活动，开展质量教育与培训，提供优质服务，开展质量宣传与质量形象的塑造等，推动高等中医药院校形成卓越的质量文化。

3.建立健全质量制度体系　高等中医药院校质量文化经营工作是极其复杂的，要在中医药质量文化价值观与质量目标的约定下，形成系统化的质量文化经营的制度体系，只有这样才能切实为高等中医药院校教育质量文化经营提供制度保障。高等中医药院校教育质量文化经营的制度设计要以中医药质量文化观为统领，厘清质量经营工作的各个环节、各个阶段涉及的分项目标、任务和与之相对应的评估、激励等，并以制度的形式固化下来，从而使质量文化经营活动有章可循、有规可依、奖惩分明。从而确使高等中医药院校的核心价值观、质量理念与质量精神成为规范全员质量意识和质量行为的唯一准则。同时，还要根据教育教学改革的要求、学校的办学实际，与时俱进，及时修订和完善质量文化经营的各项制度，提高其时代性、适用性，更好地发挥制度的指挥棒作用。

三、营造良好的质量文化建设氛围

马克思与恩格斯在《德意志意识形态》中对人与环境的关系进行详细论述，并得出有关人与环境的关系的经典论断——"人创造环境，同样，环境也创造人"，科学地表明了人和环境在实践基础上的辩证统一。孕育科学的中医药高等教育的质量文化需要构建和谐的环境，而全体师生的质量文化意识也对质量文化氛围的形成具有举足轻重的作用。因此，高等中医药院校要不断挖掘中华优秀传统文化和中医药文化精髓，通过多种形式、多种渠道引导师生员工关注质量文化建设，进而提高师生质量文化意识，实现由受环境的被动影响向主动影响环境的转化，达到知行合一。积极开展质量文化宣传与教育，营造良好的质量文化经营氛围，是高等中医药院校质量文化经营的外部保障。

（一）营造良好的质量文化经营外部环境

高等中医药院校质量文化经营是一项系统化工程，仅仅靠高等中医药院校和举办中医药类专业的高等学校的力量与努力是远远不够的，需要凝聚全社会的力量，推动文化自信和文化自觉，通过宣传、教育引导社会公众树立正确的质量文化价值观和质量意识，形成对中医药高等教育质量的有效监督，同时打造中医药质量文化形象，努力创造有利于高等中医药院校质量文化经营的社会环境。

（二）营造良好的质量文化经营内部环境

高等中医药院校质量文化经营的关键是引导学校在中医药质量文化价值观的指导下，形成学校的质量文化，并通过多种形式的质量文化宣传和培

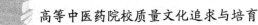

训，引导全校教职员工形成质量意识，进而达成质量共识，使学校质量文化真正落实到教育教学中。全面提高中医药高等教育教学质量，学生是主体，教师是关键，需要采用不同形式、不同途径对学校全员开展质量教育与质量培训活动，促使教学活动和学习行为从单纯"符合性质量观"向"传承中医药学术和技术""满足中医药事业和大健康产业发展需求"的"卓越质量观"转变。高等中医药院校质量文化经营要以人为本，鼓励师生员工以主人翁的姿态发挥积极性、主动性和创造性，积极参与中医药高等教育教学改革的管理和决策，把不断提高全员质量文化素质作为学校长期的发展战略。

（三）加强学生价值系统培育

树立以学生为中心的教育理念，由传统的仅以培养符合中医药事业发展需求的人才向培育具有大医精诚、大国工匠职业精神，和以传承创新发展中医药为己任的卓越型、创新型、复合型、应用型的中医药人才转变，由传统的知识传授为主向提升学生的自主学习能力、终身学习能力以及培养中医药思维转变，着重培养中医药大学生掌握中医药传统理论与技能和现代科学知识，不断优化知识结构，提升科学研究能力和实践能力。加强思维培养和方法训练，提升团队意识和团队协作能力，塑造健全人格，实现中医药大学生的全面发展。

四、开展质量文化引领的课程创新

课程是高等学校传授知识，实现人才培养功能的有效载体，是构成专业的要素。社会经济发展和中医药事业发展对人才的需求是以专业为切入点的，而课程是专业的内容与主体，直接体现专业的培养目标。课程创新是教育质量创新体系的核心。2019 年教育部下发了《关于一流本科课程建设的实施意见》，提出要实施一流课程建设"双万计划"，到 2020 年，认定一万门国家级和一万门省级一流线上线下精品课程，以此为牵引，打造一大批国家"金课"和地方"金课"，建设适应新时代要求的一流本科课程，让课程优起来、教师强起来、学生忙起来、管理严起来、效果实起来，形成中国特色、世界水平的一流本科课程体系，构建更高水平人才培养体系。

（一）突出专业特色的课程目标建设

课程目标的设定要为实现中医药学类专业人才培养目标服务，重点关注

《本科教学质量国家标准》中提出的中医类、中药类毕业生应达到的基本要求在课程教学中的实现方式及达成度，坚持立德树人，注重思想价值引领，加强中医药学术和文化传承，保持中医药特色。尤其基础课要体现中医药特色；专业基础课和专业课更要自始至终贯穿中医药思维，突出中医药理论和传统技术的传承。

（二）打破学科壁垒的课程整合创新

中医药类专业课程改革应以促进学生知识、能力、素质协调发展为核心，打破"学科壁垒"，加强课程整合，将关联性较强的课程组成课程群。如构建"通识教育课程群"，突出社会主义核心价值观的引领，促进学生全面发展；构建"中医药学基础课程群"培养学生的中医药思维，为学生学习中医药学科专业知识奠定基础；构建"生物医学基础课程群"，促进现代生物医学与中医药学理论实践的有效交融，拓宽学生的视野；构建"中医药学科专业课程群"，培养学生获得中医药学科传统与现代理论、实践知识，培养学生的传承和创新意识等。同时，遵循中药人才成长规律和知识传承规律，合理把握重复内容的课程归属，为学生自主学习释放学习时间。

（三）推进实验实践课程改革

教育部在2018年出台《关于加快建设高水平本科教育全面提高人才培养能力的意见》，文件提出要"构建全方位全过程深融合的协同育人新机制"。中医学专业应组织学生早期接触临床，使学生在医疗卫生环境中树立牢固的专业思想；有计划地安排学生到农村和城市社区进行社会实践，系统培养学生社会适应能力；建立稳定的临床教学管理机构和队伍，完善临床教学工作协调制度和机制，保证教学秩序，及时研究解决临床教学中的问题；严格临床教学人员的聘任制度，明确临床教学人员的职责和权利；完善临床见习、毕业实习和社区卫生服务实习实践教学大纲，提倡以临床为基础的宽口径临床实践教学平台建设，加强对学生临床实践的管理和考核。中药学类专业实验、实践课程改革应摒弃过时的实验课内容，增设符合中药学学科发展与中药大健康产业需求的实验教学内容，增大综合性设计性实验所占比例，充分发挥虚拟仿真技术在中药学类专业实践教学中的作用，探索模拟中药房、虚拟仿真实验项目等与启发式、探究式、参与式、研究性教学等新的

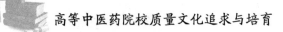

教学法相结合的实验教学改革。鼓励有条件的中药学专业核心课程增设课间实习，使理论与实践有机结合。加强中药学类专业实验教学平台和校外实习基地建设，建立一批开放共享的中药学类专业的实验教学平台和创新创业平台，探索构建产学研用一体化的实践育人体系。

（四）强化"金课"建设促进教师专业化发展

目前，中医药学类专业教师队伍普遍存在"重临床、重科研、轻教学"的现象，忽视教学导致的中医药人才培养质量下滑已成为焦点问题。教学与临床、科研相互促进、协调发展是中医药高等教育发展的必然趋势。当前正值"金课"建设的关键时期，中医药院校教师教学能力提升应以此为重要契机，注重更新教师教育理念，引导教师重视课程、研究课程，深入研究中医药学类专业课程"两性一度"，推进中医药学类专业课程内容整合，探索中医药传统理论与传统技术传承的有效方式，加强临床和科研反哺教学，合理构建中医学与中药学相统一、人文科学与自然科学相融合的中医药学类专业线上线下混合式"金课"，使中医药院校教师在研究和实践的过程中不断提高课程教学质量。

五、探索质量文化经营新模式

由于我国高等中医药院校质量文化经营起步较晚，在中医药高等教育领域，对于要确立什么样的质量文化价值观和质量目标、坚持何种质量标准、采取怎样的质量经营模式才能实现中医药高等教育内涵式发展、高质量发展；中医药质量文化价值观如何形成和发展的，发展过程中又受哪些因素的影响和制约；构建高等中医药院校质量文化体系应该遵循哪些原则，有哪些主要内容和基本策略；在高等中医药院校由规模扩张转向内涵式发展的过程中，如何对已有的质量文化经营成果进行传承和扬弃；如何借鉴、吸收企业质量文化经营成果指导高等中医药院校质量文化经营实践等问题，目前仍然缺乏深入分析与探讨。因而，切实加强理论研究，积极探索高等中医药院校质量文化经营新模式，为高等中医药院校质量文化经营提供理论指导和实践范式，是当前高等中医药院校在质量文化建设中面临的紧迫任务。

第十章

高等中医药院校质量文化规制

第一节　质量文化规制的基本内涵

一、文化规制的一般释义

"规制"（regulation）也被翻译成"管制"或"监管"。从词源看，"regulation"主要包括两层含义：一是官方的规则或命令；二是基于规则对某事的控制，包括对某一活动或某一程序的控制等。"规制"强调的是规范化治理，即以法规为依据，开展的规范化活动。在经济学和法学中，对于"规制"有着不同的解释。植草益（日）从一般意义上对"规制"进行定义：依据一定的规则对构成特定社会的个人和经济活动主体的活动进行限制的行为，进入规制的主体有私人和社会公共机构两种形式。学者马健认为规制可分为两类：一是"私人规制"，即由个人主体实施的规制，如父母对儿女行动的约束就是最典型的"私人规制"。二是"公的规制"，即由社会公共机构实施的规制，通常是由立法部门、司法部门和行政部门对个人和经济主体所实施的规制。

从国内外的文献来看，直接研究"文化规制"的文献屈指可数，大都没有界定其含义。学者马健根据文献梳理分析，将文化规制概括为四个方面的含义。从共时性看，文化规制是指文化规制结构；从历时性来看，文化规制是指文化规制变迁；从静态性看，文化规制是指文化规制文本，即文化规则和文化制度；从动态性看，文化规制是指规制者对微观文化主体实施的文化控制，这也是一般意义上的文化规制概念。狭义的文化规制是指规制者依据法律授权对微观文化主体实施的文化控制，广义的文化规制则包括规制者对微观文化主体实施的一切文化控制。从逻辑结构的角度来看，文化规制的概念可以表述为文化规制的行政主体依据文化规制的依据对文化规制对应的主体关于文化规制的客体的文化规制内容进行规制，而这种规制可能会对文化规制的利害关系人造成影响。文化规制概念的逻辑结构包含6个要素：文化规制的行政主体、文化规制的对应主体、文化规制的利害关系人、文化规制的客体、文化规制的内容、文化规制的依据。

文化规制不同于经济规制和社会规制，是具有相对独立性的第三种规制。它的规制目标涵盖效率、公平、正义和意识形态等，规制原因出自文化和政治，规制的对象包括特定产业、组织和不特定个人，规制工具是进入规制、明令禁止和审查许可等，规制领域涉及文化艺术、新闻出版、广播影视、互联网等，规制机制是双向机制，规制趋势是放松规制。

学者马健认为，文化规制的类型包括自生自发的文化规制和理性建构的文化规制。自生自发的文化规制是一种无意识的自发产物，理性建构的文化规制是用心设计的产物。文化规制既可单独发生作用，又可协同其他政策共同产生效应；文化规制不能只局限于迅速解决眼前的冲突，要充分考虑未来的发展，要权衡解决短期问题与保持长期发展；"善加引导的宽松政策"与"一刀切禁令"等这些不同的规制理念会产生完全不同的文化后果。文化规制的产生路径对国家文化治理有很大的启示作用。

文化规制的中国范式是基于认同的善治范式。文化善制是公共利益最大化的文化规制新范式，以文化自律与文化他律的有机结合，规制者与被规制者的合作共制，达到文化自由与文化规制之间张力的最佳状态。文化善制强调在保障人们基本文化权益的基础上，要激发文化创造活力，来抵御文化冲击带来的各种社会文化危机。在文化善治中，认同是规制基础，被规制者和规制的利害关系人是规制重点；在分界、分类和分级等理念指导下，通过解决规制的边界、类别和程度等问题来实现规制善制的思想保障；文化善制的机制包括对话、评估、监察和纠错机制，是文化善治的保障；透明性、独立性、合法性、问责性和适度性等原则构成了规制善制的五大原则。文化善制是以合理的"对文化的治理"，进而提升有效的"通过文化的治理"，最终完成文化治理的善治目标。

二、文化规制在教育领域的应用

规制是政府采取的矫正市场失灵的行为，有收紧、放松和激励等形式。

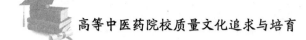

教育的产业地位、教育中的市场失灵以及教育的自然垄断性是规制理论可以应用于教育领域的基础。深入理解规制在教育中的运用，利用规制变迁规律，加强规制的供需与成本收益分析，有针对性地采取放松、收紧和激励的规制方式，有利于规制在教育中发挥最佳作用。

教育规制是国家机关根据现实社会的发展需要，以立法等手段来修改或者重新制定教育政策，对新的权力主体进行约束，使教育的各项权力能得到合理划分。从我国教育法制建设的基本状况来看，有的教育规制方式较为简单，缺乏对规制结果的及时评估等。因此，应从办学主体规制、学校地位规制、学校办学自主权规制、教育资源配置规制、受教育权规制等人们反映较为强烈并亟待解决的几个方面来规范和加强，期待促进我国教育健康发展。

在我国文化发展呈现出多元、复杂态势的新历史时期，如何更好地实现对多元文化思潮的有效规制，弘扬社会主义核心价值观，使其牢牢占据社会文化思想领域的主导地位，高等院校承担着重要而特殊的使命。从现代大学理念和大学制度出发，规制是大学组织独特性的内部治理框架的重要内容。随着大学的发展，大学要有一整套行政机构、组织和行政人员，专门处理学校的日常事务。随着行政权力发展，大学面临着传统的学术理念与新生管理文化之间的碰撞。高等院校作为社会的机构，必须为社会培养人才。因此，大学行政部门一方面是学校内部设立的机构，为学校日常工作运转服务；另一方面它也要为政府相应部门服务，实现国家的意志。

同时，教育规制体现在各项高等教育活动中。如高校体育育人的规制性则是通过营造体育文化氛围熏陶和教育师生员工，使其思想观念、价值判断和道德行为逐渐得到规范和制约。高校体育文化的规制性，不仅有严格的限制和消极的禁止，还有乐观的鼓励与积极的促进。通过不断完善的规章制度对大学生的行为进行外部规范，形成师生的行为规范及道德规则的共识，形成优良的精神文化传统，进而影响和规范个体行为，内化为道德意志和道德行为，形成内在规范，成为大学生行为的内部约束力。

三、质量文化规制对教育教学的影响

加强质量文化建设是新时代下高校师生的共同追求、价值理想和自觉行

动。以质量文化思想为统领，把质量文化贯穿于教育教学全过程，从质量文化的物质、制度、行为和精神等方面，规制教师教学权利、教师专业性、学术制度体系、教育教学质量治理等教育教学行为，使文化理想转化为具体教育教学行动，解决教学追求和教学规范等问题。

教师教学与学校规制之间的冲突，其实是教师教学自主权与学校教育管理权之间的冲突。学校规制是由学校制定的规范性文件的总称，是学校的内部规定或是自治规则。学校规制虽不具有法律约束力，但对学校成员具有普遍约束力。从理论上讲，教学规制与教师的教学权利，其出发点是一致的。树立先进的教学理念与科学的管理观，减少教学规制与教师教学权的冲突。学校教学规制的确立，既要考虑学校的管理效益，又要保护教师的教学权利，保持两者的相对平衡。

教师的专业性是教师培养过程中始终秉持的一种态度和立场。教师专业性的规制性权力关系的核心是控制，把行动者、资本以及时空场域都视为客体存在，运用其已发现的规则、规律并通过各种行为实践对它们进行控制。如果教育的功利性和实用价值占据学校的主导地位，那么相应的一系列标准化、规制性的制度就会应运而生，逐渐成为普遍的共识。在这样一个规制性权力关系运作的行动体系中，规制性权力关系通过"监视""检查""规训化裁决"等显性表现手段直接作用于学校的各个角落，广泛渗透于师生的日常互动当中，以此来达到支配、控制的目的。

大学教学学术规制体系的建立是大学教学学术制度化的过程。教学学术制度作为高校的管理制度，需要通过正式规则和规范来体现和强化，包括国家及政府层面的各种有关教育管理方面的政策、法规和大学内部的管理规章制度。教学学术的规制由国家政策和法律、相关组织的规章制度、操作机制等3个层次构成。

随着规制理论的研究不断深入，逐渐被引用到职业教育教学质量治理研究中，从内外部主体的宏观、中观和微观层面研究职业教育教学质量治理。宏观层面是以职业学校为核心的，由政府、行业主管部门、评估机构、企业、社会其他力量等共同进行的教育教学质量治理；中观层面是以机构部门为核心，由教务处、教学委员会、教学质量监控力量等构成的学校教学质量治理；微观层面是以课堂为核心，由教师、学生等共同完成的教师教学质量治理。宏观层面规制，需以制度规制，促进各主体之间建立关系明晰的权责秩序，以功能规制，推进各治理主体之间建立井然有序的过程秩序；中观层面和微观层面规制，应以内容和角色规制，建立工学结合式和情境生成式课堂秩序。建立治理主体权责关系与外在行为的权责秩序、课程秩序和教学秩序，进而确保治理主体达成内在意识层面的质量治理认同，形成外部行为层面的质量治理行为协同，推进"善举者"与"善治者"的过程性生成。

质量文化从内容和角色方面对教育教学活动进行规制。从内容规制的角度提出要在课程框架上和课程内容上建立一种规制作用，从而实现在这一框架规制下，国家课程主体、地方课程主体和学校课程主体之间，形成职责清晰、层次分明、特色明显的课程治理格局。建立"理论－实践"结合课程内容系统化开发秩序，以教学内容为表现形式的规制机制，从而引导教育在内容层面直接实现产教之间的融合、产学之间的结合，以显著提升教育教学质量；从角色规制的角度提出了要建立一种全新的教育教学质量治理的课堂教学秩序，强调这种课堂教学秩序是主要立足于课堂教学层面对教学相关关系的安排，从而推进课堂教学活动进入有条不紊的状态。要实现在课堂教学层面秩序的建立，则需要经由治理主体之力重构一种以实践为导向的课堂教学秩序，有效拉动"教学"与"生产"之间、"学习"与"工作"之间、"理论"与"实践"之间的联动发展。

第二节 质量文化规制中医药人才培养改革

中医药高等教育是承载着我国独特历史、独特文化和独特国情的教育。中医药教育经过几千年的积累、沉淀和发展，形成了以中华优秀传统文化自觉自信为根基的文化理想和质量文化价值观。自中医药高等教育创建以来，在中医药人才培养方式，学科设置和课程内容与课程体系结构比例，教材编写，中医药学术传承、发展、创新及对历代中医药人才培养评价上，始终没有离开文化自信基础上的质量价值观论争、争论与实践探索；对中医药专业的认同偏识、中医药人才培养文化底蕴不深、中医药思维培养不足、临床动手能力不强、中医药人才培养不中不西等，这些问题其本质都是中医药质量文化价值观的反映，都是对中华优秀传统文化理念规制不明的体现。因此，中医药人才培养改革要从中华优秀传统文化理论建设中寻找内生动力，要从中医药质量文化规制上破解新时代的中医药人才培养改革瓶颈。在质量文化样态下，坚持传承精华、守正创新原则，遵循中医药知识传承规律、中医药高等教育规律和中医药人才成长规律，开展中医药人才培养改革。

高等中医药院校一直以来非常重视质量建设，以质量为生命，不断追求、培育和创新中医药质量文化，进行全面质量管理与质量服务。积极探索质量文化样态建设，建成了中医药文化廊、大医之路、中医药特色图书馆、中医药特色校园文化、中医药文化博物馆、中医药文化体验基地，创建了中医药文化研究与传播中心，建设了一支专（兼）职中医药文化研究队伍，营造了以人文文化为特色的和谐校园。以质量文化为内生动力和目标引导，主动创建了中医药人才培养质量保障体系，出版了相关著作并形成系列研究论文，从物质文化、制度文化、行为文化和精神文化等层面，逐步形成了中医药质量文化样态，为破解中医药人才培养瓶颈，进行中医药人才培养改革开创了全新思路。依据中医药质量文化内生要求和中医药学科属性及特色优势，从质量、目标、观念、标准和行为等方面出发，更新教育教学观念，培养学生中医药思维力，营造中医药质量文化氛围，强化中医药思维养成教育。坚持立德树人的教育理念，创建中医药文化内隐的课程内容和课程体系，把中医药文化元素渗透到教材体系建设中，推动传统与现代的生成性教学改革，优化院校教育下传统师承教育方式和考核评价方式改革，推进中医药人才培养更逼近岗位胜任力和社会满意度。

一、强化以文化人以德育人功能

质量文化是大学文化重要的组成部分，意在持续改进、提升教育教学质量，体现了一所学校的质量观和对人才培养的价值追求，解决的是"培养什么人、怎样培养人和为谁培养人"这一重大和根本性问题。中医药学与人文水乳交融，中医药人才培养要从中医药质量文化观中寻找独特的内涵，使教职员工树立全员物质质量、行为质量、制度质量及精神质量等质量文化意识，发挥质量文化凝聚、约束、牵引和变革作用，改革中医药人才培养中不符合中医药质量文化要求的内容。学校通过办学理念、办学定位、校园文化和文化标识等质量文化样态建设，从理念、精神和价值观上规制人才培养方案，推动中医药教育教学改革。

高等中医药院校要全面贯彻全国高校思想政治工作会议精神，把立德树人作为学校一切工作的根本，真正做到以文化人、以德育人，不断提高学生思想水平、政治觉悟、道德品质、文化素养，做到明大德、守公德、严私德。把立德树人内化到大学建设和管理各领域、各方面和各环节，全面实施全员、全过程、全方位育人。开展具有中医药特色的德育教育，要医文结合，突出中医药特色，把"以人为本、医乃仁术、大医精诚、和合致中、天人合一"中医药质量文化价值观融入立德树人的根本任务之中，做到立德为根本，树人为核心，引导学生树立正确的世界观、人生观、价值观，真正做到以文化人、以文育人。

二、促进学生中医药思维能力培养

中医药思维是中医药学的精华，是中医药人才培养的核心要求。遵循中医药思维养成规律，进行教学目标、课程体系、教学内容、教学方法、教学督导和教学评价改革。突出中医药学中固有的文化本色，解决中医药人才培养过程中中医药思维不足的问题，把中医药思维培养贯穿于中医药人才培养全过程，科学设置中华优秀传统文化与中医经典教育内容，实现传统文化与经典课程全面贯通教学各主要环节，培养学生的中华文化思想和中医药思维力。2007 年教育部中医学类专业教学指导委员会开展中医学专业认证研究与实践工作，把中医药思维纳入中医学专业质量标准。黑龙江中医药大学接受全国首家中医学专业认证，将培养"中医临床思维"贯穿于人才培养的各环节，同时实施本科生导师制，设立中医药思维训练课程群，以"早临床、多临床、反复临床"为手段，提升中医药思维运用能力，通过实践－认识－再实践－再认识的反复锤炼，强化中医药思维训练。学校重视学生的中医药思维能力培养的提升，以形成性与终结性评价相统一的考核方式检验中医药思维水平。开展了形成性与终结性考核相结合的多元式考试模式改革，把形成性考核指标定为 40% ～ 60%。中医学类专业课程考核增加跟师笔记、经典诵读、临床技能实训等考核内容，突出过程学习、内化掌握和日常运用。目前，"形成性＋终结性"考核评价已覆盖中医药类专业的所有课程，实现了对学生学习全过程综合评价与考核，检验了学生中医药思维能力培养水平，促进了人才培养质量稳步提高。

三、确立教师质量文化价值观

教师是教学过程的主导者和组织者，是提高教育教学质量的关键因素、主要因素。教师的质量观、育人理念、教学水平和能力直接影响着教育教学质量，教师的行为方式也潜移默化地影响着育人效果，可以说教师的观念、认知、行为、习惯是一所学校质量文化生成的重要来源，因此教师也就成为质量文化构建的中坚力量。高等中医药院校制定了《大学章程》《师德师风管理办法》《教育教学质量管理制度》等，强化教书育人的责任意识，明确教师的教学质量责任。把质量管理与质量服务要求建立在教师主动、自觉的质量意识和行为基础上，"回归本分"，将促进学生发展作为教师的根本职责。树立正确的质量文化价值观，将促进学生充分发展作为教师职业最重要的事业来做，坚持立德树人，积极促进教师发挥主体作用，强化立德树人的教育理念和人才培养质量目标，通过教师教学发展中心、教学工作坊及各种讲坛、讲堂、教师发展沙龙、教学名师、教学新秀、教育思想大讨论、专题研讨、宣传培训、教研活动等系列活动的引领，使质量观念、质量意识、质量思维和质量行动落实到教育教学改革过程中，激发教师行动的内驱力，使质量文化内化于心、外化于行。同时，强化师德师风建设，健全教书育人激励约束机制，在教师选聘、职称评审、评优选先中充分考量师德表现和教书育人效果，奖励、宣传先进典型，惩处违反相关规定的教师，形成正面激励与反面鞭策作用，促进优良师德师风的形成，涵养学校质量文化，推动教育教学质量持续提升。

四、改革课程内容与课程体系

高等中医药院校在中医药教育教学改革、课程体系改革、精品课程建设、一流课程建设、打造金课、教材体系建设等基础上，发挥中医药质量文化内生动力，按照国家中医药学各专业的教学质量标准，以"通人文、读经典、重临床、强能力"为目标，修订专业人才培养方案，创建中医药文化内隐的课程内容和课程体系，优化教学内容，增加中医经典课程，以"前期导入、后期回归"方式，确保经典教学不断线；注重理论与实践教学的结合，多数学校将临床理论课与实习课学时比例增加为1∶1，做到临床实践不断线；进行实验教学改革，提高各专业理论教学与实验教学学时比例，做到实验体验不断线。

教材是课程建设的体现，是教学内容和方法的知识载体，也是深化教育教学改革的重要保证，更是提升人才培养质量的重要保障，在中医药高等教育教学工作中起到了重要作用。"十三五"期间，高等中医药院校进行课程建设，主编行业规划教材、教育部中医学类专业教学指导委员会特色教材。高等中医药院校比较重视中医药文化渗透，在教材编写中体现中医药文化思想和中医药文化内涵，将中医药文化元素渗透到中医药专业教材体系建设中，增强学生中华优秀文化的体验意识、中医药缘起的探索意识和中医药知识和技能在现代医药中的独特价值意识，增强中医药文化自信。中医药院校现已编写了国家卫生和计划生育委员会"十三五"规划教材、全国高等中医药教育教材《中医文化学》《中医文化传播学》和"十三五"创新教材《中医文化学导论》。通过编写教材、出版学术专著、开展以中医药文化为重点的文化社科研究，建设了国家和省级中医药文化学术交流基地，发表了中医药文化学术研究论文，出版系列著作，将中医药文化元素渗透到教育教学各环节中，为创建中医药文化内隐的课程内容和课程体系奠定坚实的理论与实践基础。

五、推动传统与现代相协同的生成性教学改革

中医药师承教育具有独特的生成性教学内涵，导师制是院校教育与师承教育两种教育方式相结合的关键点，是现代中医药教育的有益尝试和探索。经过多年探索和实践，高等中医药院校在中医药质量文化样态规制下，出台了特色各异的系列导师制等制度，提出了本科生入学后即配备导师，实行班

级授课与"师对生"等个性教学，增强学生对中医认知和专业认同感，达到
突出个性化培养的目的；通过院校教育方式注重"三基"学习和训练，传授
中医学共性知识，突出系统化培养。同时，各高等中医药院校注重教学方法
改革，以教学方法改革专项研究为切入点，如案例式、问题导入式和情景式
等多种教学方法，通过教学改革实验班、名医工作室、中医药传承工作室和
导师制等形式，开展理论教学与实践教学改革。运用"互联网＋"等技术，
将在线课程、慕课、微课和翻转课堂等手段运用到教学中，使课内外、线上
线下有机结合。目前，高等中医药院校已建成多门国家精品课、一流课程、
在线课程；特别是 2020 年年初新型冠状病毒肺炎暴发期间，按照教育部
"停课不停学"要求，各学校开展了系列线上网络教学，加强师生互动，提
高了学生自主学习能力和教学相长。

六、推进中医药人才培养质量保障体系建设

自 1999 年高等教育扩招以来，为提升教育教学质量。高等中医药院校
把教学质量建设作为学校可持续发展的基础工程，纷纷设立高等教育教学质
量组织机构，从办学定位出发，以人才培养目标为依据，不断强化"全面质
量管理"和"以学生为中心"的教育理念，制定教育教学质量保障制度，以
提高教学质量为宗旨，构建学校的内部质量保障和外部的质量监控相结合的
教育教学质量保障体系，实行"评教－评学－评管－督导监控"四位一体教
学质量监控样态，深化改革，驱动创新，促进教学质量稳步提高。

为有效保证教育教学质量，高等中医药院校实施了质量工程建设，顶层
设计，统筹规划，以质量保障为根本，以教师发展为关键，以教育研究为引
导，推进教师发展计划，加强教学管理队伍建设，深化教学改革研究，完善
教育教学质量标准，多措并举，扎实推进，效果逐步呈现。黑龙江中医药大
学积极持续开展质量文化建设，细化高等中医药院校人才培养质量保障的一
系列相关规章制度，完善决策指挥系统、质量管理与监督系统、质量评估系
统、信息收集与反馈系统、质量改进系统和资源保障系统，形成多层面、立
体化本科教学质量监控与保障体系，搭建教学质量评价信息平台，建立本科
教学状态数据库平台，实现教学质量数据的信息化和系统化，形成闭环式教

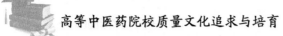

学质量保障运行机制。在 2009 年其成果"内部保证与外部监控相统一的中医药高等教育质量保障体系构建的研究与实践"荣获国家教学成果二等奖。此成果对各高校开展质量文化样态建设有一定的示范作用。

第三节　质量文化规制全面教学质量管理

中医药高等教育是时代的产物，提高中医药人才培养质量是永恒的主题。高等中医药院校在中医药质量文化规制下进行教学质量管理建设，遵循中医药高等教育教学质量形成规律，实施全员、全程、全要素的"全面的质量管理"，促进中医药人才培养质量提升。

一、遵循全面的教学质量管理观念

观念是行动的先导。高等中医药院校在大力推进素质教育的同时，必须树立全面的、多样化的教学质量观。学校在实施全面教学质量管理的过程中，要遵循全面的教学质量管理观念，以学生、家长和社会的满意度为前提，将全体师生的共同参与作为基础，以全过程控制为手段。坚持全面发展的思想，面向全体学生，进行全员、全过程教学质量管理。第一，在教学过程中，既要强化学生的基础知识和基本技能训练，又要重视能力培养，激发学生的创新力；既要监控教师的教学质量，又要抓学生的学习质量，全面提高教学质量。第二，以学生为中心，学生是质量形成的主体，其对自身的所设定的质量标准决定了学习态度，也决定了最终的培养质量。第三，要建立全员的教学质量责任制，要求各司其职、各负其责、相互配合，充分调动全员的工作积极性。第四，要把质量管理贯穿教育教学的全过程。重视从招生到学生就业的人才培养全过程的每个环节的质量管理，对各种教学信息、校内外因素等都要实施有效的质量控制，形成质量控制系统，保证教育教学质量。

二、引导全员质量管理职能职责的形成

高等中医药院校的教学质量管理过程中，全体成员都有参与管理教学过

程的责任。为提高教育教学质量，要求参与教学全过程的学校内、外部人员及学校各级各类管理机构，直接参与到学校的教育教学质量形成的过程中，形成全员教育教学质量管理职能职责。高等中医药院校根据社会需求变化研究中医药人才的质量目标，根据社会需求、市场变化、人才预测和基本条件而定，以需求与可能为原则进行专业调整、设置与培养目标的制定；正确地赋予校园基础设施建设的质量管理职能，加强校园基础设施建设，使办学基本条件满足质量目标的基本要求；明确招生与人才培养质量管理职能职责，强化教育教学过程管理，发挥教育教学质量管理职能职责的作用，以满足质量目标的要求；完善教育教学质量评价与监控体系中各主体的质量管理职能职责，建设学校教育教学质量保障组织体系，对质量管理体系、质量计划、质量信息管理、质量成本和质量审核等方法或手段进行计划、组织、协调、控制与改进等，以更有效地实施各项质量目标职能职责；制定学生管理与学生就业的质量管理职能职责，加大学生学习过程管理力度，提升学习质量管理和社会适应能力，更好地实现教育教学质量目标；加强党组织对教育教学质量的全面管理，完善各级各类组织为实现教育教学质量目标的职能职责。全员教育教学质量管理职能职责是由高等中医药院校在提供教育服务中各个环节之间质量形成方面所担负的不同职能职责链接而成。它们是彼此相互制约的一个质量管理职能职责关系网络和相互作用的机制。

三、规制全过程的教学质量管理

教学质量的形成是一个连续的动态过程。在中医药质量文化规制下，高等中医药院校的教学质量管理呈现出螺旋式上升、阶梯式前进的动态过程。其全面质量管理的全程性体现在从学校的人才培养目标制定到各专业的学生毕业这一全过程的各项教育教学中。教育教学过程是实现人才培养目标的唯一方式，无疑教学过程则是高等中医药院校开展全面质量管理的核心环节。所以，在具体的管理过程中，高等中医药院校在中医药质量文化样态规制下，树立"质量形成于教学全过程"的观念，强化教育教学全过程把控，将全面教学质量管理贯穿于从新生入学到毕业生离校的全过程人才培养中。

实施教育教学全过程质量管理，要从各专业人才培养目标的确定开始，根据专业人才培养目标要求规制教学任务、教学准备（教学周历、教学大纲、教案、实习大纲、实验大纲）、课堂教学、实践教学、毕业实习、考核与分析、专业管理、教材管理、课程管理、教师管理、教师培养等人才培养的各环节，注重教学准备、教学过程和教学跟踪等3个阶段的全过程教学质量管理，形成高等中医药院校教育教学质量的全过程管理模型，把质量管理贯穿于学校教育教学的全过程中，实现全过程的质量管理和质量保证。

实现对学生培养全过程的质量管理，从社会需求和中医药发展变化的市场调查到招生计划的制定，从专业培养目标到培养计划的制定、修订、实施、检查、控制，从生源质量到个性培养方案的制定，从修订实现培养目标到毕业生质量的追踪调查，从学生入学报到、日常管理、学生学习考核、学生学业预警、毕业审核、学籍异动等阶段入手，对学生培养全程进行质量管理。

全面质量管理理论认为，单纯产品质量有问题则只抓产品质量不是质量管理。质量管理是在监控产品质量的基础上还要找到保证产品质量的各种要素质量。学校的教学质量管理是一项系统工程，必须是在各部门的通力配合下，得到人、财、物等要素的全力支持，才能完成。从宏观上加以统筹和协调，做好高校教学人、财、物等全要素质量管理，在学生质量管理、教师质量管理、教学管理水平的提高，教学资源的优化，办学条件的改善等方面实施全要素、全过程的质量管理，高校的教学实现了对人、财、物等全要素的质量管理，进而保障了课程的质量，为提高学校的教学质量服务得到保证，进一步促进了教学质量稳步提升。

四、约束全面质量监管监控

教育教学质量管理职能职责的落实与教育教学质量管理的方式方法密不可分，有效落实教育教学质量管理职能职责，需制定科学的教育教学质量管理方式方法。高等中医药院校需实施全面质量管理与服务，首要的是进行高等中医药院校教育教学质量管理的体制、机制改革，要依据质量保障体系建设的体制，机制要求制定教育教学质量管理的方式方法。依据中医药高等教育教学质量目标改革与创立全面质量管理的体制与机制，推进质量管理职能的发挥和质量管理职责的落实。

国内各高等中医药院校根据教育部关于建立高校内部质量保障体系的要求和质量工程建设部署，非常重视全面质量建设。自 2000 年起，部分高等中医药院校相继进行了教育教学质量管理体制与机制改革，建立了学校内部教育教学质量保障体系，许多学校还建立了外部人才培养的质量监控体系。如跟踪毕业生岗位适应能力、进行社会追踪调查、随访用人单位和行业部门、参加社会和政府的评估与认证等，推进了中医药高等教育教学质量目标的实现，使学校教育教学质量管理与保障从过去的单一性和简单化，走向了科学性和全员化质量管理。

各高等中医药院校进行全方位质量管理研究，在质量管理职能部门设置上，部分院校设立了评估中心，或高教研究与评价中心，或高教研究与教学质量评估中心，并与学校教学管理部门进行科学、合理的质量管理分工，实现了质量管理与教学管理的互相制约、相互协调，共抓共管教育教学质量的体制、机制。在学校各级各类教育教学组织机构的质量管理中，开展了教育教学质量管理的方式、方法和手段研究与实践，这些方式、方法和手段包括高等中医药院校教育教学质量保障体系建设，实施评教、评学、评管和督导监控"四位一体"的全过程全方位质量监管监控。

五、实现全方位质量反馈改进

全方位质量反馈改进是学校教育教学质量目标实现的重要环节。全方位质量反馈改进范畴就是指校内教育教学过程质量管理的反馈改进和校外对毕业生质量的反馈改进。国家教育规划纲要提出，建立高等学校质量年度报告发布制度，教育部关于普通高等学校本科教学评估工作的意见提出，建立本科教学基本状态数据周期采集制度和教育部要求建立毕业生就业质量报告制度。这些制度就是要求在教育教学运行中的方法、过程、结果的全方位质量反馈改进。全方位的质量管理不仅要对教育教学过程的各个环节的质量进行检查、反馈、改进，而且还要对影响教育教学质量的各种因素进行反馈改进。各高等中医药院校都设立了督导组织，从督导反馈的内容上看不仅仅是课堂教学质量的反馈，更多的如教育教学环境、各教学单位和相关部门的管理工作，还有教育教学的管理设施条件等，说明教育教学质量是多角度、全方位的。另外，从专业认证和审核评估看，对专家组到校评估也是要求"全面考察，独立判断"，要从深度访谈、听课看课、校内外考察走访、文卷审阅、问题诊断、沟通交流等全方位获取质量信息，然后才能做出质量的反馈改进意见建议。有意义的是，很多教育教学质量管理的小事也是影响质量提高的大事，如学生寝室的网速问题、图书馆借阅的程序问题，甚至医学院校的男女卫生间比例等都能影响到学生的学习心理和学习质量。当前高等中医药院校全方位质量反馈改进的方式、方法、路径还有待完善，学校年度质量报告和毕业生就业质量报告每所学校每年都在做，有的学校采用第三方评价，但反馈到所涉及的各个部门单位的方式、方法和路径不畅，改进的内容不多，针对性不强，本应每年度都有反馈改进的成果，可很难找到相应的证明，没有形成闭环。特别是依据质量标准和校内教学基本状态数据库进行教育教学过程管理的质量信息统计、分析、反馈机制，质量信息公开，质量反馈改进的评价信息和效果信息存量不足，说明全方位质量反馈改进工作还需要提高认识，还需要在体制、机制、政策、制度上给予约束，更需要人人有责、人人树立质量意识、人人担负起所承担的质量职能职责应尽的义务，提出有价值、有分量、有作用的质量反馈改进的意见建议。

参考文献

[1]周朝琦.质量经营[M].北京：经济管理出版社，2000：31.

[2]〔美〕约瑟夫·M·朱兰，A·布兰顿·戈弗雷，等.朱兰质量手册（第五版）[M].焦权斌等译，北京：人民出版社，2003：724.

[3]别敦荣.世界一流大学教育理念[M].厦门：厦门大学出版社，2016：92.

[4]孙雷，丁义浩.大学校训[M].沈阳：东北大学出版社，2013.

[5]史秋衡，陈蕾.中国特色高等教育质量评估体系的范式研究[M].广州：广东高等教育出版社，2011：5.

[6]王建华.多视角的高等教育质量管理[M].广州：广东高等教育出版社，2010：112-113.

[7]〔美〕爱德华·撒丽斯.全面质量教育[M].何瑞薇译.上海：华东师范大学出版社，2005：87-88.

[8]陈玉琨.高等教育质量保障体系概论[M].北京：北京师范大学出版社，2004:174.

[9]梁漱溟.中国文化要义[M].上海：学林出版社，1999.

[10]钱穆.中国文化史导论[M].北京：商务印书馆，1999.

[11]杨敏，王克奇，王恒展.中国文化通览[M].北京：高等教育出版社，2006.

[12]金耀基.从传统到现代[M].北京：中国人民大学出版社，1999.

[13]赵吉惠.中国传统文化导论[M].西安：陕西人民出版社，1994.

[14]刘涛.文明史演化的逻辑[M].上海：上海社会科学院出版社，2002.

[15]郑兴山.新文化管理[M].北京：中国人民大学出版社，2010.

[16]郑春苗.中西文化比较研究[M].北京：北京语言学院出版社，1994.

[17]张岱年，程宜山.中国文化争论[M].北京：中国人民大学出版社，2006.

[18]顾伟烈.中国文化通论[M].上海：华东师范大学出版社，2014.

[19]孙国东.文化提升国家质量——中国发展的使命[M].上海：复旦大学出版社，2017.

[20]李新柳.东西方文化比较导论[M].北京：高等教育出版社，2005.

[21]张登本.《黄帝内经》二十论[M].北京：中国中医药出版社，2017.

[22]李成文.中医发展史[M].北京：人民军医出版社，2004.

[23]阮堂明，沈华.中国文化概论[M].广州：暨南大学出版社，2012.

[24]臧守虎，贾成祥.中医文化学[M].北京：中国中医药出版社，2017.

[25]张成博，程伟.中国医学史[M].北京：中国中医药出版社，2016.

[26]王明强，张稚鲲，高雨.中国中医文化传播史[M].北京：中国中医药出版社，2015.

[27]朱建平.中国医学史研究[M].北京：中医古籍出版社，2003.

[28]李磊.中医文化史话[M].上海：上海科学出版社，2015.

[29]王旭东.中医文化导读[M].北京：高等教育出版社，2007.

[30]何清湖.中医之学与道[M].北京：人民卫生出版社，2017.

[31]周谷城.文化学词典[M].中央民族学院出版社：24.

[32]彼得·圣吉.第五项修炼——学习型组织的艺术与实务[M].郭进隆，译.上海：
上海三联书店，1994：238.

[33]〔日〕植草益著.朱绍文等译.微观规制经济学[M].北京：中国发展出版社，1992.

[34]伍方斋.感受哈佛——与哈佛全面接触[M].北京：北京出版社，2002：8.

[35]罗国英，戚维明.质量文化建设方略[M].北京：中国标准出版社，2011：3.

[36]申俊龙，曾智.中医文化传承与传播的哲学智慧[M].北京：科学出版社，2015.

[37]张志斌，李经纬，郑金生.中医的历史[M].北京：人民卫生出版社，2011.

[38]马伯英.中国医学文化史[M].上海：上海人民出版社，2010.

[39]薛功忱.中医文化潮源[M].南京：南京出版社，2013.

[40]方鸿琴.英国大学的质量文化与质量保障体系[M].北京：经济管理出版社，2018.

[41]张其成.中医文化学[M].北京：人民卫生出版社，2017.

[42]薛公忱.论医中儒道佛[M].北京：中医古籍出版社，1999.

[43]王琦.中医藏象学[M].北京：人民卫生出版社，1997.

[44]谢观.中国医学源流论[M].福州：福建科学技术出版社，2003.

[45]王香平，刘芳.医德修养[M].北京：中国协和医科大学出版社，2013.

[46]严世芸.中医学术发展史[M].上海：上海中医药大学出版社，2004.

［47］张其成.中医哲学基础［M］.北京：中国中医药出版社，2005.

［48］邢玉瑞.中医思维方法［M］.北京：人民卫生出版社，2010.

［49］郭建庆.中国文化概述［M］.上海：上海交通大学出版社，2005.

［50］冯友兰.中国哲学简史［M］.北京：新世界出版社，2002.

［51］黄海波.中国传统文化与中医［M］.北京：人民卫生出版社，2007.

［52］吉文辉.中医学文化基础［M］.北京：科学出版社，2005.

［53］曲黎敏.中医与传统文化［M］.北京：人民卫生出版社，2005.

［54］杨力.周易与中医学［M］.北京：北京科学技术出版社，2007.

［55］马健.论文化规制［D］.上海交通大学，2013.

［56］李福杰.大学文化视野下的大学发展研究［D］.华东师范大学，2006.

［57］梁建忠.新时期我国高校校园文化建设的现状及对策研究［D］.东北师范大学，2005.

［58］侯玉婷.日本大学教养教育的剖析［D］.苏州大学，2018.

［59］杨艳.以"仁、和、精、诚"为核心的中医医院文化建设研究［D］.安徽中医药大学，2015.

［60］周晓菲.中医医德伦理思想根源及其内涵研究［D］.北京中医药大学，2010.

［61］张天佐.古代中医医德文献（言论篇）整理研究［D］.北京中医药大学，2007.

［62］郑成琳.剑桥大学治理结构研究［D］.华中师范大学，2011.

［63］于洪丹.哈佛大学教师质量保障体系研究［D］.吉林大学，2017.

［64］冯卫.美国公立研究型大学内部教育质量保证策略研究［D］.福建师范大学，2016.

［65］曹尚丽.英国高校教育质量保障体系研究［D］.黑龙江大学，2018.

［66］朱丽云.和谐人理论视域下的和谐大学生培养研究［D］.闽南师范大学，2018.

［67］邓洪健.全球化背景下的中西文化交流［D］.黑龙江大学，2006.

［68］李俊.零缺陷质量文化与企业质量管理再造研究［D］.西安石油大学，2014.

［69］戴凌.基于药品安全的供应链管理［D］.浙江工业大学，2009.

［70］王庆.基于创新人才培养的大学文化建设研究［D］.重庆大学，2007.

［71］龙雯雯.高等学校质量文化建设策略研究［D］.中南民族大学，2012.

［72］叶林桢.大众化背景下高校本科教学质量保障体系的理论与实践研究［D］.南昌大学，2008.

［73］叶敏.质量文化视角下完善高校内部质量保障体系的策略研究［D］.南昌大学，2014.

［74］王志霞.大学教育质量保证：从制度到文化［D］.福建师范大学，2016.

［75］姜雪.大学教育质量文化建设策略研究［D］.哈尔滨师范大学，2012.

［76］罗洪保.高等学校无形资产及其管理问题研究［D］.江西师范大学，2005.

［77］张鹏.高校教育质量文化建设的路径和策略研究［D］.西北师范大学，2014.

［78］叶宝珠.高校有形资产管理研究——以东莞 D 高校为例［D］.福建农林大学，2013.

［79］Re-immagining Undergraduate Education at Berkeley Recommendation from the 2010-2011 L&S Faculty Froum on Undergraduate Education［EB/OL］. http：//ls. berkeley. edu/files/L&S %20 Froum %20 Report %20 on %20 Underguaduate %20 Education. PDF.

［80］Oxford University Gazette. The University's Corperate Plan, 2005-06 to 2009-10, 22 Sep 2005.

［81］徐斌，马萍.欧洲大学质量文化建设：实践及启示［J］.外国教育研究，2017（3）：41-43+52.

［82］李跃生.论质量经营［J］.世界标准化与质量管理，2002，12:4-7.

［83］张登本，孙理军，李翠娟.《黄帝内经》是"打开中华文明宝库的钥匙"的起点和关键［J］.中医药文化，2015，10（06）:9-14.

［84］马健.文化规制：概念及其解读［J］.经济研究导刊，2016，31:179-183.

［85］匡海学.厚基础重传承提高中药学专业人才培养质量［J］.中医教育，2014，3，33（3）:1-3.

［86］杨琳，杨天仁.论中医药高等教育的质量文化经营［J］.中医教育，2014，3，33（3）:20-22.

［87］杨琳，郭宏伟.基于教学质量国家标准的中药学类专业课程改革探析［J］.湖南中医药大学学报，2019，39，（8）:1047-1049.

［88］冯惠敏，郭洪瑞，黄明东.挪威推进高等教育质量文化建设的举措及其启示［J］.高等教育研究，2018，39（2）:102-109.

［89］朱红英.传统中医文化的现代价值［J］.医学与社会，2009，22（11）:24-25.

［90］张登本，孙理军.概论《黄帝内经》理论与诸子百家［J］.陕西中医学院学报，2005（06）:3-6.

［91］潘懋元.高等教育大众化的教育质量观［J］.江苏高教，2000（1）：6-10.

［92］文静.质量文化调查：欧洲高校内部质量保障强化的新路径［J］.洛阳师范学院学

报，2012，1（06）：1-4.

[93]王建华.高等教育质量管理的新趋势及我国的选择[J].中国高教研究,2008（08）：21-25.

[94]王姗姗.刍议高等教育质量文化[J].教育探索，2011（7）：21-23.

[95]张应强.高等教育质量建设：创新体制机制与培育质量文化[J].江苏高教，2017（01）：1-6.

[96]杜云英.高等教育质量管理新进展：质量文化研究[J].河北师范大学学报（教育科学版），2012，14（03）：17-20.

[97]陈涤平.用中医思维培养"铁杆"杏林学子[J].江苏中医药,2008,40（11）:9-11.

[98]方喜.文化自信视域下的中医药院校学生中医药文化自信培养机制研究[J].中医药管理杂志，2019，27（18）：1-4.

[99]段志光.论大学生中医药文化自信教育[J].医学教育管理，2019，5（06）：485-489.

[100]高海生，王森.论文化生态学视野下的高校质量文化建设[J].国家教育行政学院学报，2013（07）：15-18.

[101]王建华.高等教育质量管理：文化的视角[J].教育研究，2010（2）：57-62.

[102]叶春林.以校训精神为核心的高校文化建设实践策略研究[J].课程教育研究，2019（33）：13+15.

[103]杨霄.论构建大学优良校风学风的长效机制[J].中国成人教育，2011（16）：57-59.

[104]王军.论企业文化定位[J].河北科技大学学报（社会科学版),2004（02）:53-55.

[105]吴鼎民.北大、清华校园文化探源[J].南京航空航天大学学报（社会科学版），2001（04）：26-31.

[106]徐丹.制度与文化的共生：加州大学伯克利分校的教育质量保障之道——与约翰·奥布雷·道格拉斯教授对话[J].大学教育科学，2011（02）：86-90.

[107]周峰.加州大学伯克利分校内部教育质量保障体系探析[J].世界教育信息，2008（04）：37-40.

[108]高桂娟，李敏.英国高等教育质量保障体系中的文化力量[J].江苏高教，2008（06）：152-154.

[109]刘永章.剑桥大学学生培养与服务的经验及启示[J].国家教育行政学院学报，

高等中医药院校质量文化追求与培育

2005（3）：104-107.

[110]https：//www. admin. cam. ac. uk/univ/so/2016/chapter07-section4. html, 2017-11-8.

[111]吴薇，杨莹莹.荷兰阿姆斯特丹大学质量保障体系研究[J].山东高等教育，2015，3（11）：29-36.

[112]申玮，李金林，周伊晨.新加坡国立大学卓越办学经验及启示[J].大学（研究版），2016（04）：72-77+64.

[113]张会议.新加坡国立大学：话语世界的骄傲[J].教育与职业，2009，（2）：92-94.

[114]黄福涛.日本大学质量保障体系的建立与基本特征[J].深圳大学学报（人文社会科学版），2016，33（04）：143-149.

[115]郑觅.高校内部质量保障：框架与措施——联合国教科文组织"IQA项目"优秀案例述评[J].中国高教研究（9）：17-22.

[116]李旦，赵希文.精细化管理与质量文化建设[J].中国大学教学，2008（5）：69-71.

[117]罗儒国，王姗姗.高校质量文化建设的误区与出路[J].现代教育管理，2013（10）：30-36.

[118]王兰兰.关于建立企业质量文化的思考[J].航空标准化与质量，2006（01）：25-27.

[119]华危持.学校内部质量保证的文化自信[J].江苏教育研究，2018（Z3）：65-68.

[120]陈冶风.大学质量文化建设研究：教师主体的视角[J].阅江学刊,2017,9（03）：107-110+148.

[121]林家好.质量文化建设是实现高校质量自觉的应然路径[J].黎明职业大学学报，2019（02）：77-80.

[122]曹曦.高等院校教育质量文化建设的意义与策略[J].黑河学院学报，2019，10（09）：89-91.

[123]https：//wenku. baidu. com/view/646f71f8f8b069dc5022aaea998fcc22bcd14352. html.

[124]冯惠敏，郭洪瑞.高等教育质量文化建设，需"软硬结合"[J].教育家，2018.

[125]仲友.独立学院质量文化建设道路的实然与应然[J].大众文艺，2018（19）：203-205.

[126]林浩亮.质量文化视角下的高校内部质量保障体系现状分析[J].黑龙江教育

（高教研究与评估），2015（02）：48-51.

[127]赵玉石，刘亚娜.立德树人——应用型高校质量文化生成的新语境[J].思想理论教育导刊，2019（04）：130-133.

[128]唐华生，叶怀凡.高校质量文化建设的价值探索与路径选择[J].学术论坛，2007（03）：181-185.

[129]邵文娟.评估视角下本科院校教学质量行为文化建设的研究[J].文化创新比较研究，2019，3（24）：118-119.

[130]林新宏，邢方敏，黎莉.现代大学办学理念的形成与表述[J].医学教育探索，2007，6（3）：195-197.

[131]王键.高等中医药院校办学理念的形成性思考[J].中医教育，2009,28（05）:1-4.

[132]王之虹.坚定科学的办学理念，促进中医药学术发展[J].长春中医学院学报，2003（03）：1.

[133]张继静，李悦书.中医高等院校校训内容研究[J].中国中医药现代远程教育，2018，16（20）：45-48.

[134]汪永锋，张艳，吴建军.践行育人理念，提高中医药人才培养水平——甘肃中医药大学办学理念及顶层设计的研究[J].甘肃中医药大学学报，2016，33（02）:104-106.

[135]韩延明，徐愫芬.我国大学校训的历史发展及现实启迪[J].中国教育科学，2013（3）：189-207.

[136]呼妙炫，都晓春，杨波，等.我国32所中医高等院校校训内容分析[J].卫生职业教育，2019，37（21）：20-22.

[137]周济.大力加强教学工作切实提高教学质量[J].中国高等教育，2005（01）:3-7.

[138]郑晓红.试论中医药院校的校园文化建设[J].南京中医药大学学报（社会科学版），2011，12（02）：114-116.

[139]朱国辉，谢安邦.英国高校内部教育质量保障体系的发展、特征及启示——以牛津大学为例[J].教师教育研究，2011，23（02）:66-70.

[140]张其成.中医药文化核心价值"仁、和、精、诚"四字的内涵[J].中医杂志，2018，59（22）：1895-1900.

[141]白欲晓.价值实现是中医药文化传承与传播的终极目标——评《中医药文化传承与传播的价值实现》[J].南京晓庄学院学报，2018，34（04）：118.

[142]张学成.质量经营的理念、战略和质量文化[J].世界标准化与质量管理，2002，10（10）:11-12.

[143]齐艳杰.高校质量文化建设现状与改进策略——基于"高等教育第三方评估"个案调研[J].中国高教研究，2016，3:22-30.

[144]郑树海.质量文化建设综述[J].中国勘察设计，2006（07）:46-48.

[145]蔺艳娥，王慧茵.高等教育质量文化：从自在走向自觉[J].陕西广播电视大学学报，2016，18（03）:82-85.

[146]何茂勋.高校质量文化论纲[J].高教论坛，2004（03）:140-145.

[147]李海平.近十年来高职院校质量文化研究新进展[J].太原城市职业技术学院学报，2019（06）:1-3.

[148]李成，雷玉兰.中西文化差异的成因及其在语言上的体现[J].牡丹江教育学院学报，2012（05）:59-60.

[149]张茂泽.论中国文化的特点及世界价值[J].西安交通大学学报（社会科学版），2016，36（05）:55-59.

[150]徐峰，张其成.浅析先秦时期中医学主体转变下的传播特点[J].医学与哲学（人文社会医学版），2010，31（11）:73-75.

[151]谢华.校风——大学之精神[J].科技资讯，2012（06）:246.

[152]彭卫华，樊民胜.略论中医药文化中的生命伦理意蕴[J].中国医学伦理学，2012，25（04）:534-535.

[153]江珊.哈佛大学教学质量保障体系建设探析——基于学生评教的视角[J].高校教育管理，2016，10（02）:86-91.

[154]季玉群.以文化善制寻求文化治理的起点——兼评马健《文化规制论》[J].人文天下，2017（15）:73-76.

[155]刘咏梅.论我国高校教学全面质量管理体系的建构[J].教育教学论坛，2014（31）:23-24.

[156]温德成.质量的内涵[N].中国质量报，2005-01-24.

[157]李经纬.中医之师徒传承[N].中国中医药报，2016-02-17（008）.

[158]李庆生.应重视中医药学科学与文化价值观的传承与教育[N].中国中医药报，2006-10-13（004）.